Tabus in Medizin und Pflege

T0199932

Tabus in Medizin und Pflege

Adelheid Kuhlmey
Hans Peter Rosemeier
Martina Rauchfuß
(Hrsg.)

Anne Ahnis und Katja Kummer
(Redaktion)

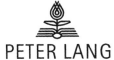

PETER LANG

Frankfurt am Main · Berlin · Bern · Bruxelles · New York · Oxford · Wien

Bibliografische Information Der Deutschen Bibliothek
Die Deutsche Bibliothek verzeichnet diese Publikation in der
Deutschen Nationalbibliografie; detaillierte bibliografische
Daten sind im Internet über <http://dnb.ddb.de> abrufbar.

Gedruckt auf alterungsbeständigem,
säurefreiem Papier.

ISBN 3-631-54331-X

© Peter Lang GmbH
Europäischer Verlag der Wissenschaften
Frankfurt am Main 2005
Alle Rechte vorbehalten.

Printed in Germany 1 2   4 5 6 7

www.peterlang.de

„Dem Begriff ‚Tabu' wäre wohl am besten entsprochen, indem man nicht über ihn spricht."[1]

Stephan Rudas, 1994

[1] Rudas, S. (1994). Stichworte zur Sozialpsychologie der Tabus. In: P. Bettelheim & R. Streibel (Hrsg.), *Tabu und Geschichte. Zur Kultur des kollektiven Erinnerns* (S. 17-20 [17]). Wien: Picus.

Vorwort der Herausgeber

Gibt es in unserer Mediengesellschaft überhaupt Tabus? Schweigen wir noch angesichts bestimmter Themen? Fehlen uns die richtigen Worte für offene Gespräche über die Unterschiedlichkeit der Geschlechter, die Wertigkeit von Sexualität, das Vorhandensein von Ekel und Scham, das Auftreten von Gewalt, den Umgang mit der Sucht, das Annehmen des Alters oder die Unabänderlichkeit des Todes? Über diese Fragen konnten Studierende der Berliner Universitäten mit ihren Dozentinnen und Dozenten diskutieren. Letztendliche Antworten gab es nicht, aber die Idee, einen breiteren Kreis von Interessierten über die Veröffentlichung in die Debatte einzubeziehen. Entstanden ist ein Reader, geschrieben von Professoren und Professorinnen, Dozenten und wissenschaftlichen Mitarbeiterinnen, Ärzten und Ärztinnen der Charité – Universitätsmedizin Berlin. Die Autorinnen und Autoren verband der Leitgedanke, dass es in Medizin und Pflege Themen gibt, die in der täglichen Praxis nicht offen ausgesprochen, in der Ausbildung randständig behandelt werden, mit denen kein wissenschaftlicher Ruhm zu erlangen ist und die doch für diejenigen, die betroffen sind, Last, Kummer, Schmerz und Leid darstellen – Bürden, die durch einen offenen Umgang, standardisierte Hilfen, evidentes Wissen oder einfühlsames Handeln gelindert werden können.

Wir möchten uns bei unseren Kolleginnen und Kollegen, die zu den jeweiligen Themenbereichen ausgewiesene Experten sind, für die anregende Zusammenarbeit und für die Überlassung der Beiträge bedanken. Unser besonderer Dank gilt den jungen Wissenschaftlerinnen Anne Ahnis und Katja Kummer, denen es mit einem nicht alltäglichen Engagement, kritischem Blick und geduldiger Ausdauer gelungen ist, aus den Beträgen das Buchmanuskript werden zu lassen. Und wir danken Frau Inge Kuhlo, die in bewährter Art unsere Tippfehler ausmerzte, das Komma an die richtige Stelle rückte, Literaturlücken entdeckte und dazu beitrug, dass aus unseren Texten der Reader entstehen konnte.

Berlin, im Juli 2005

Adelheid Kuhlmey   Hans Peter Rosemeier   Martina Rauchfuß

Inhaltsverzeichnis

Tabu und Verletzlichkeit in Medizin und Pflege. Editorial

Adelheid Kuhlmey und Hans Peter Rosemeier   11

Tabu Geschlecht

**Dürfen Frauen nicht altern? Oder: warum Hormontherapie
in den Wechseljahren nicht zur Prävention geeignet ist**

Martina Dören   19

Täterinnen. MBPS und sexueller Missbrauch

Friederike Kendel und Ilona Oestreich   36

Einflussfaktor „Geschlecht" in Medizin und Pflege

Katja Kummer   51

Tabu Sexualität

Weibliche Sexualität und gynäkologische Praxis

Martina Rauchfuß   75

Wissen und Unwissen über den weiblichen Orgasmus

Anja Lehmann und Sabine M. Grüsser-Sinopoli   88

Tabu Intimität

Intimität und ärztliches Handeln

Hans Peter Rosemeier   107

Inkontinenz, Scham, Ekel – sprechen wir darüber?!

Anne Ahnis   115

Tabu Gewalt

Tatort Familie: Gewalt gegenüber alten Menschen in der häuslichen Pflege

Adelheid Kuhlmey   137

Häusliche Gewalt. Gesundheitliche Folgen und Möglichkeiten der Intervention
Heike Mark und Martina Rauchfuß   152

Autodestruktive Syndrome in Medizin und Pflege
Rüya-Daniela Kocalevent   169

Tabu Sucht

Extrem und exzessiv: Wenn Verhalten süchtig macht
Sabine M. Grüsser-Sinopoli   185

Frauen und Alkoholabhängigkeit
Jana Wrase, Karl Mann und Andreas Heinz   199

Tabu Alter

Sexualität im Alter – ein tabuisiertes Thema
Beate Schultz-Zehden   223

Alter und Demenz
Maik H.-J. Winter   232

Tabu Tod

Sterben und Tod
Hans Peter Rosemeier   257

Behandlungsbegrenzung bei lebensbedrohlich erkrankten Kindern: ein Tabu?
Silvia Hedenigg und Günter Henze   267

Endlich Sterben. Suizide alter und hochaltriger Menschen
Peter Klostermann   291

Tabu und Verletzlichkeit in Medizin und Pflege. Editorial

Adelheid Kuhlmey und Hans Peter Rosemeier

Sind Tabus wirklich noch aktuell? Es ist kein Zeichen von Aufgeklärtheit zu glauben, die Epoche der Tabus sei überlebt, weil wir Tabus brechen, uns „tabulos" auszudrücken meinen und manches tatsächlich enttabuisiert haben. Wer also glaubt, dass Tabus heute als überwunden gelten können, täuscht sich. Wir finden vielmehr keine Gesellschaft, keine Gruppierung, keine Kultur, die ohne Tabuisierungen auskäme.

Der Tabubegriff ist von völkerkundlicher Herkunft; James Cook entdeckte im 18. Jahrhundert den Begriff „ta pu" und seinen Sinn auf der Insel Tonga im Süd-pazifik. In den aufgeklärten westlichen Zivilisationen stellte das bis dato Unbe-zeichnete eine schmerzliche Wortschatzlücke dar, wo doch das Phänomen auch hier vertraut war. Bei den Naturvölkern löste das Tabu in erster Linie Furcht, Angst und Schrecken aus und erfüllte so seinen kontrollierenden Zweck. Später konnte das Tabu durch Regeln von Anstand, Disziplin und Korrektheit aufrecht-erhalten werden. Sigmund Freud umschreibt in „Totem und Tabu" das Erleben des Tabus mit der ihm innewohnenden „heiligen Scheu". Damit werden die tabuisierten Dinge magisch und emotional aufgeladen und hindern uns machtvoll dagegen aufzubegehren.

Ursprünglich verbot das Tabu, bestimmte Handlungen auszuführen, geheiligte Personen bzw. Kultgegenstände zu berühren. Wer es durchbrach, wurde außer-halb der Gruppe gestellt. Das Tabu hat sich später zu einem „ungeschriebenen Gesetz" gewandelt, das zu meidende Verhaltensweisen mit Scham, Schuldge-fühl und Peinlichkeit belegt. Auch heute wird jemand, der ein Tabu verletzt, etikettiert oder stigmatisiert. Das moderne Tabu ist eher ein Meidungsgebot, d.h., man schweigt entweder über den Gegenstand oder man verschleiert ihn, oder es gilt als obszön, über „derartige Dinge" offen zu sprechen, oder es ist einfach „politisch nicht korrekt". Tabus beziehen sich auf zentrale Werte einer Gesellschaft. Sozial ist das Tabu immer noch eine intensive Markierung von Personen, Dingen und gesellschaftlichen Selbstverständlichkeiten zur Regu-lierung von Verhalten, zum Aufbau von Grenzen, zur Anerkennung von Autori-täten, zur Sicherung von Herrschaft, Ordnung, Moral. Individuell kann das Tabu zur Herausbildung und Absicherung der Identität beitragen; denn das Selbst-wertgefühl bedarf einer Idee von dem, was uns eigen, was uns „heilig" ist, und davon, was uns fremd bleiben soll.

Kein Tabu bleibt ohne Wandlung. Gerade ist es noch umkämpft, wird es schon enttabuisiert. Viele Tabus sind öffentlich, man kann über sie diskutieren. Andere sind nonverbal und lenken eher unmerklich unser Verhalten. Wieder andere Tabus sind uns selbst unbewusst. In der Betrachtung von Palliativmedizin und Hospizbewegung erkennt man, wie rasant die Entwicklung war: vom versteckten Sterben im Krankenhaus, abgeschoben ins Sterbezimmer, ängstlich verhüllt zur engagierten Betreuung auf hohem medizinischen und hohem psychosozialen Niveau, mit Offenheit dem Tode zu begegnen.

Tabus in Medizin und Pflege regeln Verhalten, Perzeption und Kommunikation. So weist ein Handlungstabu („Das macht man nicht!") darauf hin, dass eine Frauenärztin während der körperlichen Untersuchung keine Gespräche über intime Paarbeziehungsfragen mit der Patientin führen sollte. Erleben wir in Pflegeheimen Zeigetabus („Das zeigt man nicht!"), wenn sich zwei Menschen verliebt haben. Sie turteln im Garten unter den ambivalenten Blicken der anderen. Als ihre Kinder davon erfahren, schreiten diese ein: „Wie könnt ihr euch in eurem Alter noch derart gehen lassen?!". Es gibt Sprachtabus („Das sagt man nicht!"), wenn ein Gynäkologe einer Patientin eine infauste Diagnose mitteilen muss. Er will die Lebensbedrohung deutlich genug übermitteln, er möchte sich nicht in Beschönigungen flüchten: „Sie brauchen eine Totaloperation!" Der Untertext, die Konnotationen und Assoziationen zu „total" dürften in der Härte dieses Tabudiskurses einen Diagnose-Eröffnungsschock herbeiführen, der kaum der Kooperation dient. Ist man entgegen den Geboten eines Tabus gezwungen, sich doch sprachlich zu äußern, dann weicht man meist aus: mit Schweigen, Übergehen, Vertagen, mit Euphemismen, Umschreibungen oder Generalisierungen, gerne mit Fachvokabular oder einfach mit Vagheit. Nicht zuletzt sind in Medizin und Pflege Berührungstabus („Das darfst du nicht anrühren!") bekannt. Der Urologe muss bei der Digitalen Rektalen Untersuchung (DRU) zum Ertasten der Prostata beim Patienten die Schamschranke durchdringen; er wird das rasch, überrumpelnd, mit oder ohne Ankündigung tun. Diese Untersuchung ist – wie viele andere – nur möglich, weil der Arzt von Tabus freigestellt ist. Die darin enthaltene Submission, Penetration, die symbolisch sexuelle Komponente, Peinlichkeit, Schmerz, Ekel können alle überwunden werden durch die betonte Rationalität der Arztrolle und das Ausnahmereglement für Intimität berührende Untersuchungssituationen. So gibt es ein Sonderrecht medizinischen und pflegerischen Handelns. Ärzte, Ärztinnen und Pflegekräfte sind von einigen Tabus gesellschaftlich freigesprochen. Sie dürfen Tabus verletzen, sie müssen es – und dies sogar häufig! Für das professionelle Handeln verstecken sich hier einige Fallen. Man kann die „bloß beruflich notwendigen" Tabubrüche abspalten und damit abwehren. Solche Abwehrprozesse lassen sich nicht einfach handhaben, sie erledigen sich auch nicht quasi von selbst; ihre verdrängte Seite kann immer wieder zum Vorschein kommen. Deshalb müssen Ärzte und Pflegekräfte wissen, welche seelische Aufarbeitung die Ausnahmestellung beim Tabubruch erfordert.

Auch diese Erkenntnis war ein Anlass, über Tabus zu sprechen und mit unserem Buch Kommunikationstabus zu brechen. Die Beiträge des Buches diskutieren aus sehr differenzierten Perspektiven die Tabu-Themen Geschlecht, Sexualität, Intimität, Gewalt, Sucht, Alter und Tod auf dem Hintergrund von Medizin und Pflege. Im ersten Beitrag zum Tabu Geschlecht geht es um die Hormontherapie. Sie steht zwischen Entlastung von einerseits heftigen Beschwerden im Klimakterium und andererseits ist sie ein zu hinterfragendes anti-aging-Produkt. Man könnte den Eindruck haben, Frauen dürften nicht altern. *Martina Dören* stellt in ihrem kritischen Beitrag die Hormontherapie für Frauen vor, ein weit verbreitetes Angebot in der Lebensmitte bei möglichen Wechseljahresbeschwerden, wie Hitzewallungen und genitaler Trockenheit, sowie auch zur Prävention einer Osteoporose. Allerdings zeigt sie warnend auf, dass zwischen Nutzen und Risiken, wie Schlaganfall, Brustkrebs und Herzinfarkt, abzuwägen ist. Diese ambivalente Debatte braucht mehr Öffentlichkeit, so dass die Risiken der Therapie nicht länger tabuisiert werden, allerdings auch der Nutzen nicht weggeredet wird. Können Frauen auch misshandeln? Dieser Frage wenden sich *Friederike Kendel und Ilona Oestreich* zu und beantworten sie am Beispiel der Kindesmisshandlung mit ja. Zwei Formen werden diskutiert: Münchhausen-by-proxy-Syndrom und sexueller Missbrauch. Die Autorinnen schlussfolgern aus ihrer Analyse, dass einerseits der bisherigen polarisierten Wahrnehmung der Männer als Täter und Frauen als Opfer kritisch widersprochen werden muss, und andererseits die Veränderung von Gewaltstrukturen im familialen Setting eine Enttabuisierung von Misshandlungen in diesem Bereich erforderlich macht. Am tabubelasteten Beispiel der Inkontinenz wird im Beitrag von *Katja Kummer* die geschlechterspezifische Kommunikation mit dem medizinischen und pflegerischen Personal relevant. In Wissenschaft und Praxis gilt gender-orientierte Medizin noch immer als Novum. Es wird vermutet, dass im Rahmen einer geschlechtersensiblen verbalen und non-verbalen Kommunikation in Bezug auf Inkontinenz ein „Doppel-Geschlechter-Aspekt" vorliegt: Das heißt, die Geschlechter begegnen sich bei der Inkontinenzpflege in ihren verschiedenen Rollen als Mann und Frau und thematisieren gleichzeitig das biologische Geschlecht im Sinne des genitalen.

Das Tabu Sexualität wird mit einem Beitrag eröffnet, der die Frage stellt: Welche Rolle spielt weibliche Sexualität in der gynäkologischen Praxis? *Martina Rauchfuß* klagt über den Mangel an physiologischer und psychologischer Forschung im Hinblick auf weibliche Sexualstörungen – schon allein wegen der hohen Prävalenz. Außerdem finden sexuelle Defizite, Libidoprobleme und sexuelle Verhaltensstörungen eine zu geringe Beachtung in Aus-, Fort- und Weiterbildung der Fachärzteschaft. Seitens der Betroffenen beobachtet die Autorin auch heute noch eine gewisse Tabuisierung. Jedoch könnten bereits wenige Gespräche im Rahmen einer Sexualberatung eine wirksame Hilfe leisten. *Anja Lehmann und Sabine M. Grüsser-Sinopoli* plädieren in ihrem Text für ein vertieftes Wissen über den weiblichen Orgasmus. In einem historischen Abriss wird die Entwicklung der gesellschaftlich verstandenen und die wissenschaftliche Perspektive auf den weiblichen Orgasmus dargelegt. Es werden Mythen aus verschiedenen Quellen, die sich um den weiblichen Orgasmus ranken, aufgegriffen und vor der Frage nach seiner Daseinsberechtigung diskutiert. Öfter umstritten als der männliche stellt der weibliche Orgasmus einen wichtigen Prädiktor für sexuelle Zufriedenheit und einen wichtigen Indikator für Beziehungsqualität dar.

Die enge Begegnung zwischen Menschen unterschreitet Nähe-, Distanz- und Schamschranken. Davor muss sich das Individuum schützen, ist die Position von *Hans Peter Rosemeier*, weil sonst Intimität verletzt würde. Ärztliches und pflegerisches Handeln jedoch unterschreiten ständig diese intimen Schranken: Der Arzt ist „Berufsberührer par excellence". Das spitzt sich zu bei der Durchschreitung von Körperöffnungen (Anus, Vagina, Mundhöhle), oft mit Hilfe von Untersuchungsinstrumenten. Die Ärzteschaft und das Pflegepersonal sind quasi ausnahmeberechtigt in geeigneter Weise, taktvoll in diese Intimbereiche vorzudringen. *Anne Ahnis* stellt das Tabuthema Inkontinenz, Scham und Ekel in ihrem Beitrag zur Diskussion. Geprägt von Vorurteilen und Unwissen auf Seiten der Betroffenen und auf Seiten des medizinischen und pflegerischen Personals herrscht doppelte Sprachlosigkeit. Die mit Inkontinenz verbundenen Scham- und Ekelgefühle führen zu einer schweren Belastung für das Selbstwertgefühl der Betroffenen und weiteren bio-psycho-sozialen Problemen in Paarbeziehung, Familie und Pflege. Im Beitrag werden Vorurteile im Hinblick auf Prävalenz, Formen und Ursachen sowie Therapie der Inkontinenz dargestellt. Es wird der Teufelskreis von Scham, Ekel und Inkontinenz und dessen Einfluss auf Pflegebeziehungen herausgearbeitet und Möglichkeiten der Konfliktlösung genannt.

Nach der Debatte zum Tabu-Thema Intimität geht es um das Tabu Gewalt. *Adelheid Kuhlmey* untersucht den Tatort Familie: Sie berichtet über Gewalt in der häuslichen Pflege. Die Autorin wünscht eine wissenschaftliche Aufarbeitung mit dem Anspruch einer Sensibilisierung und warnt vor der nahe liegenden Skandalisierung in der Öffentlichkeit. Die Affekte im Rahmen familialer Beziehungen und Konflikte spitzen sich unter der Pflegebelastung zu. Das birgt eine Ambivalenz in sich, Gewalt liegt nahe. Die Gewalt gegenüber Pflegebedürftigen wird überwiegend von Frauen ausgeübt. Dies kann nicht verwundern, da sie auch den Großteil der pflegenden Angehörigen repräsentieren. *Heike Mark und Martina Rauchfuß* fragen in ihrem Beitrag zur häuslichen Gewalt, warum misshandelte Frauen ihre Täter nicht verlassen. Zuerst stellen sie Formen der Gewalt vor und zeigen gesundheitliche Folgen körperlicher und sexueller Gewalt auf.

Auf der anderen Seite stehen die Ängste der Frauen, ihre Scham- und Schuld-gefühle, die Drohung des Misshandlers und nicht zuletzt die soziale Stigma-tisierung durch das Umfeld, die die Frauen daran hindern, ihren Misshandler zu verlassen. Der Beitrag diskutiert abschließend Formen von Interventions-möglichkeiten für von Gewalterfahrungen Betroffene. Autodestruktive Syn-drome in Medizin und Pflege stellt *Rüya-Daniela Kocalevent* vor. Autodestruk-tives Verhalten findet in diagnostischen Leitlinien nur ausschnitthaft seinen Niederschlag. Indirekt oder heimlich ausagiertes autodestruktives Verhalten ist aufgrund von Abwehrprozessen der Betroffenen nur schwer zu diagnostizieren. Der Beitrag gibt eine konzeptionelle Übersicht und trifft Aussagen zu Epidemio-logie und Manifestationsformen bei autodestruktivem Verhalten in Medizin und Pflege. Therapieansätze und Behandlungsprobleme werden aufgezeigt.

Sucht ist extrem und exzessiv, konstatiert *Sabine M. Grüsser-Sinopoli*, aber auch Verhalten kann süchtig machen! Die Autorin charakterisiert die stoffunge-bundenen Süchte am Beispiel der Glücksspielsucht, die am besten untersuchte Form der Verhaltenssüchte. Die Zahl der Betroffenen ist hoch, die Dunkelziffer ebenso. Entstehung und Aufrechterhaltung der Süchte werden verhaltens-medizinisch und psychophysiologisch erklärt. Die Erinnerung an die positive Suchtmittelwirkung ist der zentrale Motivator für das süchtige Verhalten. *Jana Wrase, Karl Mann und Andreas Heinz* weisen darauf hin, dass Alkohol-abhängigkeit meist stereotyp als eine „männliche" Erkrankung verstanden wird. Das verstellte bisher den Blick auf das Trinkverhalten und die Alkoholab-hängigkeit von Frauen als stoffgebundene Sucht. Die Autoren weisen auf die Geschlechtsspezifik in der Entwicklung der Abhängigkeit hin und bieten einen umfassenden Überblick über die Faktoren des weiblichen Trinkverhaltens.

Alte Menschen und deren Sexualität werden in einer auf ewige Jugend einge-stellten Gesellschaft trotz demographischem Wandel tabuisiert. *Beate Schultz-Zehden* beschreibt die existierenden Vorurteile, aber auch die sexuellen Wünsche und das nicht nachlassende Verlangen, die sogar oft bis ins hohe Alter bestehen. Sie beklagt die unzureichenden Beratungsangebote für ältere Frauen mit sexuellen Problemen. Sie schlägt vor, das Bild einer Asexualität im Alter zu korrigieren. Vor dem Hintergrund des Bevölkerungsstrukturwandels geht der Beitrag von *Maik H.-J. Winter* zunächst den facettenreichen Paradoxien und Tabuisierungstendenzen in Bezug auf das Alter und den Umgang mit der Gruppe alter Menschen nach. Anschließend widmet er sich einem zentralen, oft ignorierten Risiko des langen Lebens – der Demenz. Dabei stehen medizinisch-pflegerische Versorgungsdefizite sowie das nicht seltene Phänomen des thera-peutischen Nihilismus in Medizin und Pflege im Mittelpunkt der Betrachtungen. Abschließend werden Implikationen für die Optimierung der ärztlichen und pflegerischen Betreuung alter, demenziell erkrankter Menschen formuliert.

Im Umgang mit Sterbenden werden bei Pflegekräften und behandelnden Ärzten und Ärztinnen starke eigene Emotionen geweckt. Im Beitrag Tod und Sterben beschreibt *Hans Peter Rosemeier* die letzten Bedürfnisse Sterbender und diskutiert den Umgang mit der Wahrheit bei der ärztlichen Aufklärung im Falle einer infausten Diagnose. Das Vermitteln schlechter Nachrichten sollte zum Rüstzeug der Sterbebegleiter gehören. Die Erwartungen auf Erlösung durch Sterbehilfe wird für den Arzt äußert konfliktreich zwischen geduldeter passiver Sterbehilfe und einer illegalen Tötung auf Verlangen. Die Gesellschaft lässt hier die Gesundheitsberufe allein. Die Behandlungsbegrenzung bei lebensbedrohlich erkrankten Kindern beschreiben *Silvia Hedenigg und Günter Henze.* Es wird die Frage gestellt, in welchen Situationen sich Eltern gemeinsam mit ihren Kindern veranlasst sehen, über eine Behandlungsbegrenzung zu entscheiden. Diese Entscheidungsnot wird an einem Fallbeispiel diskutiert. Die Komplexität und Problematik der „Entscheidungsfähigkeit" und des damit einhergehenden Prozesses werden erörtert. Im Beitrag wird rekonstruiert, wie auch Kinder selbst in den Entscheidungsprozess eingebunden werden können. *Peter Klostermann* untersucht Suizide alter und hochaltriger Menschen. Der Autor befundet Motive und Einstellungen zum Suizid an hochaltrigen Frauen und Männern anhand von polizeilichen Ermittlungsakten, Ergebnissen der Obduktion und anhand von Abschiedsbriefen. Mancher Suizid geschah vor der Befürchtung, in einem Altenheim sterben zu müssen. Der Autor warnt vor der Gefahr, dass unsere Sterbekultur womöglich nur noch nach den Institutionen, in denen gestorben wird, fragt, die psychosoziale Situation der Sterbenden aber ein tabuisiertes Thema bleibt.

Literatur zum Weiterlesen

Kraft, H. (2004). *Tabu. Magie und soziale Wirklichkeit.* Düsseldorf: Walter.

Radus, S. (1994). Stichworte zur Sozialpsychologie der Tabus. In: P. Bettelheim & R. Streibel (Hrsg.). *Tabu und Geschichte. Zur Kultur des kollektiven Erinnerns* (S. 17-20). Wien: Picus.

Schröder, H. (2003). Tabu. In: A. Wierlacher & A. Bogner (Hrsg.), *Handbuch interkulturelle Germanistik* (S. 307-315). Stuttgart: Verlag J. B. Metzler.

Freud, S. (1974). *Totem und Tabu. Gesammelte Werke* (Bd. IX). Frankfurt am Main: Fischer.

Tabu Geschlecht

Dürfen Frauen nicht altern? Oder: warum Hormontherapie in den Wechseljahren nicht zur Prävention geeignet ist

Martina Dören

Einleitung

Die Wechseljahre und die Menopause sind physiologische Prozesse (National Heart, Lung, and Blood Institute, 2002; NIH-State-of-the Science Panel, 2005). Diese natürliche Lebensphase wird von Frauen ganz unterschiedlich erlebt und bewertet. Es gibt kein einheitliches Verständnis von dieser Zeit, das von allen, auch Wissenschaftlerinnen und Wissenschaftlern verschiedener Disziplinen, geteilt wird und für Frauen überall auf der Welt Gültigkeit beanspruchen kann. Gerade in den letzten Jahren vollzieht sich ein Wandel der Deutung der Wechseljahre. Neuere interdisziplinäre wissenschaftliche Erkenntnisse zeigen, dass wir erst auf dem Weg sind zu begreifen, wie die Biologie von Frauen und kulturelle Einflüsse in unserer globalen Welt „Wechseljahre" und das Altern von Frauen beeinflussen (Melby et al., 2005).

Jede Hormontherapie wegen Wechseljahrsbeschwerden bedarf einer Begründung und einer regelmäßigen Überprüfung hinsichtlich von Wirkungen und Nebenwirkungen (Arzneimittelkommission der deutschen Ärzteschaft, 2003; Beckmann et al., 2003). In den letzten Jahren sind verschiedene Studien publiziert worden, die die *relative geringe* Bedeutung von als Wechseljahrsbeschwerden bezeichneten subjektiv angegebenen Befindlichkeitsstörungen und Beschwerden für die gesundheitsbezogene Lebensqualität von Frauen in der Lebensmitte zeigen (u.a. [Avis et al., 2004]; placebokontrollierte prospektive klinische Studien wie vor allem die Womens` Health Initiative Randomized Controlled Trial). Methodisch gleichwertige und vom Umfang her vergleichbare Studien fehlen in Deutschland. Im Folgenden werden v.a. wesentliche Ergebnisse der Women`s Health Initiative hormone trials (so genannte WHI-Studie), der aussagefähigsten klinischen Studie, und prospektiver Kohortenstudien dargestellt.

Mögliche Anwendungsgebiete einer Therapie mit Östrogenen im Klimakterium

Vasomotorische Symptome

Östrogene können Hitzewallungen lindern oder beseitigen. Dies ist durch zahlreiche placebokontrollierte, doppel-blinde Studien gezeigt worden, die umfangreichste Evidenz liegt für orale Östrogene und Östrogen-Gestagen-Kombinationen vor (Minimaldosen s.a. MacLennan et al., 2004). Eine beeinträchtigte Stimmungslage (Depressionen sind nicht gemeint) kann positiv beeinflusst werden. Damit geht keine Verbesserung der Lebensqualität einher; dies wurde bei (jüngeren) Frauen, deren Hitzewallungen sich durch eine Östrogen-Gestagen-Therapie (WHI-Studie) besserten, gezeigt (Hays et al., 2003). Wenn Östrogene angewendet werden, soll dies mit der geringstmöglichen Dosis geschehen und nur, solange der Nutzen die Risiken überwiegt (Bundesinstitut für Arzneimittel und Medizinprodukte, 2004).

Urogenitale Symptomatik

Eine Östrogentherapie kann die Trockenheit der Scheide, die mit dem Alter häufiger wird, aber nicht obligat ist, und zu Dyspareunie führen kann, vermindern. Eine Verbesserung der Drang-, weniger der Stressinkontinenz durch Östrogene ist in kontrollierten Studien mit jedoch nur kurzer Laufzeit gezeigt worden (Moehrer et al., 2003). Diese Studienergebnisse kontrastieren mit denen umfangreicher Langzeitstudien, die erst in den letzten Jahren durchgeführt wurden. In beiden Armen der WHI-Studie (Hendrix et al., 2005), einer anderen umfangreichen kontrollierten Studie (Grady et al., 2001) sowie der Nurses Health Studie (Beobachtungsstudie; Grodstein et al., 2004) wurde eine Zunahme von Inkontinenz bei Frauen mit Hormonanwendung beschrieben.

Fakultative Indikation – Osteoporoseprophylaxe

Viele klinische Studien zeigen, dass Östrogentherapie bei Frauen mit und ohne Osteoporose zu einem Anstieg der Knochendichte im Bereich von Wirbelsäule und Unterarm, weniger im Schenkelhals führt; vergleichbare Befunde ergeben sich für das Steroid Tibolon (Dören et al., 2003). Beobachtungsstudien zeigen eine Reduktion von Schenkelhals-, Wirbelsäulen- und Radiusfrakturen durch Östrogentherapie (Marcus et al., 2002; Wells et al., 2002; Nelson et al., 2002). Die WHI-Studie ist die mit Abstand umfangreichste kontrollierte klinische Studie mit Fraktur als Endpunkt. Im medianen Zeitraum von 5,2 Jahren traten 5 Schenkelhalsfrakturen weniger pro 10.000 hormonell behandelter Frauen/Jahr im Vergleich zur Placebogruppe auf (Hormontherapie: täglich konjugierte equine Östrogene 0,625 mg + Medroxyprogesteronazetat 2,5 mg; Writing Group for the Women`s Health Initiative Investigators, 2002). Für Wirbelkörperfrakturen ergab sich ein identisch reduziertes Risiko. Im Östrogenarm der WHI-

Studie wurden vergleichbare Senkungen des Frakturrisikos beschrieben (The Women`s Health Initiative Steering Committee, 2004). Die WHI-Studie erfasste erstmals im Kontext mit der primären Hypothese, den Nutzen einer Hormontherapie für die primäre Prävention koronarer Herz-Erkrankungen nachzuweisen, die Häufigkeit von Karzinomen, Schlaganfall, Thromboembolien und Frakturen. Erhöhte Risiken für Herzinfarkt und die Zunahme von Brustkrebs in der Hormongruppe führte zum vorzeitigen Abbruch des Östrogen-Gestagen-Studienarms, da diese Risiken höher bewertet wurden als der Nutzen der Hormontherapie (verminderte Risiken für Frakturen und kolorektale Karzinome) im Vergleich zum Placebo, auch bei Frauen mit erhöhtem Osteoporoserisiko (Cauley et al., 2003). Anders ausgedrückt: Eine Osteoporoseprophylaxe ist zwar erst-malig in einer umfangreichen Studie mit dem Endpunkt „Fraktur" belegt, wird aber bei schon relativ kurzer Anwendung mit Risiken erkauft. Seitens des Bun-desinstituts für Arzneimittel und Medizinprodukte ist im Mai 2004 eine Ein-schränkung der Indikation Osteoporoseprophylaxe erfolgt. Eine Östrogentherapie soll nur noch bei erhöhtem Osteoporoserisiko und bei Kontraindikationen oder Unverträglichkeit pharmakologischer Alternativen angewendet werden (Bundesinstitut für Arzneimittel und Medizinprodukte, 2004).

Risiken

Mammakarzinom

Präklinische Untersuchungen weisen darauf hin, dass Östrogene und ihre Metabolite die Entwicklung des Mammakarzinoms fördern können. Östrogene, neueren Daten zufolge eher noch mehr Östrogen-Gestagen-Kombinationen, gehören zu epidemiologisch verifizierten Risikofaktoren. Eine Auswertung der Nurses Health Study legt nahe, dass inzidente Brustkrebsfälle nicht nur auf einen Selektionsfehler aufgrund durchgeführter Mammografien zurückgeführt werden können (Irvin et al., 1996). Etliche Kohorten- und Fall-Kontroll-Studien zeigten, dass das Brustkrebsrisiko durch Östrogen-Gestagen-Therapien im Vergleich zur Östrogen-Monotherapie weiter gesteigert wird (Agency for Healthcare Research and Quality, 2002). Eine Meta-Analyse von Studien der Jahre 1989-2004 zeigt, dass das Brustkrebsrisiko im Vergleich zu den Ergebnissen von älteren Studien ansteigt und dieser Risikoanstieg bei Kombinationstherapien (Östrogene und Gestagenc) am größten ist (Greiser et al., 2005). Offenbar wird die duktale Epithelproliferation durch Gestagene gefördert (Hofseth et al., 1999). Die umfangreichste Meta-Analyse epidemiologischer Studien zeigte ein mit der Therapiedauer ansteigendes Risiko für die Entwicklung eines Mammakarzinoms (Collaborative Group on Hormonal Factors in Breast Cancer, 1997). Diese Analyse beruht überwiegend auf Studien zur Östrogentherapie mit konjugierten equinen Östrogenen in einer Dosis von 0,625 mg/Tag. In der WHI-Studie – Östrogen-Gestagen-Kombination – wurden 8 zusätzliche Brustkrebserkrankungen/10.000 Frauen/Jahr im Vergleich zur Placebogruppe diagnostiziert. Der Risikoanstieg war bei den Frauen mit der Studie vorangegangener Hormontherapie größer als bei denen, die erstmals eine Hormontherapie durchführten (Writing Group for the Women`s Health Initiative Investigators, 2002). Im Östrogenarm der WHI-Studie wurden innerhalb der medianen Beobachtungszeit von 6,8 Jahren 7 Krebserkrankungen in der Hormongruppe weniger als in der Placebogruppe gefunden [jeweils auf 10.000 Frauen/Jahr berechnet; Tendenz nicht signifikant (The Women`s Health Initiative Steering Committee, 2004)]. Die Ergebnisse beider Arme der WHI-Studie stehen im Einklang mit der derzeit weltweit umfangreichsten prospektiven Observationsstudie, die einen Anstieg des relativen Risikos bei Frauen mit Östrogen-Gestagen-Präparaten, weniger bei denen mit Östrogenpräparaten und Tibolon, zeigte (Million Women Study Collaborators, 2003). Erkenntnisse zu anderen als oralen Anwendungsformen sind limitiert, eine umfangreiche französische Kohortenstudie zeigte ebenfalls Unterschiede in den Risikoanstiegen von Östrogen- und Östrogen-Gestagen-Therapien sowie Erhöhungen des relativen Risikos bereits in den ersten beiden Therapiejahren bei der Kombination parenteraler Östrogene mit synthetischen Gestagenen (Fournier et al., 2005).

Eine Bewertung der WHI-Ergebnisse, die von einer Übertragbarkeit auf andere Östrogen-Gestagen-Kombinationen ausgeht, legt nahe, dass sich bei 65- bis 69-jährigen Frauen, die im Durchschnitt für mehr als 11 Jahre eine Östrogen-Gestagen-Therapie durchführen würden, das Brustkrebsrisiko verdoppeln könnte (Greiser et al., 2002) und somit ein relevanter Anteil der Mammakarzinome in Deutschland mit einer Hormontherapie in Zusammenhang gebracht werden kann (Greiser, 2001); Östrogen-Gestagen-Kombinationen stellen die relativ häufigste Verordnungsform dar (Schwabe & Rabe, 2004).

Viele Studien legen nahe, dass Mammakarzinome bei Hormonanwenderinnen eher östrogenrezeptorpositiv sind, in einem früheren Tumorstadium diagnostiziert werden und einen günstigeren histologischen Typus aufweisen; alles als prognostisch günstig geltende Faktoren. Die WHI-Studie zeigte das Gegenteil: Tumorgröße, Nodalstatus und Metastasierung waren in der Östrogen-Gestagen-Gruppe ungünstiger (Chlebowski et al., 2003), Angaben aus dem Östrogenarm liegen derzeit nicht vor. Etliche umfangreiche epidemiologische Studien zeigen, dass die Risikozunahme vorwiegend lobuläre Karzinome betrifft (Newcomb et al., 2002; Daling et al., 2002; Newcomer et al., 2002; Verkooijen et al., 2003); in der WHI-Studie wurden keine Unterschiede zwischen lobulären und duktalen Karzinomen bei vergleichsweise geringer Fallzahl gefunden (Chlebowski et al., 2003).

Endometriumkarzinom/Hyperplasie

Östrogene stimulieren das Endometrium und können zu Hyperplasie und Endometriumkarzinom führen. Die regelmäßige Anwendung eines Gestagens bei nichthysterektomierten Frauen ist obligat (Stellungnahme der Deutschen

Menopause Gesellschaft, 2000). Die zusätzliche monatliche Gabe von Gestagenen über mindestens 10, besser 12-14 Tage ist erforderlich, um einen ansonsten regelhaft mit der Östrogenmonotherapie assoziierten Risikoanstieg aufzuheben (Lethaby et al., 2000). Sowohl in der WHI- als auch in der HERS-Studie mit jeweils identischer kombiniert kontinuierlicher Östrogen-Gestagen-Kombination zeigte sich kein Unterschied in der Häufigkeit von Endometriumkarzinomen zwischen Hormon- und Placebogruppe (Writing Group for the Women`s Health Initiative Investigators; Hulley et al., 1998; Hulley et al., 2002). Auch Östriol oral geht mit einer Risikoerhöhung für ein Endometriumkarzinom einher (Weiderpass et al., 1999) und sollte daher, wenn nicht mit einem Gestagen kombiniert, vermieden werden.

Ovarialkarzinom

Das Risiko der Entwicklung des Ovarialkarzinoms ist nach langjähriger Hormontherapie möglicherweise ebenfalls erhöht, wie manche der neueren epidemiologischen Studien nahe legen (Risch, 2002). Der Anstieg dieser Erkrankung im Östrogen-Gestagen-Arm der WHI-Studie war nicht signifikant (Andersen et al., 2003). Ergebnisse aus dem Östrogenarm der WHI-Studie sind bisher nicht publiziert worden.

Kolorektale Karzinome

Die Erkrankungswahrscheinlichkeit für das zweithäufigste Karzinom bei Frauen in Deutschland scheint bei langfristig bestehender Östrogentherapie vermindert zu sein (Nanda et al., 1999). Im Östrogen-Gestagen-Arm der WHI-Studie wurden 6 kolorektale Karzinome weniger pro 10.000 hormonell behandelter Frauen/Anwendungsjahr im Vergleich zur Placebogruppe gefunden (Writing Group for the Women`s Health Initiative Investigators, 2002); im Östrogenarm wurden keine Unterschiede zwischen Placebo- und Hormongruppe gefunden (The Women`s Health Initiative Steering Committee, 2004). Hinsichtlich der Progredienz ergeben sich Parallelen zum Mammakarzinom; die kolorektalen Karzinome in der Östrogen-Gestagen-Gruppe waren bei Diagnosestellung weiter fortgeschritten im Vergleich derer zur Placebogruppe hinsichtlich der Prognosefaktoren (Chlebowski et al., 2004).

Kardiovaskuläre Erkrankungen

Primärprävention der koronaren Herzerkrankung

Östrogene üben vielfältige genomische und nicht-genomische Wirkungen an Blutgefäßen aus (Mendelsohn & Karas, 1999; Pradhan et al., 2002). Östrogene wurden in der Vergangenheit nicht zuletzt wegen dieser Studienlage aufgrund einer sich auf zahlreiche Beobachtungsstudien (u.a. die Nurses Health Study) und Studien mit Surrogatparametern (The Writing Group for the PEPI Trial, 1995) stützenden Datenlage auch zur Kardioprotektion empfohlen. Epidemiologische Daten zeigen zwar, dass es einen alterskorrelierten Anstieg des koronaren Risikos bei Frauen gibt; ein Effekt der Menopause lässt sich jedoch nicht zeigen (WHO Scientific Group on Research on The Menopause, 1996; Tunstall-Pedoe, 1998; Barrett-Connor, 2003). Bisher ergaben Meta-Analysen, dass Östrogene das relative Risiko für koronare Herzerkrankungen senken (Barrett-Connor & Grady, 1998). Werden Studien geringerer methodischer Qualität ausgeschlossen, ergibt sich ein anderes Bild, wenn weiterhin für Risikofaktoren wie Diabetes mellitus, Cholesterinkonzentration, Rauchen, Alkoholgenuss, Ausbildung, sozioökonomischer Status und körperliche Bewegung adjustiert wurde. Es zeigte sich dann, dass das relative Risiko für koronare Herzerkrankungen 1,07 betrug (KI 0,79-1,48) und sich nicht von dem von Frauen ohne Hormontherapie unterscheidet (Humphrey et al., 2002). Diese Analyse schloss noch nicht die Ergebnisse des Östrogen-Gestagen-Arms der WHI-Studie ein, deren primärer Endpunkt die Häufigkeit von koronaren Herzerkrankungen bei Frauen war. Es zeigte sich, dass das relative Risiko für koronare Herzerkrankungen (tödliche und nicht-tödliche Herzinfarkte) mit 1,29 erhöht war (KI 1,02-1,63). In absoluten Risiken ausgedrückt, traten 7 zusätzliche Herzerkrankungen pro 10.000 hormonell behandelter Frauen/Jahr im Vergleich zur Placebogruppe auf (Writing Group for the Women`s Health Initiative Investigators, 2002). Eine nachfolgende Analyse des Östrogen-Gestagen-Arms der WHI-Studie bestätigte, dass in der Hormongruppe zumindest in den ersten fünf Jahren das kardiovaskuläre Erkrankungsrisiko erhöht war (Manson et al., 2003). Hinsichtlich einiger Risiko-faktoren wie body mass index und Nikotinabusus zeigt eine Analyse aus einer deutschen Kohortenstudie, dass nicht wenige Frauen mit Übergewicht und Rau-cherinnen eine Hormontherapie durchführen, welche in einem hohen Prozentsatz seit mehr als 10 Jahren besteht (Löwel et al., 2003). Die anamnestischen Angaben korrelieren durchaus mit denen aus der WHI-Studie (Östrogen-Gestagen-Arm). Im Östrogenarm der WHI-Studie wurde innerhalb der medianen Beobachtungszeit von 6,8 Jahren keine Beeinflussung des kardiovasku-lären Risikos gefunden (The Women`s Health Initiative Steering Committee, 2004). Somit deutet sich auch hier wie beim Mammakarzinom eine Dichotomie der Ergebnisse zwischen Östrogen-Gestagen- und Östrogenarm an.

Sekundärprävention der koronaren Herzerkrankung

Viele Observationsstudien hatten ebenfalls nahe gelegt, dass Östrogene protektiv sein könnten. Die Heart and Estrogen/Progestin Replacement Study (HERS) war die erste doppel-blinde plazebokontrollierte prospektive Studie zur Evaluation einer bestimmten Östrogen-Gestagen-Therapie (0,625 mg konjugierte equine Östrogene + 2,5 mg MPA) für die Sekundärprävention bei manifester KHK (Z.n. Myokardinfarkt, perkutane Angioplastie, Bypass-Operation).

Die primären Endpunkte waren nicht-tödliche Myokardinfarkte und kardio-vaskuläre Todesfälle. Nach vorzeitiger Beendigung der Studie nach vier Jahren ergaben sich keine Unterschiede zwischen Hormon- und Placebogruppe (Hulley et al., 1998). Die Ergebnisse der offen weitergeführten HERS-Studie zeigten nach im Median 6,8 Jahren im Kern gleiche Ergebnisse (Grady et al., 2002). Weitere Auswertungen zeigten, dass keine Subgruppe von der Hormontherapie profitierte (Fugh-Berman & Kronenberg, 2001). Eine im Design der HERS-Studie ähnliche Untersuchung (Östradiolvalerat 2 mg/Tag ohne Gestagen) er-brachte im Kern identische Ergebnisse (The ESPRIT team, 2002). Die Aus-wertung der WHI-Studie (Östrogen-Gestagen-Arm) zeigte auch, dass 400 der 16.608 Frauen anamnestische Befunde aufwiesen, die im Sinn einer kardiovas-kulären Vorerkrankung zu werten sind und daher im Kontext der Sekundär-prophylaxe diskutiert werden sollten. Das relative Risiko für koronare Herz-erkrankungen war bei Frauen mit Herzinfarkt in fast identischer Weise erhöht wie bei denen ohne diese Anamnese (Writing Group for the Women`s Health Initiative Investigators, 2002). Im Östrogenarm wurden ebenfalls Frauen mit kardiovaskulären Vorerkrankungen (4,1% der Gesamtgruppe) eingeschlossen. Eine kleine (n=255) randomisierte prospektive 2,5-jährige Studie bei Frauen mit Herzerkrankungen, die mit einer transdermalen Therapie behandelt wurden, zeigte eine nicht-signifikante Erhöhung für die primären Endpunkte Angina, Herzinfarkt oder kardial bedingte Todesfälle in der Hormongruppe [(RR 1,29, KI 0,84-1,95; (Clarke et al., 2002)].

Zur kardiovaskulären Prävention sollten Maßnahmen eingesetzt werden, deren Wirksamkeit belegt oder zumindest wahrscheinlich ist, ohne selbst weitere Risiken hinzuzufügen (Neves-e-Castro et al., 2002; Solomon & Dluhy, 2003). Dazu zählen ausreichende körperliche Aktivität, Anstreben von Normalgewicht, Behandlung von Blutdruckerhöhung und Dyslipidämie, optimale Einstellung eines Diabetes mellitus und Tabakentwöhnung (Heart Protection Study Collaborative Group, 2002; National Heart, Lung, and Blood Institute, 2002).

Primär- und Sekundärprävention des Schlaganfalls

Beobachtungsstudien zeigen inkonsistente Ergebnisse im Kontext der Primär-prävention (Lemaitre et al., 2002). Meta-Analysen zeigen, dass Schlaganfälle häufiger bei Frauen sind, die Hormone angewendet hatten (Nelson et al., 2002, Bath et al., 2005). In der WHI-Studie traten nicht-tödliche Schlaganfälle signifi-kant vermehrt auf: 8 zusätzliche Schlaganfälle pro 10.000 hormonell behan-delter Frauen/Jahr im Vergleich zur Placebogruppe (Writing Group for the Women`s Health Initiative Investigators, 2002). Die meisten Schlaganfälle waren ischämischen Ursprungs (Wassertheil-Smoller et al., 2003). Der Östro-genarm der WHI-Studie wurde wegen eines erhöhten Schlaganfallrisikos eben-falls vorzeitig beendet: 12 zusätzliche Schlaganfälle pro 10.000 hormonell behandelter Frauen/Jahr im Vergleich zur Placebogruppe (The Women`s Health

Initiative Steering Committee, 2004). Östrogene als Monotherapie sind nicht zur Sekundärprävention geeignet, gezeigt in einer kleineren placebokontrollierten Studie [Östradiol 1 mg/Tag; (Viscoli et al., 2001)]. Zur Verhinderung von Schlaganfällen sei auf die Möglichkeiten der Risikoreduktion wie bei kardiovaskulären Erkrankungen verwiesen.

Thromboembolie

Venöse Thromboembolien treten bei Frauen im Alter zwischen 50 und 79 mit einer Prävalenz von etwa 1,3 Ereignissen/10.000 im Jahr auf (Perez Gutthann et al., 1997). Eine Meta-Analyse zeigte, dass eine Hormontherapie das relative Risiko etwa verdoppelt (Miller et al., 2002), und bei genetischer Disposition wie der APC-Resistenz (Faktor V Leiden-Punktmutation), die bei 2% bis 7% der Frauen und Männern beschrieben wurde, wird ein Anstieg um den Faktor 15 angegeben (Rosendaal et al., 2002). Im ersten Therapiejahr ist das Thromboserisiko stärker ausgeprägt und vermindert sich im Laufe der Zeit. In einer nicht-populationsbasierten Fall-Kontroll-Studie wurde bei transdermaler Östrogenanwendung im Gegensatz zu oraler Östrogentherapie kein erhöhtes relatives Risiko für Thromboembolien gefunden (Scarabin et al., 2003). Insgesamt ist die Studienlage nicht hinreichend, um das vielleicht geringere Risiko parenteraler Applikationsformen derzeit beurteilen zu können. Im Östrogen-Gestagen-Arm der WHI-Studie traten venöse Thromboembolien/Lungenembolien signifikant vermehrt auf: 10 zusätzliche Thrombosen und 8 zusätzliche Lungenembolien pro 10.000 hormonell behandelter Frauen/Jahr im Vergleich zur Placebogruppe (Inzidenz HR: 2,11, KI 1,58-2,82; [Writing Group for the Women`s Health Initiative Investigators, 2002; Cushman et al., 2004]); im Östrogenarm waren dies 6 zusätzliche Thrombosen und 3 zusätzliche Lungenembolien pro 10.000 hormonell behandelter Frauen/Jahr im Vergleich zur Placebogruppe (Inzidenz HR: 1,33, KI 0,99-1,79; [The Women`s Health Initiative Steering Committee, 2004]). In der HERS-Studie wurde ebenfalls ein Risikoanstieg für Thrombosen in der Östrogen-Gestagen-Gruppe gefunden, die Zunahme der Lungenembolien war nicht signifikant (Hulley et al., 2002). Eine kleinere kontrollierte Studie bei Frauen mit Thromboseanamnese wurde vorzeitig beendet, da vermehrt Thrombosen in der Hormongruppe (Östradiol + Norethisteronazetat oral, täglich) auftraten (Hoibraaten et al., 1999; Hoibraaten et al., 2000). Eine weitere doppelblinde placebokontrollierte Studie brachte analoge Ergebnisse, auch wenn aufgrund der Fallzahl keine signifikanten Ergebnisse beschrieben wurden (Clarke et al., 2002).

Kognitive Effekte

Eine umfangreiche, weitgehend parallel zur WHI-Studie durchgeführte placebokontrollierte Studie (WHIMS) zeigt im Gegensatz zu etlichen Observationsstudien (LeBlanc et al., 2001), dass eine Östrogen-Gestagen-Therapie (gleiches

Medikament wie in der WHI-Studie) nicht zu einer Verbesserung kognitiver Partialfunktionen (Rapp et al., 2003) und zu einer Verminderung des relativen Risikos für M. Alzheimer führt (Shumaker et al., 2003), sondern im Gegenteil die Wahrscheinlichkeit der Diagnose M. Alzheimer erhöht wurde. Im Östrogenarm dieser Studie wurde keine Reduktion von Demenzdiagnosen (Shumaker et al., 2004) und keine Verbesserung kognitiver Fähigkeiten (Espeland et al., 2004) im Vergleich zur Placebogruppe ermittelt.

Gallenblasenerkrankungen

Diese sind der HERS-Studie (Hulley et al., 1998; Hulley et al., 2002) und Beobachtungsstudien zufolge bei Frauen mit Hormontherapie häufiger als bei unbehandelten Frauen (Nelson et al., 2002). Eine Meta-Analyse, die die Daten der WHI-Studie einschließt, zeigt erhöhte Risiken für Steinbildung, Entzündung und operative Entfernung der Gallenblase (Cirillo et al., 2005). Offenbar bewirken konjugierte equine Östrogene, dass die Synthese von Gallensäuren gehemmt wird; auch transdermales Östradiol kann Veränderungen induzieren, die einer Gallensteinbildung Vorschub leisten (Uhler et al., 1998).

Kontraindikationen in speziellen Situationen

Ein Mammakarzinom ist eine Kontraindikation für eine Hormontherapie; hinsichtlich des Umgangs mit Hormontherapie sei auf Konsensusempfehlungen verwiesen (Emons et al., 2002); ob diese Empfehlung aufgrund der aktuellen Studienlage noch zeitgemäß ist, darf bezweifelt werden. Ergebnisse aus zwei kleinen, aber kontrollierten, klinischen Studien in Schweden zeigten nach gemeinsamer Auswertung, dass die Rezidivrate bei Frauen mit bestehendem Brustkrebs, die wegen Wechseljahrsbeschwerden eine Hormontherapie anwendeten, erhöht ist (Holmberg et al., 2004). Retrospektive Beobachtungsstudien hatten das Gegenteil nahe gelegt. Die Studienlage für eine etwaige Hormontherapie nach Endometriumkarzinom ist sehr unzureichend. Konkrete Hinweise fehlen, dass eine Östrogentherapie, begonnen bei Frauen in Stadium I oder II, die weitere Prognose verschlechtert.

Nicht belegte Indikationen

Eine Hormontherapie ist nicht geeignet, um die Alterung der Haut, Faltenbildung, Haarausfall oder Trockenheit der Augen zu behandeln sowie als negativ empfundene Veränderungen der Sexualität zu verbessern, da entsprechende kontrollierte Studien mit geeigneten, validen Endpunkten fehlen. Die gesundheitsbezogene Lebensqualität bessert sich nicht durch Sexualhormontherapie (s. Vasomotorische Symptome). Inkontinenz ist keine Behandlungsindikation (s. Urogenitale Symptomatik).

Alternativen und zur postmenopausalen Östrogentherapie

Zunehmend werden Extrakte von Isoflavonen (Tice et al., 2003) und Soja, weniger von Rotklee, in klinischen Studien auf ihre Tauglichkeit zur Therapie von Wechseljahrsbeschwerden geprüft (Fugh-Berman & Kronenberg, 2001). Kontrollierte Studien, die überwiegend nur für wenige Wochen bis selten zu 6 Monaten durchgeführt wurden, zeigen meistens negative Ergebnisse. Eine Meta-Analyse zur Beurteilung eines Extrakts aus der Traubensilberkerze (Cimicifuga racemosa) kommt zu dem Schluss, dass ein überzeugender Beweis durch randomisierte kontrollierte Studien nicht erbracht wurde (Borrelli & Ernst, 2002). Auch die Analyse klinischer Studien zu Rotklee (Trifolium pratense) erbrachte keinen Beleg für eine Wirksamkeit bei menopausalen Symptomen (Fugh-Berman & Kronenberg, 2001). Daher können zumindest zurzeit die als Nahrungsergänzungsmittel erhältlichen Phyto-Östrogene und auch Cimicifuga-Extrakte nicht als gleichwertige Alternative zur Östrogentherapie hinsichtlich der Therapie vasomotorischer Beschwerden angesehen werden, dies nicht nur wegen der Studienlage (Krebs et al., 2004), sondern auch solange keine ausreichenden Daten zur Sicherheit vorliegen (National Center for Complimentary Medicine, 2002). Für Therapien wie Akupunktur (Kronenberg, 1993), Verhaltens- und Entspannungstherapie (Freedman & Woodward, 1992; Irvin et al., 1996), gymnastische Übungen (Hammar et al., 1990) und Reflexzonenmassage (Williamson et al., 2002) besteht keine gesicherte Evidenz.

Zusammenfassung

Der mit „Wechseljahre" bezeichnete Abschnitt in der Lebensmitte von Frauen stellt eine natürliche Lebensphase dar. Diese kann mit Beschwerden einhergehen, die mit einer Östrogentherapie behandelt werden können. Hitzewallungen sowie genitale Trockenheit können mit Östrogenen gebessert werden, sofern seitens der Frauen eine Behandlungsnotwendigkeit aufgrund stark eingeschränkter Lebensqualität gesehen wird. Wie viele Frauen in Deutschland Beschwerden in der Lebensmitte haben, die mit hinreichender Sicherheit den „Wechseljahren" attribuiert werden können, und damit potenziell von einer Östrogentherapie profitieren könnten, ist aufgrund *nicht vorhandener, populationsbasierter Daten* aus Untersuchungen mit validierten Instrumenten zur Messung gesundheitsbezogener Lebensqualität nicht genauer abzuschätzen. Eine Östrogentherapie zur Prävention einer Osteoporose ist aufgrund der beschriebenen Risiken der Hormontherapie nur noch in Ausnahmefällen möglich. Neuere bevölkerungsbezogene Angaben zur Prävalenz von Hormontherapie zeigen, dass im internationalen Vergleich die Anwendung von Hormontherapie und deren Dauer häufig bis ins hohe Alter zumindest in manchen Regionen Deutschlands sehr hoch ist (Schwarz et al., 2005); ob diese Prävalenz und Therapiedauer auf ein besonderes Maß an Schwere und Häufigkeit von Wechsel-

jahrsbeschwerden, ebenfalls im internationalen Vergleich betrachtet, zurückgeführt werden kann, ist nicht bekannt und darf bezweifelt werden.
Eine ergebnisoffene Information von Frauen zu Effekten von Sexualhormonen
in der Lebensmitte muss die bisherigen Ergebnisse der Women´s Health Initiative und anderer kontrollierter prospektiver klinischer Studien mit Endpunkten
berücksichtigen (Tab.). Die Entscheidung über eine Therapie kann letztendlich
nur von den Frauen nach eingehender Beratung zum Nutzen – Hitzewallungen,
genitale Trockenheit, geringeres Frakturrisiko – und Risiken – Thromboembolie,
Schlaganfall, Brustkrebs, Herzinfarkt – getroffen werden. Wenn auch die
genannten Risiken als klein angesehen werden können, ist die Größenordnung
des Nutzens im Vergleich als noch kleiner anzusehen. Die Information von
Frauen muss auch die Option „keine Pharmakotherapie" und eine Beratung zu
evidenz-basierten Maßnahmen der Prävention von Erkrankungen, die bei Frauen
mit dem Alter häufiger werden, einschließen. Die Einstellung beratender
Ärztinnen und Ärzte zur Hormontherapie und die Aussagen von Medien spielen
eine wesentliche Rolle auf das tatsächliche Anwendungsverhalten von Hormontherapie bei Frauen in Deutschland nach der WHI-Studie (populationsbasierte
Befragung; [Heitmann et al., 2005]).

„Jede Diskussion über den bestmöglichen Umgang mit Beschwerden in der
Lebensmitte ist unvollständig, wenn die sozialen Lebensumstände von Frauen
nicht berücksichtigt werden. Altern ist ebenso wenig eine Krankheit wie der
Beginn der Wechseljahre – und eine Medikalisierung solcher biografischen
Umbruchphasen keine Notwendigkeit" (Bundeskoordination Frauengesundheit,
2005).

Tab.: Informationsmöglichkeiten

Informationsmöglichkeiten
Informationen für Ärztinnen und Ärzte
Hormontherapie im Klimakterium (Kurz- und Langfassung)   http://www.akdae.de/35/10Hefte/index.html
Informationen speziell für Frauen in der Lebensmitte
Wechseljahre und Hormontherapie, Informationsbroschüre des BMGS   http://www.bmgs.bund.de/deu/txt/aktuelles/pm/bmgs04/5150_5208.cfm
Stiftung Warentest
Handbuch Medikamente (2004): Kapitel „Sexualhormonsystem" Handbuch   Selbstmedikation (2002): Kapitel „Beschwerden in den Wechseljahren"

Literatur

Agency for Healthcare Research and Quality, & Rockville, M. D. *Hormone Replacement Therapy and Breast Cancer*. File Inventory, Systematic Evidence Review Number 14. August 2002. http://www.ahrq.gov/clinic/prev/hrtbcinv.htm

Anderson, G. L., Judd, H. L., Kaunitz, A. M., Barad, D. H., Beresford, S. A. A., Pettinger, M. et al. (2003). Effects of estrogen plus progestin on gynecologic cancers and associated diagnostic procedures. *JAMA, 290*, 1739-1748.

Arzneimittelkommission der deutschen Ärzteschaft (2003). *Hormontherapie im Klimakterium* [Online]. Verfügbar unter www.akdae.de

Avis, N. E., Assmann, S. F., Kravitz, H. M., Ganz, P. A., & Ory, M. (2004). Quality of life in diverse groups of midlife women: assessing the influence of menopause, health status and psychological and demographic factors. *Qual Life Res, 13*, 933-956.

Barrett-Connor, E. (2003). Cardiovascular endocrinology: an epidemiologist looks at hormones and heart disease in women. *J Clin Endocrinol Metab, 88*, 4031-4042.

Barrett-Connor, E., & Grady D. (1998). Hormone replacement therapy, heart disease and other considerations. *Ann Rev Public Health, 19*, 55-72.

Bath, M. W., & Gray, L. J. (im Druck). Association between hormone replacement therapy and subsequent stroke: a meta-analysis. *BMJ Doi: 10.1136/bmj.38331.655347.8F*.

Beckmann, M. W., Braendle, W., Brucker, C., Dören, M., Emons, G., Geisthövel, F. et al. (2003). Konsensus-Empfehlungen zur Hormontherapie (HT) im Klimakterium und in der Postmenopause. *Frauenarzt, 44*, 138-41.

Borrelli, F., & Ernst, E. (2002). Cimicifuga racemosa: a systematic review of its clinical efficacy. *Eur J Clin Pharmacol, 58*, 235-241.

Bundeskoordination Frauengesundheit (2005). *Menopausale Hormontherapie – Zeit zum Umdenken* [Online]. Verfügbar unter http://www.bkfrauengesundheit.de/cms/0_0_start/

Cauley, J. A., Robins, J., Chen, Z. et al. (2003). Effects of estrogen plus progestin on risk of fracture and bone mineral density: the Women's Health Initiative randomized trial. *JAMA, 290*, 1729-738.

Chlebowski, R. T., Hendrix, S. L., Langer, R. D., Stefanick, M. L., Gass, M., Lane, D. et al. (2003). Influence of estrogen plus progestin on breast cancer and mammography in healthy postmenopausal women. *JAMA, 289*, 3243-3253.

Chlebowski, R. T., Wactawski-Wende, J., Ritenbaugh, C., Hubbell, F. A., Ascensao, J., Rodabough, R. J. et al., Women's Health Initiative Investigators (2004). Estrogen plus progestin and colorectal cancer in postmenopausal women. *New Eng J Med, 350*, 991-1004.

Cirillo, D. J., Wallace, R. B., Rodabough, R. J., Greenland, P., LaCroix, A. Z., Limacher, M. C., & Larson, J. C. (2005). Effect of estrogen therapy on gallbladder disease. *JAMA, 293*, 330-339.

Clarke, S. C., Kelleher, J., Lloyd-Jones, H., Slack, M., & Schofield, P. M. (2002). A study of hormone replacement therapy in postmenopausal women with ischaemic heart disease: the Papworth HRT Atherosclerosis Study. *Brit J Obstet Gynaecol, 109*, 1056-1062.

Collaborative Group on Hormonal Factors in Breast Cancer (1997). Breast cancer and hormone replacement therapy: collaborative reanalysis of data from 51 epidemiological studies of 52. 705 women with breast cancer and 108.411 women without breast cancer. *Lancet, 350*, 1047-1059.

Cushman, M., Kuller, L. H., Prentice, R, Rodabough, R. J., Psaty, B. M., Stafford, R. S. et al., Women's Health Initiative Investigators (2004). Estrogen plus progestin and risk of venous thrombosis. *JAMA, 292*, 1573-1580.

Daling, J. R., Malone, K. E., Doody, D. R., Voigt, L. F., Bernstein, L., Coates, R. J., et al. (2002). Relation of regimes of combined hormone replacement therapy of lobular, ductal, and other histologic types of breast cancer. *Cancer, 95*, 2455-2464.

Dören, M., Nilsson, J.-A., & Johnell, O. (2003). Effects of specific postmeno-pausal hormone therapies on bone mineral density in postmenopausal women: a meta-analysis. *Hum Reprod, 18*, 1737-1746.

Emons, G., Beckmann, M. W., Bock, K. et al. (2002). Konsensusempfehlungen der Deutschen Gesellschaft für Senologie. Hormonsubstitution nach Mammakarzinom. *Gynäkologe, 35*, 1114-1116.

Espeland, M. A., Rapp, S. R., Shumaker, S. A., Brunner, R., Manson, J. E., Sherwin, B. B., & Women's Health Initiative Memory Study (2004). Conjugated equine estrogens and global cognitive function in postmenopausal women: Women`s Health Initiative Memory Study. *JAMA, 291*, 2959-2968.

Fournier, A., Berrino, F., Riboli, F., Avenel, V., & Clavel-Chapelon, F. (2005). Breast cancer risk in relation to different types of hormone replacement therapy in the E3N-EPIC cohort. *Int J Cancer, 114*, 448-54.

Freedman, R. R., & Woodward, S. (1992). Behavioral treatment of menopausal hot flushes: evaluation by ambulatory monitoring. *Am J Obstet Gynecol, 167*, 436-439.

Fugh-Berman, A., & Kronenberg, F. (2001). Red clover (Trifolium pratense) for menopausal women: current status of knowledge. *Menopause, 8*, 333-337.

Furberg, C. D., Vittinghoff, E., Davidson, M., Herrington, D. M., Simon, J. A., Wenger, N. K. et al. (2002). Subgroup interactions in the Heart and Estrogen/progestin Replacement Study. *Circulation, 105*, 917-922.

Grady, D., Brown, J. S., Vittinghoff, E., Applegate, W., Varner, E., Snyder, T., & The HERS Research Group (2001). Postmenopausal hormones and incontinence: the Heart and Estrogen/Progestin Replacement Study. *Obstet Gynecol, 97*, 16-20.

Grady, D., Herrington, D., Bittner, V., Blumenthal, R., Davidson, M., Hlatky, M. et al., The HERS Research Group (2002). Cardiovascular disease outcomes during 6,8 years of hormone therapy: Heart and Estrogen/progestin Replacement Study follow-up (HERS II). *JAMA, 288*, 49-57.

Greiser, E. (2001). Hormonersatztherapie und erhöhtes Risiko für Mamma-Ca und Endometrium-Ca in Deutschland. *J Menopause, 2*, 59-64.

Greiser, C. M., Greiser, E. M., & Dören, M. (im Druck). Menopausal hormone therapy and risk of breast cancer. A meta-analysis of epidemiological studies and randomised controlled trials. *Hum Reprod Update*.

Greiser, E., Steding, C., Giersiepen, K., & Janhsen, K. (2002). WHI Breast Cancer Results and Public Health Concern. *BMJ, 325*, 1243.

Grodstein, F., Lifford, K., Resnick, N. M., & Curhan, G. C. (2004). Postmenopausal hormone therapy and risk of developing urinary incontinence. *Obstet Gynecol, 103*, 254-260.

Hammar, M., Berg, G., & Lindgren, R. (1990). Does physical exercise influence the frequency of postmenopausal hot flushes? *Acta Obstet Gynecol Scand, 69*, 409-412.

Hays, J., Ockene, J. K., Brunner, R. L., Kotchen, J. M., Manson, J. E., Patterson, R. E. et al. (2003). Effects of estrogen plus progestin on health-related quality of life. *N Engl J Med, 348*, 1839-1854.

Heart Protection Study Collaborative Group (2002). MRC/BHF Heart Protection Study of cholestrol lowering with simvastatin in 20536 high-risk individuals: a randomised placebo-controlled trial. *Lancet, 360*, 7-22.

Heitmann, C., Greiser, E., & Dören, M. (im Druck). The impact of the Women's Health Initiative randomized controlled trial 2002 on perceived risk communication and use of postmenopausal hormone therapy in Germany. *Menopause doi: 10.1097/01.GME.0000153890.77135.00.*

Hendrix, S. L., Cochrane B. B., Nygaard, I. E., Handa, V. L., Barnabei, V. M., Iglesia, C., Aragaki, A., Naughton, M. J., Wallace, R. B., & McNeeley, S. G. (2005). Effects of estrogen with and without progsetin on urinary incontinence. *JAMA, 293,* 935-948.

Hofseth, L. J., Raafat, A. M., Osuch, J. R., Pathak, D. R., Slomski, C. A., & Haslam, S. Z. (1999). Hormone replacement therapy with estrogen or estrogen plus medroxyprogesterone acetate is associated with increased epithelial proliferation in the normal postmenopausal breast. *J Clin Endocrinol Metab, 84,* 4559-4565.

Hoibraaten, E., Abdelnoor, M., & Sandset, P. M. (1999). Hormone replacement therapy with estradiol and risk of venous thromboembolism: a population-based case-control study. *Thromb Haemost, 82,* 1218-1221.

Hoibraaten, E., Qvigstad, E., Arnesen, H., Larsen, S., Wickstrom, E., & Sandset, P. M. (2000). Increased risk of recurrent venous thromboembolism during hormone replacement therapy – results of the randomized, double-blind, placebo-controlled estrogen in venous thromboembolism trial (EVTET). *Thromb Haemost, 84,* 961-967.

Holmberg, L., & Anderson, H., for the HABITS steering and data monitoring committees. (2004). HABITS (Hormonal replacement therapy after breast cancer – its it safe?), a randomised comparison: trial stopped. *Lancet, 363,* 453-455.

Hulley, S., Furberg, C., Barrett-Connor, E., Cauley, J., Grady, D., Haskell, W., et al. for the HERS Research Group (2002). Noncardiovascular disease outcomes during 6,8 years of hormone therapy. *JAMA, 288,* 58-66.

Hulley, S., Grady, D., Bush, T., Furberg, C., Herrington, D., Riggs, B., et al. for the Heart and Estrogen/progestin Replacement Study (HERS) Research Group (1998). Randomized Trial of Estrogen Plus Progestin for Secondary Prevention of Coronary Heart disease in Postmenopausal Women. *JAMA, 280,* 605-613.

Humphrey, L. L., Chan, B. K. S., & Sox, H. C. (2002). Postmenopausal hormone replacement therapy and the primary prevention of cardiovascular disease. *Ann Int Med, 137,* 273-284.

Irvin, J. H., Domar, A. D., Clark, C., Zuttermeister, P. C., & Friedman, R. (1996). The effects of relaxation response training on menopausal symptoms. *J Psychosomat Obstet Gynecol, 17,* 202-207.

Joffe, M. M., Byrne, C., & Colditz, G. A. (2001). Postmenopausal hormone use, screening, and breast cancer: characterization and control of a bias. *Epidemiology, 12,* 429-438.

Krebs, E. E., Ensrud, K. E., MacDonald, R., & Wilt, T. J. (2004). Phytoestrogens for treatment of menopausal symptoms: a systematic review. *Obstet Gynecol, 104,* 824-836.

Kronenberg, F. (1993). Giving hot flushes the cold shoulder – without drugs. *Menopause Management, 2,* 20-27.

LeBlanc, E. S., Janowsky, J., Chan, B. K, & Nelson, H. D. (2001). Hormone replacement therapy and cognition: systematic review and meta-analysis. *JAMA, 285,* 1489-1499.

Lemaitre, R. N., Heckbert, S. R., Psaty, B. M., Smith, N. L., Kaplan, R. C., & Longstreth, W. T. Jr. (2002). Hormone replacement therapy and associated risk of stroke in postmenopausal women. *Arch Int Med, 162,* 1954-1560.

Lethaby, A., Farquhar, S., Sarkis, A., Roberts, H., Jepson, R., & Barlow, D. (2000). Hormone replacement therapy in postmenopausal women: endometrial hyperplasia and irregular bleeding (Cochrane Review). *Cochrane Database Syst Rev, 2,* CD 000402.

Löwel, H., Heier, M., Schneider, A., Gösele, U., & Meisinger, C. (2003). Hormontherapie (II): Vergleiche sind zulässig. *Deutsches Ärzteblatt, 100,* 2561-2562.

MacLennan, A. H., Broadbent, J. L., Lester, S., & Moore, V. (2004). Oral oestrogen and combined oestrogen/progestogen therapy versus placebo for hot flushes. *The Cochrane Database of Systematic Reviews, 4,* CD002978.pub2.

Manson, J. E., Hsia, J., Johnson, K. C., Rossouw, J. E., Assaf, A. R., Lasser, N. L. et al. (2003). Estrogen plus progestin and the risk of coronary heart disease. *New Engl J Med, 349,* 523-534.

Marcus, R., Wong, M., Heath, H., & Stock, J. L. (2002). Antiresorptive Treatment of Postmenopausal Osteoporosis: Comparison of Study Designs and Outcomes in Large Clinical Trials with Fracture as an Endpoint. *Endocrine Reviews, 23,* 16-17.

Melby, M. K., Lock, M., & Kaufert, P. (im Druck). Culture and symptom reporting at menopause. *Hum Reprod Update doi: 10.1093/humupd/dmi018.*

Mendelsohn, M. E., & Karas, R. H. (1999). The protective effects of estrogen on the cardiovascular system. *N Engl J Med, 340,* 1801-1811.

Miller, J., Chan, B. K. S., & Nelson, H. D. (2002). Postmenopausal estrogen replacement and risk for venous thromboembolism: a systematic review and meta-analysis for the US Preventive Services Task Force. *Ann Int Med, 136,* 680-690.

Million Women Study Collaborators (2003).Breast cancer and hormone-replacement therapy in the Million Women Study. *Lancet, 362,* 419-427.

Moehrer, B., Hextall, A., & Jackson, S. (2003). Oestrogens for urinary incontinence in women. (Cochrane Review). Cochrane Library 2, Oxford: Update Software.

Nanda, K., Bastian, L. A., Hasselblad, V., & Simel, D. L. (1999). Hormone replacement therapy and the risk of colorectal cancer: A meta-analysis. *Obstet Gynecol, 93,* 880-888.

National Center for Complimentary Medicine (2002). *Alternative Therapies for Managing Menopausal Symptoms* [Online]. Verfügbar unter
http://nccam.nih.gov/health/alerts/menopause/

National Heart, Lung, and Blood Institute; Office of Research on Women`s Health; National Institute of Health; and Giovanni Lorenzini Medical Science Foundation (2002). International Position Paper on Women`s Health and Menopause: a comprehensive approach. NIH publication No. 02-3284, July 2002.

Nelson, H. D., Humphrey, L. L., Nygren, P., Teutsch, S. M., & Allan, J. D. (2002). Postmenopausal hormone replacement therapy: scientific review. *JAMA, 288,* 872-881.

Neves-e-Castro, M., Samsioe, G., Dören, M., & Skouby, S. O. (2002). Results from WHI and HERS II – implications for women and the prescriber of HRT. *Maturitas, 42,* 255-258.

Newcomb, P. A., Titus-Ernstoff, L., Egan, K. M., Trentham-Dietz, A., Baron, J. A., Storer, B. E. et al. (2002). Postmenopausal estrogen and progestin use in relation to breast cancer risk. *Cancer Epidemiol Biomarkers Prev, 11,* 593-600.

Newcomer, L. M., Newcomb, P. A., Trentham-Dietz, A. et al. (2002). Detection method and breast carcinoma histology. *Cancer, 95,* 470-477.

NIH State-of-the-Science Panel (2005). National Institute of Health State-of-The-Science Conference Statement: Management of menopause-related symptoms. *Ann Intern Med, 142,* 1003-1013.

Perez Gutthann, S., García Rodríguez, L. A., Castellsague, J., & Duque Oliart, A. (1997). Hormone replacement therapy and risk of venous thrombo-embolism: population based case-control study. *BMJ, 314,* 796-800.

Pradhan, A. D., Manson, J. E., Rossouw, J. E., Siscovick, D. S., Mouton, C. P., Rifai, N. et al. (2002). Inflammatory biomarkers, hormone replacement therapy, and incident coronary heart disease. *JAMA, 288,* 980-987.

Bundesinstituts für Arzneimittel und Medizinprodukte (2004). *Pressemitteilung vom vom 06.05.2004.* [Online]. Verfügbar unter
http://www.bfarm.de/de/Presse/mitteil_2004/index.php?more=0410.php

Rapp, S. R., Espeland, M. A., Shumaker, S. A., Henderson, V. W., Brunner, R. L., Manson, J. E. et al; The WHIMS investigators (2003). Effect of estrogen plus progestin on global cognitive function in postmenopausal women: the The Women`s Health Initiative Memory Study randomised controlled trial. *JAMA, 289,* 2663-2672.

Risch, H. A. (2002). Homone replacement therapy and the risk of ovarian cancer. *Gynaecol Oncol, 86,* 115-157.

Rosendaal, F. R., Vessey, M., Rumley, A., Daly, E., Woodward, M., Helmerhorst, F. M. et al. (2002). Hormonal replacement therapy, prothrombotic mutations and the risk of venous thrombosis. *Br J Haematol, 116,* 851-854.

Scarabin, P. Y., Oger, E., Plu-Bureau, G., & Estrogen and ThromboEmbolism Risk Study Group (2003). Differential association of oral and transdermal oestrogen-replacement therapy with venous thromboembolism risk. *Lancet, 362,* 428-432.

Schwabe, U., & Rabe, T. (2004). Sexualhormone. In: U. Schwabe, & D. Paffrath (Hrsg.), *Arzneiverordnungsreport 2004* (S. 835-856). Berlin, Heidelberg: Springer Verlag.

Schwarz, S., Völzke, H., Alte, D., Hoffmann, W., John, U., & Dören, M. (im Druck) Gynecological health care utilization and use of sex hormones – the Study of Health in Pomerania. *Hum Reprod doi:1093/humrep/dei161*

Shumaker, S. A., Legault, C., Rapp, S. R., Thal, L., Wallace, R. B., Ockene, J. K. et al. (2003). Estrogen plus progestin and the incidence of dementia and mild cognitive impairment in postmenopausal women: the Women`s Health Initiative Memory Study: a randomized controlled trial. *JAMA, 289,* 2651-2662.

Shumaker, S. A., Legault, C., Kuller, L., Rapp, S. R., Thal, L., Lane, D. S. et al; Women`s Health Initiative Memory Study (2004). Conjugated equine estrogens and incidence of probable dementia and mild cognitive impairment in postmenopausal women: Women`s Health Initiative Memory Study. *JAMA, 291,* 2947-2958.

Solomon, C. G., & Dluhy, R. G. (2003). Rethinking postmenopausal hormone therapy. *New Engl J Med, 348,* 579-580.

Stellungnahme der Deutschen Menopause Gesellschaft (2000). Hormonsubstitution in Klimakterium und Postmenopause. Gegenwärtiger Erkenntnisstand. *J Menopause, (Suppl. 1),* 1-12.

The ESPRIT team (2002). Oestrogen therapy for prevention of reinfarction in postmenopausal women: a randomised placebo controlled trial. *Lancet, 360,* 2001-2008.

The Women`s Health Initiative Steering Committee (2004). Effects of conjugated equine estrogen in postmenopausal women with hysterectomy. The Women`s Health Initiative randomized controlled trial. *JAMA, 291,* 1701-1712.

The Writing Group for the PEPI Trial (1995). Effects of oestrogen or estrogen/progestin regimens on heart disease risk factors in postmenopausal women. The Postmenopausal Estrogen/progestin Interventions (PEPI) Trial. The Writing Group for the PEPI Trial. *JAMA, 273,* 199-208.

Tice, J. A., Ettinger, B., Ensrud, K., Wallace, R., Blackwell, T., & Cummings, S. R. (2003). Phytoestrogen supplements for the treatment of hot flashes: the Isoflavone Clover Extract (ICE) Study: a randomized controlled trial. *JAMA, 290,* 207-214.

Tunstall-Pedoe, H. (1998). Myth and paradox of coronary risk and the menopause. *Lancet, 351,* 1425-1427.

Uhler, M. L., Marks, J. W., Voigt, B. J., & Judd, H. L. (1998). Comparison of the impact of transdermal versus oral estrogens on biliary markers of gallstone formation in postmenopausal women. *J Clin Endocrinol Metab, 83,* 410-414.

Verkooijen, H. M., Fioretta, G., Vlastos, G., Morabia, A., Schubert, H., Sappino, A. P. et al. (2003). Important increase of invasive lobular breast cancer in Geneva, Switzerland. *Int J Cancer, 104,* 778-781.

Viscoli, C. M., Brass, L. M., Kernan, W. N., Sarrel, P. M., Suissa, S., & Horwitz, R. I. (2001). A clinical trial of estrogen-replacement therapy after ischemic stroke. *N Engl J Med, 345*, 1243-1249.

Wassertheil-Smoller, S., Hendrix, S. L., Limacher, M., Heiss, G., Kooperberg, C., Baird, A., et al. (2003). Effect of estrogen plus progestin on stroke in postmenopausal women: The Women`s Health Initiative; a randomised trial. *JAMA, 289*, 2673-2684.

Weiderpass, E., Baron, J. A., Adami, H.-O., Magnusson, C., Lindgren, A., Bergstrom, R. et al. (1999). Low-potency oestrogen and risk of endometrial cancer: a case-control study. *Lancet, 353*, 1824-1828.

Wells, G., Tugwell, P., Shea, B., Guyatt, G., Peterson, J., Zytaruk, N. et al. (2002). V. Meta-analysis of the efficacy of hormone replacement therapy in treating and preventing osteoporosis in postmenopausal women. *Endocrin Res, 23*, 529-539.

WHO Scientific Group on Research on The Menopause (1996). *WHO technical report series 866*, Geneva, Switzerland.

Williamson, J., White, A., Hart, A., & Ernst, E. (2002). Randomised controlled trial of reflexology for menopausal symptoms. *Brit J Obstet Gynaecol, 109*, 1050-1055.

Writing Group for the Women`s Health Initiative Investigators (2002). Risks and Benefits of Estrogen Plus Progestin in Healthy Postmenopausal Women. Principal Results From the Women`s Health Initiative Randomized Controlled Trial. *JAMA, 288*, 321-333.

Täterinnen. MBPS und sexueller Missbrauch

Friederike Kendel und Ilona Oestreich

1 Einleitung

Die forensisch-psychologische Forschung hat sich lange Zeit fast ausschließlich mit männlichen Tätern befasst. Die polizeiliche Kriminalstatistik scheint dies zu rechtfertigen: Täter sind überwiegend männlich. Die meisten der dort erfassten Taten spielen sich in einem öffentlichen Raum ab. In den vergangenen Jahren rückt jedoch zunehmend auch die Familie als möglicher Ort von Gewaltausübung in den Blick. Dort, wo es um häusliche und familiäre Gewalt geht, stellen Frauen einen Anteil an der Gesamtheit der Täter dar, den man nicht vernachlässigen kann.

Dies trifft auf alle Bereiche familiärer Gewalt zu: Kindesmisshandlung, Gewalt unter Ehepartnern und sexuellen Missbrauch von Kindern. Dass Frauen als Täterinnen in der Öffentlichkeit lange Zeit nicht wahrgenommen wurden, hängt vor allem mit zwei Faktoren zusammen: Zum einen galt bis vor kurzem das Postulat von der Unantastbarkeit der Familie; so existiert erst seit dem Jahr 2000 in Deutschland ein generelles elterliches Züchtigungsverbot – §1631 Abs.2 BGB besagt: „Kinder haben ein Recht auf eine gewaltfreie Erziehung. Körperliche Bestrafungen, seelische Verletzungen und andere entwürdigende Maßnahmen sind unzulässig". Zum anderen scheint Frausein, insbesondere Muttersein, mit Täterschaft in unseren Vorstellungen nur schwer vereinbar zu sein.

Im Folgenden werden zwei spezifische Formen der Kindesmisshandlung beschrieben: Das Münchhausen-by-proxy-Syndrom (MBPS), bei dem Erwachsene bei ihren Kindern künstlich Krankheiten erzeugen, und sexueller Missbrauch. Bei MBPS sind die Täter(innen) fast ausschließlich weiblich. Bei sexuellem Missbrauch sind die Täter(innen) überwiegend männlich, es werden jedoch immer häufiger auch Frauen als Täterinnen bekannt.

In beiden Fällen – bei sexuellem Missbrauch wie auch bei MBPS – wird das Kind „missbraucht" und für die Zwecke der Täterinnen ausgebeutet. Und in beiden Fällen können und wollen die Täterinnen die Bedürfnisse der Kinder weder wahrnehmen noch ihre eigenen Bedürfnisse zurückstellen. Vor diesem Hintergrund bilden beide Missbrauchsformen extreme Pole hinsichtlich des Grades an Öffentlichkeit, in der sie stattfinden: Während Mütter mit MBPS die Öffentlichkeit und die Aufmerksamkeit des medizinischen Personals suchen, spielt sich das Drama der sexuell missbrauchten Kinder gänzlich verborgen vor der Öffentlichkeit ab. Eine gemeinsame Betrachtung der beiden Extreme, wie sie hier vorgenommen wird, soll dabei helfen, Erklärungen für das Verhalten der

beteiligten Personen zu finden. Die nachfolgende Grafik (Abb. 1) visualisiert
beide Extreme.

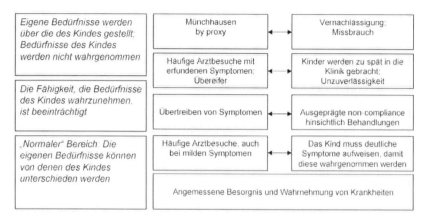

Abb. 1: Fähigkeit zur Abgrenzung mütterlicher Bedürfnisse von denen des Kindes;
modifiziert nach Eminson/Postlethwaite, 1992

Eminson und Postlethwaite (1992) unterscheiden drei Kategorien der Fähigkeit
von Täterinnen, ihre eigenen Bedürfnisse von denen des Kindes zu unterscheiden:

(1)   Personen/Mütter, die nicht zwischen ihren eigenen Bedürfnissen und
      denen des Kindes unterscheiden können und in erster Linie ihre eigenen
      Bedürfnisse befriedigen.

(2)   Personen/Mütter, deren Fähigkeit, ihre eigenen Bedürfnisse von denen des
      Kindes zu unterscheiden, deutlich beeinträchtigt ist. In dieser Konstel-
      lation werden die Bedürfnisse des Kindes unzuverlässig und nicht
      konstant wahrgenommen.

(3)   Personen/Mütter, die auf die Bedürfnisse des Kindes angemessen ein-
      gehen und, wenngleich nicht immer zuverlässig, ihre Bedürfnisse von
      denen des Kindes abgrenzen können.

Zwar gibt es einen Grenzbereich, in dem die Übergänge fließend sind. Dennoch
lassen sich die Extreme – Klassische Misshandlung bzw. sexueller Missbrauch
und das klassische Münchhausen-by-proxy-Syndrom – klar von Formen grober
Vernachlässigung oder dem Übertreiben von Symptomen abgrenzen.

2 Münchhausen-by-proxy-Syndrom (MBPS)

1977 beschrieb der englische Kinderarzt Roy Meadow erstmals zwei Fälle von
künstlich erzeugten Krankheiten bei Kindern (Meadow, 1977). Eines der Kinder

musste in seinem ersten Lebensjahr wiederholt stationär behandelt werden, weil es sich permanent erbrach und abnorm erhöhte Salzwerte aufwies. Während seiner stationären Aufnahme bildeten sich die Symptome zurück. Dieser Vorgang wiederholte sich mehrere Male; Zusammenhänge mit dem Verhalten der Mutter wurden erst ein Jahr später erkannt. Das Kind starb an einer Hypernatriämie: die Mutter, eine Krankenschwester, hatte ihm mit einer Magensonde eine Salzlösung zugeführt. Im zweiten Fall hatte eine Mutter dem Urin ihres Kindes über Jahre hinweg Blut und Eiter zugemischt und damit eine Kette von diagnostischen Prozeduren provoziert. Erst im 6. Lebensjahr des Kindes wurde erkannt, dass es sich um eine artifizielle Erkrankung handelte, eine bizarre Form der Kindesmisshandlung, die Meadow unter dem Namen „Münchhausen-by-proxy-Syndrom" (MBPS) bekannt machte.

Das Münchhausen-by-proxy-Syndrom lehnt sich begrifflich an das „Münchhausen-Syndrom" an. Asher (1951) beschrieb mit diesem Syndrom erwachsene Patienten, die sich immer wieder mit künstlich erzeugten Leiden in Gesundheitseinrichtungen begeben.

MBPS bezieht sich auf Fälle, bei denen Kinder in den meisten Fällen von der Mutter mit einer künstlich erzeugten Krankheit bei Ärzten vorgestellt werden. „By proxy" bedeutet „Stellvertreter": der Patient – das Kind – erfindet die Symptome im Gegensatz zum Münchhausen-Syndrom nicht selbst, sondern sie werden ihm von der Mutter angedichtet oder tatsächlich erzeugt. Rechtlich handelt es sich um Kindesmisshandlung, die für die Täterin ernsthafte strafrechtliche Folgen hat.

2.1 Symptome und Diagnosestellung

In Deutschland liegen keine verlässlichen Untersuchungen zur Häufigkeit von MBPS vor. In der bislang aussagekräftigsten internationalen Untersuchung fanden McClure et al. (1996) pro 100.000 Kinder für das 1. Lebensjahr eine Inzidenz von 2.8, für das 2. bis 16. Lebensjahr noch 0.4. In Deutschland muss von einer hohen Dunkelziffer ausgegangen werden, weil das Bewusstsein für das Syndrom noch kaum vorhanden ist. Bislang existieren hier nur einige wenige Einzelfallbeschreibungen.

Rosenberg (1987) führt bekannte Manipulationen auf, die z.T. lebenswichtige Körperfunktionen betreffen: Demnach werden vor allem Blutungen, Anfälle, Bewusstseinstrübungen, Atemstillstand, Durchfall, Erbrechen, Ausschläge und Fieber künstlich erzeugt. Ca. 75% der Mütter nehmen direkte physische Manipulationen an ihrem Kind vor, ca. 25% der Mütter manipulieren Messwerte, indem sie dem Urin oder Stuhl etwas beimischen, und simulieren Krankheiten. Die Manipulationen beschränken sich meist nicht auf eine einzige artifizielle Krankheit. Bei der Mehrheit der Patienten finden sich neben der diagnostizierten „Hauptkrankheit" noch andere künstlich erzeugte Störungen (Bools et al., 1992). Die Angaben zur Sterblichkeit schwanken zwischen 9% (Rosenberg, 1987) und 6% (Sheridan, 2003). Diese Sterblichkeitsraten mögen zunächst verwundern, da das Motiv der Täterinnen nicht die Tötung des Kindes ist. Allerdings werden oft Manipulationen angewendet, die mit einem hohen Risiko einhergehen.

2.2 Interaktionen zwischen medizinischem Personal und Täterin

In Anlehnung an eine häufig verwendete Definition von Rosenberg (1987) müssen vier Merkmale zutreffen, um die Diagnose stellen zu können (vgl. Kindler, 2005). (1) Die Erkrankung des Kindes wird durch eine Bezugsperson fälschlich angegeben oder künstlich erzeugt bzw. aufrechterhalten. (2) Das Kind wird wiederholt in medizinischen Einrichtungen vorgestellt mit der Bitte, medizinische Untersuchungen und Behandlungen durchzuführen. (3) Die wahren Ursachen für das Beschwerdebild werden nicht angegeben. (4) Akute Symptome oder Beschwerden bilden sich zurück, sobald es zu einer Trennung von der verursachenden Person kommt.

Aus dieser Definition geht hervor, dass das Syndrom nur im Zusammenspiel von Ärzten und Müttern funktioniert. Eminson und Postlethwaite (1992) stellen mögliche Interaktionen von Eltern und Ärzten auf einer Skala dar, mit der eine Abgrenzung des MBPS von überängstlichen Reaktionen oder Übertreibungen, die noch weitgehend im Normbereich liegen, ermöglicht wird (Abb. 2).

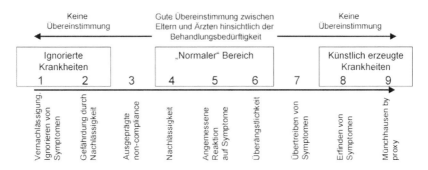

Abb. 2: Interaktionen von Müttern und Ärzten; modifiziert nach Eminson/Postlethwaite, 1992

Im Allgemeinen stimmen die Einschätzungen von Ärzten und Müttern hinsichtlich der Notwendigkeit medizinischer Interventionen gut überein. In diesem „normalen" Bereich (Punkt 4-6 auf der Skala) liegen auch Eltern, die ängstlicher sind als der behandelnde Arzt. Eine höhere Ängstlichkeit äußert sich beispielsweise in häufigeren Arztbesuchen. Einer der beiden extremen Pole auf der Skala ist MBPS (Punkt 9 auf der Skala), bei dem die Diskrepanz zwischen dem Drängen nach Behandlung und der objektiven Notwendigkeit nicht größer sein könnte. Die Diskrepanz ist so groß, dass Krankheiten und Symptome produziert werden, um so eine Behandlung zu erzwingen. Die Übergänge sind dort fließend (Punkt 7 auf der Skala), wo Mütter vorhandene Symptome – mitunter dramatisch – übertreiben (vgl. Eminson/Postlethwaite, 1992).

2.3 Beschreibung der Täterinnen

Bei MBPS handelt es sich überwiegend (in über 90% der Fälle) um die Mutter des Kindes (Schreier/Libow, 1993). Das Verhältnis wird oft als symbiotisch beschrieben. Diese extreme Nähe bedeutet eine enorme Erschwernis der richtigen Diagnose. Normalerweise weichen die Täterinnen den Kindern auch im Krankenhaus kaum von der Seite und sind bei allen medizinischen Prozeduren anwesend (Keller et al., 1997). Typischerweise isolieren MBPS-Mütter das Kind, indem sie ihm soziale Kontakte wie Kindergarten, Schule und Freunde vorenthalten. Die Isolation bedeutet eine zusätzliche emotionale Belastung für das Kind und verhindert, dass Außenstehende einen näheren Einblick in die Verhältnisse bekommen (Heubrock, 2001).
Eine auffällige Gemeinsamkeit der Täterinnen ist ihre Nähe zu medizinischen und pflegerischen Berufen. Oft handelt es sich um medizinisch geschulte Personen wie z.B. Krankenschwestern, die sich durch eine aufopferungsvolle Pflege ihres Kindes auszeichnen. Gleichzeitig setzen die Täterinnen ihre Misshandlungen auch innerhalb des Krankenhauses fort und/oder fälschen bewusst medizinische Daten. Als vorherrschendes Motiv der Täterinnen vermuten Schreier und Libow (1993) die erhöhte Aufmerksamkeit und Zuwendung, die der Täterin durch das medizinische Personal, aber auch durch ihre gesamte Umgebung durch die Krankheit ihres Kindes zuteil wird.
Die Täterinnen lassen sich drei Kategorien zuordnen, die allerdings nicht trennscharf sind (Libow/Schreier, 1986; vgl. Keller et al., 1997). (1) Die Gruppe der „active inducers", die aktiv Symptome erzeugen und eher kleinere Kinder für ihre Zwecke benutzen. Werden sie mit den Taten konfrontiert, leugnen sie diese vehement und brechen den Kontakt zum Krankenhauspersonal ab. (2) Die Gruppe der „help seekers", die ihre Kinder seltener dem medizinischen Personal vorstellen. Sie sind Hilfsangeboten gegenüber aufgeschlossener und arbeiten nach einer Konfrontation an der Aufklärung mit. (3) Die „doctor addicts", die eher Symptome erfinden, als dass sie Krankheiten erzeugen. Sie zeigen sich weniger kooperativ als die Gruppe der „active inducers" und sind dem medizinischen Personal gegenüber eher misstrauisch.
Hinweise auf einen gestörten Umgang mit dem eigenen Körper - Essstörungen, Drogen, Selbstverletzung, das Münchhausen-Syndrom mit eingeschlossen – fanden sich in 87% der Fälle (Bools et al., 1994). Die Tendenz zu autoaggressiven Handlungen in der Vorgeschichte der Täterinnen lässt vermuten, dass diese Täterinnen ihre Kinder stellvertretend für die eigene Person misshandeln. Die symbiotische Beziehung zum Kind, die jedoch für dieses keinen Schutz vor Verletzungen bietet, unterstützt diese Vermutung. Meist leben die Mütter alleine oder mit Partnern, von denen sie wenig Unterstützung erfahren (Bools et al., 1992). Hat sich der Kreislauf aus niedrigem

Selbstwertgefühl, Misshandlung und sekundärem Krankheitsgewinn für die Mutter einmal etabliert, erscheint er nur schwer zu durchbrechen (vgl. Eminson/Postlethwaite, 1992).

2.4 Folgen für Opfer bei MBPS

Drei Befunde machen deutlich, wie sehr MBPS-Kinder (zu etwa gleichen Teilen Jungen und Mädchen) bei einem Verbleib in der Familie gefährdet sind: (1) Die Diagnose wird in der Regel erst lange nach Beginn des Missbrauchs gestellt, was auf eine erhebliche kriminelle Energie der Mutter hinweist (Keller et al., 1997). (2) Geschwisterkinder sind in etwa der Hälfte der bekannten MBPS-Fälle ebenfalls von MBPS oder anderen Formen der Kindesmisshandlung betroffen (Bools et al., 1992). (3) Die Täterinnen zeigen sich häufig therapieresistent. In den meisten Fällen, in denen sie Zugang zu den Kindern hatten, wurden die Misshandlungen trotz Interventionsmaßnahmen fortgesetzt. Die Opfer haben, wenn sie in der Familie verbleiben, eine schlechte Prognose (Bools et al., 1993; vgl. Kindler, 2005).

3 Sexueller Missbrauch

In der Wahrnehmung der Öffentlichkeit ging sexuelle Gewalt lange Zeit ausschließlich von Männern aus, als Opfer hingegen wurden überwiegend Mädchen gesehen. Erst nach und nach setzt sich die Erkenntnis durch, dass auch Frauen Kinder missbrauchen und die Opfer nicht selten Jungen sind. Viele Menschen haben Schwierigkeiten damit, sich vorzustellen, wie eine Frau überhaupt in der Lage sein soll, sexuellen Missbrauch auszuüben. Die Vorstellung von einer Frau als Täterin stößt schon aus diesem Grund auf Ungläubigkeit.

Nach §176 StGB gelten alle sexuellen Handlungen an, mit oder vor Kindern als sexueller Missbrauch. Kinder im rechtlichen Sinne sind dabei Personen vor dem vollendeten 14. Lebensjahr. Ein Erwachsener oder Jugendlicher übt sexuelle Gewalt aus, wenn er seine Autorität, seine körperliche und geistige Überlegenheit sowie die Unwissenheit, das Vertrauen oder die Abhängigkeit eines Kindes zur Befriedigung seiner sexuellen Bedürfnisse und zur Machtausübung benutzt. Die Einwilligung des Kindes bei sexuellen Handlungen spielt für die Strafbarkeit keine Rolle, da das Kind nach Auffassung des Gesetzgebers immer einem Schadensrisiko ausgesetzt ist. Sexueller Missbrauch schließt ein: die Belästigung mit obszönen Redensarten; das Anfassen zur eigenen sexuellen Erregung; den Zwang/die Aufforderung, den Täter/die Täterin anzufassen und sexuell zu manipulieren; die Benutzung oder Überlassung des Kindes für pornografische Zwecke; den Intimbereich des Kindes zu berühren oder es zu oralem, analem oder vaginalem Geschlechtsverkehr zu zwingen.

Da auch mit Gegenständen penetriert werden kann, können alle Formen des Missbrauchs auch von Frauen verübt werden.

3.1 Hellfeld und Dunkelfeld

Für das Jahr 2002 erfasste die Polizeiliche Kriminalstatistik (PKS) etwa 15.989 Fälle von sexueller Gewalt gegen Kinder und Schutzbefohlene. In der Statistik werden weitgehend Männer als Täter geführt. Täterinnen hatten einen Anteil von 3,5%. Jungen waren in ca. 25% der Fälle von sexuellem Missbrauch die Opfer.

Sexueller Missbrauch an Kindern ist schwer nachweisbar, da er überwiegend im sozialen Nahraum und ohne Anwendung von körperlicher Gewalt geschieht. Viele Kinder machen aus Angst vor weiteren Verletzungen und Stigmatisierung oft keine Aussagen. Geschätzt wird, dass nur etwa 5% der Fälle zur Anzeige kommen (Lenz, 2001).

Um ein genaueres Bild von der Realität zu erhalten, werden Dunkelfeldstudien durchgeführt, die auch nicht angezeigte Fälle erfassen. Diese Studien kommen, was den Anteil von Täterinnen und das Geschlecht der Opfer betrifft, zu unterschiedlichen Resultaten. Die Gründe für die Abweichungen liegen zum Teil in den unterschiedlichen Definitionen dessen, was als sexueller Missbrauch angesehen wird – eine enge Definition führt zu geringeren Zahlen als eine weite (Lenz, 2001). Außerdem wird mit unterschiedlichen Erhebungsmethoden gearbeitet. Mehrere Untersuchungen kommen zu dem Ergebnis, dass etwa gleich viele Jungen wie Mädchen von Frauen missbraucht werden, in einigen Untersuchungen überwiegt die Zahl der Mädchen (Elliott, 1995). Ein von Brockhaus und Kolshorn (1993) durchgeführter Vergleich von 17 empirischen deutschen Studien zu sexuellem Missbrauch an Kindern im Zeitraum von 1979 bis 1992 ermittelt einen Anteil weiblicher Täterinnen von etwa 4%. Andere Forscher gehen von 10-15% aus (Kavemann/Braun, 2002) – diese Zahlen entsprechen empirischen Befunden aus den USA. Bei aller Vorsicht vor genauen Häufigkeitsangaben bedeutet ein Anteil weiblicher Täterinnen von etwa 10%, dass sexueller Missbrauch durch Frauen keineswegs eine extrem seltene Ausnahme ist, wie oft behauptet wird.

3.2 Strategien der Täterinnen

Dass Frauen grundsätzlich anders als Männer missbrauchen – sanfter, subtiler und weniger gewalttätig – wird von den bekannten Untersuchungen nicht bestätigt. Täterinnen weisen das gesamte Spektrum der Verhaltensweisen von männlichen Tätern auf, das von intimen Berührungen bis zu sadistischen Grausamkeiten reicht (Heyne, 1995). Und ähnlich wie männliche Täter setzen sie – vor allem im sozialen Nahraum – einen raffinierten Zyklus aus emotionaler Abhängigkeit und Ausbeutung in Gang.

Sexuelle Gewalt kann deshalb nicht einfach gleichgesetzt werden mit physischer Gewalt. Eldridge (1997) beschreibt einen Missbrauchszyklus mit der Grundannahme, dass das Verhalten von den ersten Fantasien über die Tat bis zur tatsächlichen Tat einem bestimmten Muster folgt. Um eine Aufdeckung zu verhindern, wird das Kind zum Komplizen gemacht, es wird zu diesem Zweck umworben und manipuliert. Vorhandene eigene Hemmungen werden durch Umdeutungen oder Rechtfertigungen überwunden. Nachdem es zu einem Missbrauch gekommen ist, wird die Manipulation fortgesetzt, um eine Aufdeckung zu verhindern. Schuldgefühle werden beschwichtigt durch kognitive Umdeutung des eigenen und des Opferverhaltens. Auch Alter und Geschlecht der Opfer bestimmen die Art der Manipulationen. Handelt es sich z.B. um ältere Jungen, gelingt es den Täterinnen oft, diesen einzureden, sie seien die eigentlichen Verführer (Kloos, 1996). Diese Rechtfertigung entspricht bei männlichen Tätern dem Lolita-Motiv, der Verführung eines alternden Mannes durch ein frühreifes Mädchen. Wunschdenken auf Seiten der Täterinnen und Rollenerwartungen seitens der Gesellschaft tragen zu solchen Verzerrungen bei. Handelt es sich um den eigenen Sohn, fungiert dieser oft als Ersatz für einen abwesenden oder von der Mutter abgewerteten Vater und soll dessen Rolle übernehmen. Obwohl diese Form des Missbrauchs häufig ist, darf nicht übersehen werden, dass sie nur eine der möglichen Ausformungen ausmacht (Walter/Lenz/Puchert, 2004).

Nicht bei allen Täterinnen stehen sexuelle Interessen im Vordergrund. Auf der Grundlage von Untersuchungen, die sich mit den Motiven und Lebensumständen von Täterinnen befassen, unterscheiden Mathews et al. (1990) vier Kategorien, denen sich die Täterinnen nach der Häufigkeit ihres Auftretens zuordnen lassen:

(1) „Die prädisponierte Alleintäterin": Alle Täterinnen dieser Kategorie wurden in ihrer Kindheit selbst missbraucht. Macht und Kontrolle scheinen bei dieser Form des Missbrauchs das vorherrschende Motiv zu sein. Das eigene Erlebnis wird – jetzt mit vertauschten Rollen – wiederholt. In der Machtposition wird die Illusion erlebt, das eigene Leben besser kontrollieren zu können. Die Opfer wiederum werden in einer starken Abhängigkeit gehalten – in den meisten Fällen handelt es sich um die eigenen Kinder.

(2) „Die Mittäterin": In diese Kategorie fallen Täterinnen, die von ihren (männlichen) Partnern oft unter Gewaltanwendung gezwungen werden, sich an einem Missbrauch zu beteiligen oder diesen selbst auszuüben. Wie die „Alleintäterinnen" haben diese Frauen in ihrer Kindheit meist selbst Missbrauch oder andere Misshandlungen erfahren. Während im Fall der prädisponierten Täterin die in der Kindheit erlebte Gewalt zu einer zyklischen Viktimisierung beiträgt, ist es hier die aktuelle Abhängigkeit von einem gewalttätigen Partner, die häufig zu einer Identifikation mit ihm führt und den Missbrauch so fördert (vgl. Wolfers, 1995). Bei Mittäterinnen ist häufig eine Verstärkung der Gewalttätigkeit bis hin zu schweren physischen Verletzungen zu beobachten. Die verbreitete Vorstellung, dass Frauen in den meisten Fällen von einem Mann zum Missbrauch genötigt werden, scheint indes nicht zuzutreffen. Angaben

hierzu reichen von 13,5% (Knopp/Lackey, 1987) bis 25% (Elliott, 1995). Opfer sind neben den eigenen Kindern auch andere Mädchen und Jungen.

(3) „Experimentiererin/Ausbeuterin": Dies sind in der Regel Einzeltäterinnen im Teenagealter, die z.b. als Babysitter eher kleine Kinder missbrauchen.

(4) „Lehrerin/Liebhaberin": Die Täterinnen dieser Kategorie suchen sexuellen Kontakt mit älteren Jungen und stellen dies als „Liebesbeziehung" dar, die von dem Jungen gewollt sei. Wie männliche Pädophile reden sie sich und ihrem Opfer ein, dieses sei besonders frühreif, und deuten natürliche Neugier und Geschmeicheltsein des Jungen als Liebe um (Kavemann/Braun, 2002). Die meisten Frauen dieser Kategorie haben eigene Missbrauchs- oder Gewalterfahrungen und schaffen sich so einen „ungefährlichen" Partner, den sie kontrollieren können. Deshalb wird in diesem Zusammenhang auch von ausbeuterischer Verführung gesprochen.

Eine weitere Kategorie bilden nach Buchner und Cizek (2003) die so genannten „passiven Mitwisserinnen". Diese Frauen verschließen ihre Augen vor den sexuellen Handlungen ihres Partners nicht. Sie verwehren den Kindern den notwendigen Schutz, sei es aus Mangel an Mut, aus Angst vor Stigmatisierung oder aus Uneinsichtigkeit. Hierzu zählen auch Mütter, die ihre Töchter ablehnen und diese in die Rolle der Partnerin drängen, um sich selbst ihrem Partner entziehen zu können.

3.3 Folgen für Opfer bei sexuellem Missbrauch

Sexueller Missbrauch durch Frauen scheint an keine Altersspanne gebunden zu sein. In verschiedenen Berichten variiert das Alter vom Säugling bis hin zur frühen Pubertät (Gerber, 2004). Opfer von Täterinnen sind mit durchschnittlich 6,4 Jahren signifikant jünger als Opfer von männlichen Tätern (durchschnittlich 8 Jahre alt; Faller, 1987). Eine gängige Kategorisierung der Symptome betroffener Kinder besteht in einer Aufteilung in internalisierende und externalisierende Verhaltensweisen. Zu den internalisierenden zählen autoaggressive Handlungen, Depressionen und sozialer Rückzug, zu den externalisierenden nach außen gerichtete Aggressionen und soziale Delinquenz.

Mädchen reagieren auf Gewalterfahrungen eher als Jungen mit internalisierenden Verhaltensweisen – gehäuft finden sich Essstörungen, Selbstverletzungen und Depressionen. Die bisher bekannten Folgen der sexuellen Ausbeutung durch männliche Täter können auch bei weiblicher Täterschaft festgestellt werden. Allerdings kann die Gleichgeschlechtlichkeit der Handlung insofern eine besondere Gefährdung für die Geschlechtsidentität des Mädchens bedeuten, als sie das Tabu der Homosexualität berührt.

Für betroffene Jungen können die Folgen eines Missbrauchs durch Frauen sehr unterschiedlich sein: Einige scheinen gar keine Symptome zu zeigen, andere sind schwer traumatisiert. Der Missbrauch an einem Jungen durch eine Frau verletzt traditionelle Geschlechterrollen, weil dem Jungen eine passive Rolle zugewiesen wird. Jungen kompensieren eigene Gewalterfahrungen eher mit externalisierenden Verhaltensweisen. Diese können sich auch in übertrieben maskulinem, aggressivem Verhalten in heterosexuellen Partnerschaften äußern (Duncan/Williams, 1998). Sexueller Missbrauch durch Frauen wird von Jungen nicht immer negativ erlebt. Gerade ältere Jungen, die die Zuschreibung von Täterinnen als „Verführer" übernehmen können, haben so die Möglichkeit, die Tat für sich selbstwertdienlich umzudeuten.

4 Die Tabuisierung von Kindesmisshandlungen durch Frauen

Gewalt in ihren unterschiedlichen Formen, sei sie subtil oder offensichtlich, ist eine große Herausforderung für Ärzte und das öffentliche Gesundheitswesen. In diesem Beitrag wurden zwei Formen der Kindesmisshandlung beschrieben: sexueller Missbrauch durch Frauen und das Münchhausen-by-proxy-Syndrom (MBPS). Mehrere Faktoren sprechen bei beiden Delikten für hohe Dunkelziffern, die vermutlich jene für männliche Täter noch überschreiten: (1) Frauen misshandeln fast ausschließlich im sozialen Nahraum bzw. im familiären Bereich. Diese Bereiche sind schwer zugänglich. Außerdem korreliert das Anzeigeverhalten negativ mit der sozialen Nähe zum Täter/zur Täterin. (2) Das Durchschnittsalter der betroffenen Kinder ist relativ niedrig. Deshalb gestaltet sich eine Befragung schwierig, und die Kinder haben noch weniger Möglichkeiten, sich Hilfe suchend an Dritte zu wenden. (3) Beide Diagnosen sind schwer zu stellen.

Diese Faktoren erklären das große Dunkelfeld jedoch noch nicht hinreichend. Bei den beschriebenen Delikten werden jeweils besondere Tabuisierungen wirksam.

4.1 Das Tabu der Frau als Täterin

Die männliche Geschlechtsrolle weist dem Mann im öffentlichen Raum traditionell eine aktive, tragende Rolle zu – die weibliche Geschlechtsrolle hingegen fordert ein eher passives und fürsorgliches Verhalten. In dieses Bild passen Frauen, die sexuelle Gewalt ausüben oder ihre Kinder misshandeln, nicht hinein. Die Frau als Täterin ist ein Tabu. Eine Entsprechung findet dieses Tabu im Ideal der „guten Mutter". Auch Sexualität, zumal eine aggressive, zerstörerische, ist mit unserem Mutterbild nicht vereinbar. Weibliche Gewalt wird in der Öffentlichkeit weniger wahrgenommen als männliche. Zur Unterschätzung von weiblicher Gewalt hat auch die Frauenbewegung beigetragen. Für sie galt lange Zeit sexuelle Gewalt als paradigmatisches Exempel patriarchalischer Machtverhältnisse, in denen Männer nur Täter und Frauen nur Opfer sein konnten (vgl. Thürmer-Rohr, 2004).

Die feministische Sichtweise hat ebenso wie das Rollenklischee von der „friedfertigen Frau" (Mitscherlich, 1985) auch Auswirkungen auf den Umgang mit den Täterinnen. Wenn Frauen lediglich als Opfer struktureller Gewalt gesehen werden, liegt es nahe, ihre Taten eher als die von Männern mit den Umständen und der Vorgeschichte zu rechtfertigen. Sie erscheinen als harmlosere Mittäterinnen und werden seltener zur Verantwortung gezogen. In diese Richtung weist auch die Feststellung von Kips (1991), dass Frauen eher psychiatrisiert, Männer hingegen eher kriminalisiert werden. Hier stellt sich die Frage, inwieweit sich auch die Akteure des Strafrechtsystems bei ihren Interpretationen und Entscheidungen vom Geschlecht der Täter(innen) leiten lassen. Es ist anzunehmen, dass das Strafrechtsystem an der Rekonstruktion und der Verfestigung von Geschlechtsrollenstereotypen mitwirkt (Mansel, 2003).

4.2 Das Tabu des Jungen als Opfer und das Inzesttabu

In allen Bereichen angezeigter Gewaltdelikte sind mehr Männer als Frauen die Täter, aber auch die Opfer. Beim sexuellen Missbrauch werden Jungen weit häufiger Opfer – auch von Frauen – als in der Öffentlichkeit bekannt ist. Dennoch werden männliche Opfer von Gewalt erst vereinzelt von Ärzten und Beratern wahrgenommen (Lenz, 2001). Männlichkeit wird charakterisiert durch Stärke, Macht, Aktivität, Durchsetzungsvermögen und Unverletzlichkeit. Alle Attribute eines Opfers – Schwäche, Ohnmacht und Hilflosigkeit – sind diesen Eigenschaften diametral entgegengesetzt, also „unmännlich". Dies erschwert die Wahrnehmung von männlichen Opfererfahrungen und führt zu einer Tabuisierung des Mannes als Opfer von Gewalthandlungen. Eine doppelte Tabuisierung ist zu erwarten, wenn die Täterin weiblich, das Opfer männlich ist.

Die Wahrnehmung dieses Problems ist indes nur ein erster Schritt. Die Mythen über sexuellen Missbrauch an Jungen ähneln jenen über missbrauchte Mädchen vor 30 Jahren: Sie werden gar nicht missbraucht, in ihren Berichten ist mehr Fantasie als Realität enthalten, sie werden vor allem von Fremden missbraucht, die Folgen sind nicht sehr gravierend, sie tragen in irgendeiner Weise eine Mitschuld daran (Lenz, 2001; Holmes et al., 1997). Eine Entmythologisierung, wie sie für Mädchen inzwischen weitgehend gelungen ist, steht für Jungen als Opfer noch aus.

Bei Jungen und Mädchen wird bei einem Missbrauch – sofern es sich um die Mutter oder eine andere nahe Verwandte handelt – auch das Inzesttabu gebrochen. Der Gedanke, dass Mädchen Opfer von sexuellem Missbrauch durch Frauen sein können, muss zusätzlich die Barriere der tabuisierten Homosexualität überwinden (Gerber, 2004). Öffentlichmachung und Aufarbeitung werden dadurch erschwert.

Eine Sensibilisierung des medizinischen und therapeutischen Personals ist für die Opfer essenziell, weil unangemessene Reaktionen wie Bagatellisierung oder Abwertung zu einer sekundären Viktimisierung führen können (Holmes et al., 1997).

4.3 Das Tabu des Arztes als „Mit-Täter" bei MBPS

Solange ein Arzt alles tut, was in seiner Macht steht, um einem kranken Kind zu helfen, weiß er sich moralisch auf der richtigen Seite – allem Anschein nach wird er dem Ideal des Arztes als Helfer gerecht. *„Ich werde niemandem, nicht einmal auf ausdrückliches Verlangen, ein tödliches Medikament geben, und ich werde auch keinen entsprechenden Rat erteilen"* heißt es im Hippokratischen Eid (Übersetzung von Bauer, 1995), der bis heute das Berufsethos von Ärzten prägt. Durch seine Mitwirkung an der „Heilung" von Krankheiten, die sich im Nachhinein als künstlich erzeugt erweisen, wird der Arzt bei MBPS jedoch von der Mutter gegen seinen Willen zum Mittäter gemacht.

Wie bei sexuellem Missbrauch findet die eigentliche Tat, die Misshandlung durch die Mutter, im Geheimen statt. Denkbar wäre sie dennoch nicht ohne die Öffentlichkeit, die von der Mutter gesucht wird und in der Ärzte als „Helfer" ein hohes Ansehen haben. Zweifler, die infrage stellen, ob medizinische Maßnahmen überhaupt angemessen sind, setzen sich dem Risiko aus, als inhuman zu gelten. Das ärztliche Ideal, an das die Mutter appelliert, wirkt wie ein Schutzwall gegen den Verdacht, zum Schaden des Kindes instrumentalisiert worden zu sein. Inwieweit diese Faktoren eine realistische Einschätzung der Mutter verhindern und die Diagnosestellung erschweren, ist noch nicht hinreichend erforscht.

Weiter heißt es im Hippokratischen Eid: *„Über alles, was ich während oder außerhalb der Behandlung im Leben der Menschen sehe oder höre und das man nicht nach draußen tragen darf, werde ich schweigen und es geheim halten".* Auch die Schweigepflicht ist in der Medizin ein hohes Gut. Um die Diagnose MBPS stellen zu können, muss der Arzt sie durchbrechen und den Kontakt zu Kollegen, dem Umfeld des Kindes und in der Folge zur Justiz herstellen. Der notwendige Austausch wird durch hierarchische Strukturen zusätzlich erschwert. Jede Ärztin/jeder Arzt übernimmt mit der Verdachtsdiagnose MBPS eine große Verantwortung für diese Folgen.

4.4 Ausblick

Unsere Beobachtung ist von unserem Denken bestimmt – oder anders: Wir sehen, was wir erwarten zu sehen. Als Kliniker müssen wir deshalb an die Möglichkeit denken, dass Kinder von ihren Müttern krank gemacht oder von Frauen missbraucht werden. Als Forscher müssen wir Fragen stellen, die unbequem sind.

Die Dunkelziffer nicht erkannter Misshandlungen ist hoch. Zwar sichert die Verfassung der Familie einen besonderen Schutz zu. Wenn jedoch Kinder innerhalb der Familie misshandelt oder missbraucht werden, muss nicht die Familie geschützt werden, sondern das Kind vor seiner Familie. Ein wichtiger Schritt zum Schutz dieser Kinder besteht in der genauen Analyse der Umstände, in denen Kindesmisshandlung möglich wird. Dazu sind Gutachten zu Misshandlungsfällen erforderlich, die im Detail nachzeichnen, wer zu welchem Zeitpunkt und aus welchen Gründen keine Verantwortung übernommen hat oder nicht dazu in der Lage war. Vor allem durch eine bessere Vernetzung von medizinischem Personal, zuständigen Behörden, Kindergärten und Schulen ließen sich Misshandlungen frühzeitiger erkennen. Bei MBPS ist von entscheidender Bedeutung, dass ein Arzt die Initiative ergreift und die Zusammenarbeit mit Jugendbehörden, Psychiatrie und Justiz sucht. Bei sexuellem Missbrauch liegt die Initiative zur Aufdeckung in vielen Fällen bei Ärzten, Pädagogen oder Sozialarbeitern. Therapeutische, medizinische und juristische Kompetenzen sind auch nach der Aufdeckung gefragt, wenn allen Beteiligten adäquat geholfen werden soll.

Die Grundvoraussetzung für eine Veränderung der Gewaltstrukturen ist jedoch die Enttabuisierung von Misshandlungen, die nicht gesehen werden, weil „nicht sein kann, was nicht sein darf". Dafür muss die polarisierte Wahrnehmung von Männern als Täter und Frauen als Opfer von einer differenzierteren Betrachtungsweise abgelöst werden.

Literatur

Asher, R. (1951). Munchausen`s syndrome by proxy. *Lancet*, 339-341.

Bange, D., & Körner, W. (Hrsg.). (2002). *Handwörterbuch Sexueller Missbrauch*. Göttingen: Hogrefe.

Bauer, A. W. (1995). Der Hippokratische Eid. Medizinhistorische Neuinterpretation eines (un)bekannten Textes im Kontext der Professionalisierung des griechischen Arztes. *Zeitschrift für medizinische Ethik, 41*, 141-148.

Becker, R., & Kortendiek, B. (Hrsg.). (2004). *Handbuch Frauen- und Geschlechterforschung. Theorie, Methoden, Empirie*. Wiesbaden: VS Verlag für Sozialwissenschaften, (Geschlecht und Gesellschaft. 35.).

Bools, C. N., Neale, B. A., & Meadow, S. R. (1992). Co-morbidity associated with fabricated illness (Munchausen syndrome by proxy). *Archives of Disease in Childhood, 67*, 77-79.

- (1993). Follow-up of victims of fabricated illness (Munchausen syndrome by proxy). *Archives of Disease in Childhood, 69*, 625-630.

- (1994). Munchausen syndrome by proxy: a study of psychopathology. *Child Abuse & Neglect, 18*, 773-788.

Brockhaus, U., & Kolshorn, M. (1993). *Sexuelle Gewalt gegen Mädchen und Jungen – Mythen, Fakten, Theorien*. Frankfurt am Main, New York: Campus Verlag.

Buchner, G., & Cizek, B. (2004). Täter und Täterinnen. In: Bundesministerium für Soziale Sicherheit, Generationen und Konsumentenschutz (S. 139-172).

Bundesministerium für Familie, Senioren, Frauen und Jugend (Hrsg.). (2004). *Gewalt gegen Männer in Deutschland. Personale Gewaltwiderfahrnisse von Männern in Deutschland. Pilotstudie*. Berlin.

Bundesministerium für Soziale Sicherheit, Generationen und Konsumentenschutz (Hrsg.). (2004). *Gewalt in der Familie. Alltägliche Gewalt in Familien und im sozialen Nahraum*. Wien.

Duncan, L. E., & Williams, L. M. (1998). Gender Role Socialization and Male-on-Male and Female-on-Female Child Sexual Abuse. *Sex Roles, 39*(9/10), 765-785.

Eldridge, H. (1997). *Female sex offenders: characteristics and patterns of offending.* Tagungsbeitrag.

Elliott, M. (Hrsg.). (1995). *Frauen als Täterinnen. Sexueller Mißbrauch an Mädchen und Jungen.* Ruhnmark: Donna Vita.

- (1995). Was Überlebende uns berichten – ein Überblick. In: Elliott. (S. 42-56).

Eminson, D. M., & Postlethwaite, R. (1992). Factitious illness: Recognition and management. *Archives of Disease in Childhood, 67,* 1510-1516.

Faller, K. C. (1987). Women who sexually abuse children. *Violence and Victims, 2,* 263-276.

Gerber, H. (2004). *Frauen, die Kinder sexuell missbrauchen – eine explorative Studie.* Berlin: Pro Business.

Heinrich-Böll-Stiftung (Hrsg.). (2001). *Mann oder Opfer?* Dokumentation einer Fachtagung der Heinrich Böll Stiftung und des „Forum Männer in Theorie und Praxis der Geschlechterverhältnisse" am 12./13. Oktober 2001 in Berlin. Berlin.

Heubrock, D. (2001). Münchausen by proxy syndrome in clinical child neuropsychology. A case presenting with neuropsychological symptoms. *Child Neuropsychology, 7*(4), 273-285.

Heyne, C. (1995). Frauen als Täterinnen. *pro familia magazin, 3,* 5-6.

Holmes, G. R., Offen, L., & Waller, G. (1997). See no evil, hear no evil, speak no evil: Why do relatively few male victims of childhood sexual abuse receive help for abuse-related issues in adulthood? *Clinical Psychology Review, 17*(1), 66-88.

Hunter, M. (Hrsg.). (1990). *The sexually abused male: Prevalence, impact, and treatment.* Lexington, MA: Lexington Books.

Kavemann, B., & Braun, G. (2002). Frauen als Täterinnen. In: Bange & Körner. (S. 121-131).

Keller, K. M., Noeker, M., Hilliges, C., Lenard, H.-G., & Lentze, M. J. (1997). Münchausen-by-proxy-Syndrom. *Monatsschrift Kinderheilkunde, 145,* 1156-1162.

Kindler, H., Lillig, S., Blüml, H., & Werner, A. (Hrsg.). (2005). *Handbuch Kindeswohlgefährdung nach §1666 und Allgemeiner Sozialer Dienst (ASD).* München: Verlag Deutsches Jugendinstitut.

- (2005). Was ist unter dem Münchhausen-by-proxy-Syndrom zu verstehen? In: Kindler, Lillig, Blüml & Werner (S. 7-1--7-5).

Kips, M. (1991). Strafrecht für Männer, Psychiatrie für Frauen. *Kriminologisches Journal, 2,* 125-134.

Kloos, B.-H. (1996). „Die haben es immer wieder geschafft, denen einzuimpfen, verführt gewesen zu sein". Sexuelle Ausbeutung männlicher Opfer durch Täterinnen. *systhema, 10*(1), 23-27.

Knopp, F. H., & Lackey, L. B. (1987). *Female Sexual Abusers: A Summary of Data From 44 Treatment Providers.* Orwell, VT: Safer Society Press.

Lamnek, S., & Boatca, M. (Hrsg.). (2003). *Geschlecht – Gewalt – Gesellschaft.* (Otto-von-Freising-Tagungen der Katholischen Universität Eichstätt-Ingolstadt. 4.) Opladen: Leske + Budrich.

Lenz, H.-J. (2001). Mann oder Opfer? Kritische Männerforschung zwischen Verstrickung in herrschende Verhältnisse und einer neuen Erkenntnisperspektive. In: Heinrich-Böll-Stiftung. (S. 24-60).

Libow, J. A., & Schreier, H. A. (1986). Three Forms of Factitious Illness in Children: When is it Munchausen Syndrome by Proxy? *American Journal of Orthopsychiatry, 56*(4), 602-611.

Mansel, J. (2003). Die Selektivität strafrechtlicher Sozialkontrolle. Frauen und Delinquenz im Hell- und Dunkelfeld, als Opfer und Täter, als Anzeigende und Angezeigte. In: Lamnek & Boatca. (S. 384-406).

Mathews, R., Matthews, J. K., & Speltz, K. (1990). Female Sexual Offenders. In: Hunter. (S. 275-293).

McClure, R. J., Davis, P. M., Meadow, S. R., & Sibert, J. (1996). Epidemiology of Munchausen Syndrome by Proxy, non-accidental poisoning and non-accidental suffocation. *Archives of Disease in Childhood, 75*, 57-61.

Meadow, R. (1977). Munchausen syndrome by proxy. The hinterland of child abuse. *Lancet*, 343-345.

- (1982). Munchausen syndrome by proxy. *Archives of Disease in Childhood, 57*, 92-98.

Mitscherlich, M. (1985). *Die friedfertige Frau*. Frankfurt am Main: Fischer.

Rosenberg, D. A. (1987). Web of deceit: a literature review of Munchausen syndrome by proxy. *Child Abuse & Neglect, 11*, 547-563.

Schreier, H. A., & Libow, J. A. (1993). *Hurting for love: Munchausen by proxy syndrome*. New York: Guilford.

Sheridan, M. S. (2003). Factitious Disorder by Proxy. The deceit continues: an updated literature review of Munchausen Syndrome by Proxy. *Child Abuse & Neglect, 27*, 431-451.

Thürmer-Rohr, C. (1984). Der Chor der Opfer ist verstummt. Eine Kritik an Ansprüchen der Frauenforschung. *Beiträge zur feministischen Theorie und Praxis, 11*, 71-84.

- (2004). Mittäterschaft von Frauen: Die Komplizenschaft mit der Unterdrückung. In: Becker & Kortendiek. (S. 85-90).

Vennemann, B., Bajanowski, T., Karger, B., Pfeiffer, H., Köhler, H., & Brinkmann, B. (2004). Suffocation and poisoning – the hard-hitting side of Munchausen syndrome by proxy. *International Journal of Legal Medecine*.

Walter, W., Lenz, H.-J., & Puchert, R. (2004). Widerfahrnisse in Kindheit und Jugend. In: Bundesministerium für Familie, Senioren, Frauen und Jugend. (S. 59-155).

Wolfers, O. (1995). Das Paradoxon von Frauen, die Kinder sexuell mißbrauchen. In: Elliott. (S. 159-168).

Einflussfaktor „Geschlecht" in Medizin und Pflege

Katja Kummer

Einleitung

Die medizinischen und pflegerischen Handlungen „erfolgen am konkreten Körper und einem lebenden Organismus, der nicht zu trennen ist von dem sozialen Geschlecht und den damit verbundenen Geschlechterrollenstereotypien, Lebensbedingungen und individueller Biographie" (Voß & Lohff, 2004, S. 396). Gerade deshalb ist es so wichtig für Wissenschaft und Praxis, geschlechtsspezifische Aspekte in Medizin und Pflege zu berücksichtigen. Die Gender-Perspektive hat sich nur langsam und erst seit wenigen Jahren in der deutschen Forschungslandschaft etabliert (Ackermann-Liebrich & Zemp Stutz, 2004), und so steckt die geschlechtsspezifische Medizin noch in den Kinderschuhen: Der Androzentrismus ist erkannt, wird kritisiert, die männliche Norm jedoch stellt noch oft die Messlatte dar, Frauen und ihre Gesundheit werden nur selten alleinig fokussiert. Eine tatsächliche geschlechtersensible sowie geschlechtergerechte Gesundheitsforschung und deren Anwendung in der Praxis müssen als Zielvorstellung formuliert bleiben (Kolip & Hurrelmann, 2002).

Erste geschlechtsspezifische Erkenntnisse in der Medizin weisen unzureichende Differenzierungen zwischen Frauen und Männern auf, die sich auf deren gesundheitsbezogene Lebensqualität auswirken. Dass das Geschlecht der interagierenden Personen auch in der Begegnung des medizinischen und pflegerischen Personals mit Patientinnen und Patienten eine Rolle spielt, kann angenommen werden. Das Geschlecht, als ständiger Begleiter, beeinflusst vermutlich das Kommunikationsverhalten von Ärztinnen und Ärzten, weiblichen und männlichen Pflegefachkräften sowie Patientinnen und Patienten, den Austausch von Informationen, die Bereitschaft zu diagnostischen und therapeutischen Maßnahmen, den Therapieverlauf sowie den Therapieerfolg. Veröffentlichte Untersuchungen, die diese geschlechtsspezifischen Perspektiven fokussieren, liegen im deutschen Sprachraum bislang nicht vor.

Die Forderung nach einem geschlechtsspezifischen Umgang in Medizin und Pflege scheint umso dringlicher, jedoch auch schwieriger, wenn Sprachbarrieren existieren. Sprachbarrieren dann, wenn ungern über etwas gesprochen wird, oder es sich sogar nach gesellschaftlichem Standpunkt nicht gehört, über etwas zu sprechen, beispielsweise über Dinge, die der Kategorie „unten herum" angehören (Ashworth & Hagan, 1993). Inkontinenz zählt zu dieser Kategorie. Auf Grund der Verortung der Erkrankung im Urogenital- und Analbereich sowie des

Verlustes der Kontrolle über Ort und Zeit der Ausscheidung von Harn und/oder
Stuhl ist Inkontinenz von „doppelter Sprachlosigkeit" (Schlenger, 2003) ge-
zeichnet. Die Erkrankung des „Geschlechts an sich" wird tabuisiert, fälschli-
cherweise als natürliche Alterserscheinung der Frau abgehandelt. Für Harninkontinenz liegen aktuelle geschlechtsspezifische Prävalenzzahlen vor; sie zeigen, dass Frauen im Allgemeinen häufiger betroffen sind als Männer, bei hoch
betagten Menschen gleichen sich die Prävalenzraten von Frauen und Männern
an (Cheater & Castleden, 2000). An dieser Stelle soll auf den Beitrag „Inkontinenz, Scham, Ekel – sprechen wir darüber?!" von Anne Ahnis hingewiesen sein,
in dem Prävalenzzahlen, Ursachen und Therapie von Harn- und Analinkontinenz
sowie mit der Erkrankung verbundene Scham- und Ekelgefühle betrachtet
werden.

Dass das Geschlecht der Ärztinnen und Ärzte, Pflegerinnen und Pfleger die Beziehung, die Kommunikation mit inkontinenten Patientinnen und Patienten
prägt, scheint nahe liegend; untersucht wurde es jedoch bisher nicht. Doch wie
sieht eine Kommunikation zwischen Geschlechtern, in der es um eine Erkrankung des „Geschlechts an sich" geht, aus – zumal diese Erkrankung auch
noch tabu ist?
Die Notwendigkeit, über das Tabu Inkontinenz zu kommunizieren sowie dem
Defizit an geschlechtssensibler Forschung in Medizin und Pflege entgegen-
zutreten, sind Anlass genug, um in diesem Beitrag geschlechtsspezifische Aspekte der Interaktion und Kommunikation zwischen Betroffenen und medizinischem sowie pflegerischem Personal zu diskutieren. Die folgenden Ausführungen werden getrieben von der Annahme, dass die Arzt-Patient- sowie
Pflegefachkraft-Patient-Beziehung von einem „Doppelten-Geschlechter-Aspekt"
(Kummer, 2004) gekennzeichnet ist.

Gender in Medizin und Pflege

Frauen und Männer unterscheiden sich in ihrer gesundheitlichen Situation sowie
ihren gesundheitlichen Bedürfnissen (Kolip et al., 2002; Baltes, 1998). Ebenso
weisen Frauen und Männer abweichende Krankheitsverläufe auf, die bereits in
ihrem unterschiedlichen Gesundheits- und Krankheitsverhalten sowie Krank-
heitsmanagement begründet liegen (Rieder & Lohff, 2004; Sonnenmoser, 2002).
Frauen haben ein ausgeprägtes Gefühl für ihren Körper, halten ihn bewusst gesund, sorgen sich intensiv um ihn und möchten aktiv an der Gesunderhaltung
mitwirken (Elderkin-Thompson & Waitzhin, 1999). Männer hingegen halten
sich für gesünder und kontaktieren den Arzt eher nicht zur Vorsorge, sondern
erst im Notfall (Kolip et al., 2002; Sieverding, 2004).

Begrifflichkeiten und Positionierung der Gender Medizin

In den Ausführungen zu Gender in Medizin und Pflege tauchen immer wieder die Begrifflichkeiten „sex" und „gender" auf. Ein einheitliches Verständnis dieser Begriffe ist jedoch nicht gewährleistet. In der folgenden Definition wird sich an die aus dem anglo-amerikanischen Raum stammenden Begriffe angelehnt, da der deutsche Terminus „Geschlecht" nur eine unzureichende Abgrenzungsmöglichkeit bietet.

„Sex" meint „die biologische Ausrichtung des Lebewesens aufgrund der Chromosomen, seiner Reproduktionsorgane und deren Funktionen" (Rieder et al., 2004, S. 1), die Frauen und Männer als solche definieren. Die biologische Geschlechtszugehörigkeit kann als relativ unveränderbar verstanden werden (Doyal, 2004).

Der Begriff „Gender" transportiert das biologische Geschlecht mit seinen Funktionen, jedoch wird die Prägung „Frau" und „Mann" als etwas verstanden, was gesellschaftlich-sozial-kulturell impliziert wird (Eichler, Fuchs & Maschewsky-Schneider, 2000). „Gender" wird damit grundlegend von der Umwelt, dem sozialen Umfeld mit seinen Interaktionen sowie den Erfahrungen des einzelnen Individuums geprägt und kann so als „soziales Geschlecht" verstanden werden. Ein geschlechtsspezifisches Rollenverständnis, damit einhergehende Vorstellungen, Erwartungen, Aufgaben und Funktionen bestimmen das soziale Geschlecht, welches Frauen und Männern in der Gesellschaft zugeschrieben wird (World Health Organisation, 2005). Entsprechend werden damit Verhaltensmuster und Verhaltensweisen, Tätigkeitsfelder sowie Eigenschaften assoziiert, die speziell Frauen oder Männern zugeordnet bekommen. Damit ist die Differenz der Geschlechter „nicht genetisch programmiert und festgeschrieben, sondern lässt Spielräume für das Gestalten und Ausleben" (Kolip et al., 2002. S. 28), jedoch mit dem gesellschaftlich konstituierten Hintergrund, dass Männer und Frauen „in ein symbolisches System der Zweigeschlechtlichkeit hineingeboren" werden (ebd., S. 28).

Anfänglich konzentrierte sich die geschlechterspezifische Forschung vorrangig auf das biologische Geschlecht („sex"); außerhalb dessen wurden Geschlechterunterschiede („gender") als nicht so relevant, unter Umständen als gar nicht existent wahrgenommen (Lohff & Rieder, 2004).

Noch immer kann bei medizinischen Diskussionen beobachtet werden, dass von genderspezifischen Unterschieden bei Krankheitsprofilen, Prävalenzdaten, Diagnose und Therapie berichtet wird, es sich jedoch um biologische, nicht um soziale Geschlechterdifferenzen handelt. Es wird deutlich, dass die Versuchung nahe liegt, in der Präsentation von festgestellten Geschlechterspezifika der Forderung nach Beachtung der Genderunterschiede zu folgen, jedoch mit falsch verwendeter Begriffsdefinition.

Seit den 80er Jahren wird sich Fragen nach Geschlechterunterschieden im Gesundheits- und Krankheitsverhalten auf Basis epidemiologischer Daten genähert. Damit konnten Unterschiede in den Krankheitsprofilen von Frauen und Männern bezüglich Symptomäußerungen (insbesondere bei Herz-Kreislauf-Erkrankungen), Risiken sowie Ungleichheiten bei diagnostischem sowie therapeutischem Handeln und pharmakologischer Versorgung aufgezeigt werden (Maschewsky-Schneider, 1997; Ackermann-Liebrich et al., 2004). Ein weiterer Schritt zur Annäherung an Fragestellungen nach den Geschlechtern erfolgt aus medizinsoziologischer Perspektive. Es werden Zusammenhänge zwischen der traditionellen Geschlechterrolle der Frau in der Gesellschaft, der Behandlung der Frau in der Medizin sowie ihrer gesundheitlichen Befindlichkeit hergestellt.

Anforderungen an die Gender-Medizin

Bisher aufgezeigte Geschlechterspezifika stellen die Grundlage und eine Herausforderung für die klinische Forschung sowie eine evidenz-basierte Medizin dar. – Der Einbezug von Gendersensibilität in die Pflege steht noch bevor. Doch da auch die Pflegetätigkeit am konkreten Körper der Patientinnen und Patienten erfolgt, muss, wie auch in der Medizin, eine geschlechtersensible Pflege angestrebt werden. – Grundlegendes Anliegen beider Berufsgruppen muss es damit sein, die Unterrepräsentanz von Frauen in Forschungsfragen und Studienpopulationen zu beheben (Maschewsky-Schneider, 1997) mit dem Ziel geschlechtergerechter Forschung und Versorgung in allen Bereichen des Gesundheitswesens, um Fehldiagnosen sowie Über- und Unterversorgung von Frauen und Männern zu vermeiden (Rieder et al., 2004; Kolip et al., 2002). Festgehalten werden kann bereits: „Die Medizin [hat – Anm. K.K.] ihre Legitimation verloren, Normen und Werte nach den Maßstäben des männlich erdachten Idealtyps Mensch als Grundlage von Forschung, Prävention, Diagnose und Therapie zu nutzen" (Voß et al., 2004. S. 396).
Interessanterweise verhält es sich bezüglich des androzentristischen Denkens bei dem Krankheitsbild Inkontinenz anders. Der inkontinente Idealtypus scheint weiblich. Es sind eher die Frauen, die nach gesellschaftlicher Auffassung inkontinent sind. Diese Ansicht wird von den Medien genährt, indem sie Inkontinenzhilfsmittel mit der klar visualisierten Zielgruppe „Frau" bewerben.
An das medizinische und pflegerische Personal muss entsprechend die Anforderung gestellt werden, nicht nur mit dem Wissen um die Anatomie und Physiologie einer Patientin oder eines Patienten zu intervenieren, sondern genderspezifische, d.h. psycho-soziale Aspekte einzubeziehen, die subjektiv an die Patientin oder den Patienten gebunden sind.

Die weibliche Rolle, die männliche Rolle

Wie sich Menschen zueinander verhalten, wird neben komplexen Situations-
definitionen (Vogd, 2002) entscheidend von den vorherrschenden und ver-
innerlichten soziokulturellen Geschlechterrollen beeinflusst (Buddeberg-Fischer,
2003). Spezielle und komplexe Situationsgefüge stellen beispielsweise das
Krankenhaus oder andere medizinische und pflegerische Einrichtungen dar.

Der Begriff der Geschlechterrolle stammt aus den Sozialwissenschaften und
findet seinen Grundgedanken in der Rollentheorie. Soziale Rolle wird definiert
„als ein Bündel von Erwartungen, die sich in einer gegebenen Gesellschaft an
das Verhalten der Träger von Positionen knüpfen" (Dahrendorf, 1977, S. 33).
Soziale Positionen sind normiert und stellen einen gesellschaftlichen Ort im Feld
sozialer Beziehungen dar (Dahrendorf, 1977), einen Ort, in dem Individuen ihre
Funktionen erfüllen (Rosemeier, 1991). Joas betont die Erwartung an ein situ-
ationsspezifisch sinnvolles Verhalten der Interaktionspartner (Joas, 2001) und
bindet so soziale Rollen an spezifische Situationen.
Geschlechterrollen werden definiert „als normative Erwartungen der Gesellschaft, die am biologischen Geschlecht anknüpfen. Sie beziehen sich auf die Arbeitsteilung, die hierarchische Beziehungsstruktur oder die Machtverteilung
zwischen den Geschlechtern" (Buddeberg-Fischer, 2003, S. 233). Es erfolgt eine
Gliederung in zwei Ebenen: „a) ein System von Aufgaben und Verhaltensregeln
in der Familie wie in der Gesellschaft (Rollenverhalten) und b) normative Erwartungen an psychologische Charakteristika (Rollenattribute)" (Sieverding,
2004, S. 25). Die Geschlechterrollen richten sich jedoch allgemein an die Träger
der gesellschaftlichen Position „Frau" und „Mann" (Sieverding, 2004).
Die Gesellschaft stellt an das Geschlechterrollenverhalten eindeutige Erwartungen, aus denen ebenso eindeutige Konsequenzen resultieren (Baltes,
1996). Entsprechend ist das biologische Geschlecht der Mechanismus, durch
den die Vorstellungen vom körperlichen Aussehen sowie sozialen Verhalten
geschaffen werden (Helgeson, 2005). Geschlechterrollen haben sich in der westlichen Industriegesellschaft in den letzten Jahrzehnten deutlich „flexibilisiert"
(Kolip et al., 2002), typische weibliche und männliche Verhaltensweisen finden
sich nicht mehr zwingend in ihrer Reinheit. Stattdessen weisen Frauen und
Männer eine Mischung von typischen Verhaltensweisen beider Geschlechter
auf, womit ein Weg weg von ‚eindimensionalen' Geschlechtsmitgliedern, hin zu
‚androgynen' beschritten wird.
Eng mit Geschlechterrollen sind die **Geschlechterrollenstereotype** verknüpft.
Stereotype sind stark vereinfachte Vorstellungen über eine Personenkategorie
oder über ein anderes soziales Objekt. Im Alltag werden sie auch als ‚Klischees'
bezeichnet (Scheuer et al., 2004). „Geschlechterrollenstereotype beschreiben
Einstellungen, welche Eigenschaften, Interessen und Fähigkeiten ein Mann oder
eine Frau entsprechend dem aktuellen gesellschaftlichen Leitbild von Männlichkeit und Weiblichkeit haben sollen" (Buddeberg-Fischer, 2003, S. 234).

Beispielhaft seien für typisch weibliche Persönlichkeitseigenschaften emotional, geduldig, sanft, beziehungsorientiert und verständnisvoll genannt, für den Mann gefühlsarm, sich überlegen fühlend, sachorientiert, Unwohlsein ertragend, Druck standhaltend und aktiv (Sieverding, 2004). Stereotype werden bereits früh in der Kindheit erworben und sind im Zeitverlauf stabiler als Rollenzuschreibungen (Alfermann, 1996).

Helgeson liefert eine anschauliche Situation, die die Hartnäckigkeit und Verwurzelung von Geschlechterrollen und ganz besonders der Geschlechterrollenstereotypen andeutet: „[...] you may be a man who does not want a career but would prefer to stay home and take care of a family. What will other people`s reaction be? Your male friends`? Your female friends`? Your girlfriend`s? There is a great deal of pressure from other people to adhere to one gender role" (Helgeson, 2005). So hat sich der Mann, der gern Familienvater sein möchte, Gedanken darüber zu machen, was sein soziales Umfeld zu dieser Idee meint, da er eine Entscheidung getroffen hat, die die männliche Geschlechterrolle verletzt. Er ist nicht der Geldverdiener für die Familie, er wird zum Hausmann. Für den „Rollenbrecher" kann das In-Kauf-Nehmen von Sanktionen von Seiten seines sozialen Netzes Kampf um die Aufrechterhaltung seiner Rolle und Anerkennung als Mann bedeuten.

Die Rolle des medizinischen Personals, die Rolle der Pflegefachkräfte

Ärztinnen und Ärzte sowie die weiblichen und männlichen Pflegefachkräfte haben nicht nur die „zugeschriebene" Geschlechterrolle inne, sondern auch eine „erworbene" Rolle, die **Berufsrolle**. Darunter sind normative Vorstellungen und Erwartungen zu verstehen, die die Gesellschaft an die Berufsgruppe stellt. Mit dem steten Wandel gesellschaftlicher Wertvorstellungen geht natürlich auch ein Wandel der Berufsrollen einher, wobei, wie bei der Geschlechterrolle auch, stereotype Vorstellungen ebenso hartnäckig verankert bleiben.

„Physicians are generally regarded as male; women physicians may cause confusion" (Beach & Roter, 2000, S. 826). – Der Arzt wird traditionell als männlich, „Halbgott in Weiß" (von Troschke, 2003) und als der „sich aufopfernde, von humanistischen Idealen beseelte Helfer" (Buddeberg-Fischer, 2003) gesehen; wobei an dieser Stelle angemerkt sein soll, dass sich Ärztinnen und Ärzte in ihrem beruflichen Selbstbild eher als Heiler statt Helfer verstehen; die Helfer sind die Pflegefachkräfte. Die Aufgabenfelder von Ärztinnen und Ärzten unterstützt und belegt diese Anmerkung: Gesunderhaltung durch Prävention, Wiederherstellung der Gesundheit durch medizinische Interventionen unter Einbezug des höchsten Standes wissenschaftlicher Kompetenz (Gerhardt, 1991).

Die Pflege wird traditionell als weiblich (Zelek & Phillips, 2003) und als typischer Frauenberuf verstanden, welcher assoziiert wird mit Arbeiten, die Frauen gemäß ihrer weiblichen Geschlechterrolle als Hausfrau und Mutter erledigen. Die Pflegetätigkeit wird sogar als „Wesen der Frau" gesehen (van Maanen, 1998). Der Aufgabenbereich der Pflegenden besteht in der professionellen Hilfe für Menschen, die, bedingt durch die Erkrankung oder Leiden, Einschränkungen bis zum Verlust ihrer bio-psycho-sozialen Integrität erleben (Remmers, Busch & Hülsken-Giesler, 2004).

Mit Blick auf die Geschlechterrolle und Berufsrolle der weiblichen und männlichen Pflegenden sowie der Ärztinnen und Ärzte kann in der Praxis nicht selten ein Phänomen beobachtet werden, das die tief verwurzelte Tradition der geschlechterspezifischen Arbeitsteilung von Medizin und Pflege (Steppe, 2000) widerspiegelt:

Ärztinnen werden häufig mit „Schwester" angesprochen und bekommen auf Grund ihres biologischen Geschlechts sowie der Erwartungen der Patientinnen und Patienten die Berufsrolle der Pflegefachkraft zugeschrieben. Damit erfährt eine Person, die auf Grund ihres Berufs hohes gesellschaftliches Ansehen genießt, eine Abwertung in eine Berufsgruppe mit weniger gesellschaftlichem Ansehen.

Männliche Pflegefachkräfte hingegen gewinnen an Ansehen. Sie werden vielfach mit „Herr Doktor" angesprochen und damit auf Grund ihres biologischen Geschlechts und der Vorstellungen der Patientinnen und Patienten von der ärztlichen Tätigkeit dem Arztberuf zugeordnet. In Einzelfällen, so konnte eine Studie konstatieren, haben männliche Pflegefachkräfte eine bessere Position, wenn sie Ärzte mit ihren Standpunkten konfrontieren, als wenn dies ihre weiblichen Kollegen tun (Hoffmann & Baillod, 1996). Jedoch wecken Männer, die den Beruf der Pflegefachkraft wählen, den Verdacht, kein ‚richtiger' Mann zu sein, da sie in einem „Frauenberuf" tätig sind und die an den Beruf gebundene Geschlechtsauffassung verletzen (Hoffmann et al., 1996).

Auch an andere Berufsgruppen werden stereotype Erwartungen an die Person, die diesen Beruf ausübt, gestellt. So kann beispielsweise der Sekretärinnenberuf als typisch weiblich verstanden werden. Nach stereotypen Erwartungshaltungen sollte die Sekretärin lackierte Nägel haben, ein Kostüm tragen sowie eine Lesebrille benötigen und allzeit bereit sein, um Kaffee und Tee zu servieren. Über die Qualifizierung und Aufgaben der Sekretärin jedoch sagen diese stereotypen Vorstellungen nichts aus, lediglich über das äußerliche Erscheinungsbild und erwartete Verhalten. Ebenso stereotyp werden Bauarbeiter unter die Lupe genommen: männlich, muskulöser, nahezu unbekleideter Oberkörper, den vorbeigehenden Frauen hinterherschielend.

Solche Beobachtungen zeigen meines Erachtens eindrücklich, dass die Vorstellungen von einem Beruf mit den Geschlechterrollen sowie deren Stereotypisierungen und der Berufsrolle korrelieren.

Kommunikation zwischen Ärzten, Pflegefachkräften und Patienten

Medizinische und therapeutische Interventionen wie Diagnosestellung, Therapie oder Körperpflege basieren auf interaktionsintensiven Tätigkeiten. Die Beziehung von Patientinnen und Patienten mit Ärztinnen und Ärzten sowie Pflegerinnen und Pflegern ist grundsätzlich, wie Joas bei der Definition von sozialen Rollen hervorhebt, von einer Situationsspezifik gekennzeichnet. Der erkrankte Mensch nimmt auf Grund seiner Erkrankung neben seinen Rollen, wie z.b. Ehemann, Gärtner, Vereinsmitglied, eine weitere, neue Rolle ein, die Krankenrolle (nach Parsons [1951] in Gerhardt, 1991) oder die Patientenrolle (Zahner, 2001). Kranksein, nicht nur als biologisches, sondern auch als soziales Phänomen (Stollberg, 2001), befreit den Kranken von seinen normalen Rollenverpflichtungen wie Arbeitsausübung. Der Patient hat jedoch die Verpflichtung zur Genesung, das Aufsuchen fachkundiger Hilfe sowie Kooperation mit den Institutionen des Gesundheitswesens (Lüth, 1985).

Die Interaktion von Patientinnen und Patienten mit dem Personal aus Medizin und Pflege wird von individueller Biografie, sozialer Schichtzugehörigkeit, psycho-sozialen Faktoren, Erwartungen sowie auch den Vorstellungen von der Ursächlichkeit der Krankheit und der Akzeptanz der Erkrankung in der Gesellschaft mitbestimmt (Potthoff, 1991); sie ist wechselseitig und hat die Intention, den Gesundheitszustand der Patientin oder des Patienten zu verbessern oder wiederherzustellen. Interaktionen bestehen aus verbaler und nonverbaler Kommunikation, die Interaktionspartner versuchen, die unbewusst gesendeten Symbole, wie beispielsweise Gestik, Mimik und Stimmungslage des Gegenübers, in ihrer Bedeutung zu analysieren (Joas, 2001), um so die Situation einzuordnen und sich selbst zu positionieren.

Die Kommunikation als vermittelndes Kernstück der Beziehung zwischen Patientin/Patient und Ärzteschaft wirkt sich grundlegend auf das Erleben, das Verhalten und auf die Genesung der Patientinnen und Patienten aus. Auch die Diagnosestellung, Therapie, Patientenzufriedenheit und Compliance werden durch die Kommunikation beeinflusst (Schmid Mast, Kindlimann & Hornung, 2004). Für den Pflegeprozess ist verbale und nonverbale Kommunikation ebenso zentral, da sich eine gelungene Kommunikation positiv auf das Wohlergehen und die Genesung auswirkt (Darmann, 2000).

„Frauen kommunizieren anders als Männer"[2] – Ärztinnen und Ärzte auch, Patientinnen und Patienten ebenso

Es kann angenommen werden, dass es Abweichungen im Kommunikations-verhalten von Frauen und Männern gibt; Abweichungen auf Grund unter-schiedlicher Vorstellungen und Erwartungen an die geschlechterspezifischen Verhaltens- und demzufolge Kommunikationsweisen, die auch von den Ge-schlechterrollenstereotypen geformt werden. Der weibliche Kommunikationsstil zeichnet sich durch den Ausdruck von Emotionen, den Einbezug des Gegen-übers, das Zeigen von Anteilnahme, Interesse und Selbstoffenbarung aus. Männer zeigen ein direktives und instrumentelles Kommunikationsverhalten (Rhoades, McFarland, Finch & Johnson, 2001); ebenso unterbrechen sie das Gespräch häufiger (Athenstaedt, Haas & Schwab, 2004).

Von Interesse ist, ob der Kommunikationsstil von Ärztinnen und Ärzten eben-falls durch diese Unterschiede gekennzeichnet sind, oder ob sich die Differenzen durch die Selektion zum Arztberuf auf Grund der männlich orientierten Aus-bildung nivellieren. Untersuchungsergebnisse von Roter et al. (2002) bestätigen die Annahme einer Nivellierung nicht, sondern konstatieren ganz ähnliche Unterschiede im Kommunikationsverhalten von Ärztinnen und Ärzten wie bei Frauen und Männern generell (Roter, Hall & Aoki, 2002).

Ärztinnen sind interaktions- sowie patientenzentrierter orientiert und richten ihre Aufmerksamkeit in der Konsultation verstärkt auf psycho-soziale Faktoren (Meeuwesen, Schaap & van der Staak, 1991). Sie kommunizieren positiver, unterstützender, empathischer, weniger weisend und geben mehr von sich selbst preis, lächeln häufiger, gehen verstärkt auf die Emotionen der Patientinnen und Patienten ein (Meeuwesen et al., 1991; Hall, Irish, Roter, Ehrlich & Miller, 1994a; Street, 2002; Meeuwesen, Bensing & van den Brink-Muinen, 2002). Auch führen Ärztinnen mehr präventive Maßnahmen durch (Glaesmer & Deter 2002; Franks & Bertakis, 2003), und ihr Verhalten zeigt ein Interesse am Aufbau einer partnerschaftlichen Beziehung (Roter, Lipkin & Korsgaard, 1991; Hall & Roter, 2002); ebenso weisen sie eine längere Konsultationsdauer von durchschnittlich zwei Minuten auf (Meeuwesen et al., 1991; Hall et al., 1994a; Franks et al., 2003). Ärzte hingegen beeinflussen das Gespräch eher durch Di-rektiva und Unterbrechungen (Rhoades et al., 2001). Auch wirken sie im Anam-nesegespräch imponierender (Meeuwesen et al., 1991).

Trotz dieser Unterschiede im Kommunikationsverhalten sind keine Unter-schiede in der Art und Qualität der vermittelten biomedizinischen Informationen konstatiert worden (Roter et al., 2002).

Patientinnen von Ärztinnen teilen mehr biomedizinische und psycho-soziale In-formationen mit und kommunizieren positiver als dies Patientinnen und Pa-tienten gegenüber Ärzten tun (Roter & Hall, 2004; Rhoades et al., 2001). Auch bringen die Patientinnen und Patienten offener ihre Gefühle, Sorgen und Fragen

---

[2] Schmid Mast et al., 2004, S. 1184.

gegenüber Ärztinnen zum Ausdruck (Street, 2002). Männer fokussieren in der ärztlichen Konsultation eher somatische Aspekte (Vodopiutz et al., 2002). Grundlegende Genderunterschiede konnten in einer qualitativen linguistischen Untersuchung bezüglich der Selbstdarstellung und Beschreibung (bei Brustschmerz) konstatiert werden: Männliche Patienten stellten sich als gut informiert über ihre Erkrankung dar, als kooperativ, interessiert an einer Diagnose und den Ursachen des Schmerzes. Sie traten als aktive Krankheitsmanager auf. Patientinnen tendierten zu einer emotionalen Selbstdarstellung und beschrieben den bestehenden Schmerz als ein andauerndes, jedoch auszuhaltendes Leiden; die Behandlung delegierten sie gern an die Experten. Die Frauen fokussierten eher die psycho-soziale Belastung und zeigten kein Interesse an der Klassifikation der Ursachen des Schmerzes; der Schmerz wurde „heruntergespielt". Den Schmerz beschrieben sie, im Gegensatz zu den männlichen Patienten, als nicht ernst zu nehmend (Vodopiutz et al., 2002).

Hall et al. (1994) hingegen stellten fest, dass die Stimme der männlichen Patienten als gelangweilter und weniger interessiert bewertet werden kann, ebenso wirkte die Stimmlage ruhiger und weniger ängstlich als die von weiblichen Patienten. Die gleichgeschlechtlichen Konstellationen waren von mehr Ruhe gekennzeichnet als die gegengeschlechtlichen. Die Stimmen der Patientinnen wurden als folgsamer eingestuft; ebenso wurden die gleichgeschlechtlichen Interaktionen als gehorsamer eingeschätzt (Hall et al., 1994a). Weiterhin zeichnete sich ab, dass in gleichgeschlechtlichen Ärztin/Arzt-Patientin/Patient-Konsultationen positive Signale ausgesandt wurden, die Patientinnen und Patienten als zwischenmenschliche Wärme und Aufmerksamkeit deuteten; in gegengeschlechtlichen Begegnungen hingegen könnten diese Signale eher zu Spannungen führen, da solches empathisches Zugewandtsein als Flirt oder erotisches „Anbändeln" verstanden werden kann (Hall, Roter, Ehrlich & Miller, 1994b).

Anhand der aufgezeigten Studienergebnisse kann festgehalten werden, dass die Unterschiede im Kommunikationsstil von Ärztinnen und Ärzten, aber auch Patientinnen und Patienten mit den allgemeinen geschlechtsspezifischen Kommunikationsunterschieden übereinstimmen; die Geschlechterrollen und deren Stereotypisierungen werden auch der Berufsrolle aufgedrückt (Hall et al., 2002): „[...] people generally believe that female physicians are less likely use aggressive communication strategies (commands, directives, negative opinions, controlling behaviours) than are male physicians." (Street, 2002, S. 204). Gerade die Erwartungen und Vorstellungen, dass Ärztinnen – weil sie Frauen sind – beziehungsorientiert und emotional sind, könnten einen Erklärungsansatz dafür bieten, warum Patientinnen und Patienten dahin tendieren, Ärztinnen mehr mitzuteilen, ihnen häufiger psycho-soziale Informationen eröffnen und mehr Fragen stellen. „Der Kommunikationsstil von Ärztinnen – hohe Emotionalität und hohe Partnerschaftlichkeit – entspricht genau demjenigen Interaktionsstil, den Patienten [gemeint sind weibliche und männliche – Anm. K.K.] im Allgemeinen bevorzugen und der zu größerer Patientenzufriedenheit führt" (Schmid Mast et al., 2004, S. 1185); entsprechend sollte bei Ärztinnen eine größere Patientenzufriedenheit festzustellen sein. Hall et al. (2004) konnten jedoch keinen Unterschied diesbezüglich aufzeigen. So bleibt fraglich, wie sich das ärztliche Kommunikationsverhalten und das Geschlecht der Ärztin oder des Arztes auf die Patientenzufriedenheit auswirken.

Schmid Mast et al. (2004) spekulieren auf Grund bisher ausstehender Studien über den möglichen Einfluss von Geschlecht und Kommunikationsverhalten der Ärztin/des Arztes auf die Patientenzufriedenheit. Diese Überlegungen tragen sie im „Modell der Wirkeinflüsse" (Abb. 1) zusammen:

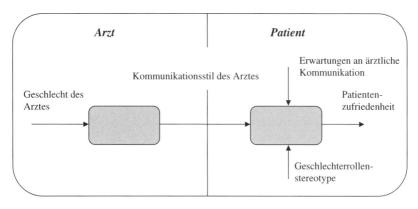

Abb. 1: Modell der Wirkeinflüsse nach Schmid Mast (2004, S. 1185)

Auf der ärztlichen Seite wirkt das Geschlecht der Ärztin bzw. des Arztes auf deren Kommunikationsverhalten ein. Auf der Patientinnen- und Patientenseite beeinflussen der ärztliche Kommunikationsstil, die eigenen Erwartungen an diesen und die Geschlechtsrollenstereotype die Patientenzufriedenheit. Neben den genannten Faktoren sind jedoch auch Aspekte wie Alter, Bildung, sozio-ökonomischer Status sowie Art und Schwere der Erkrankung zu berück-sichtigen.

Einigkeit scheint darüber zu bestehen, dass in der realen Arzt-Patient-Interaktion die Variablen Geschlecht und Kommunikationsstil miteinander korrelieren, je-doch nicht ausgemacht werden kann, ob das Geschlecht oder das mit dem Ge-schlecht einhergehende Kommunikationsverhalten die ausschlaggebende Vari-able ist (Schmid Mast, 2005).

Kritisch am Modell von Schmid Mast et al. muss angemerkt werden, dass es einseitige Wirkeinflüsse suggeriert: So werden zwar die Patientinnen und Patienten vom Kommunikationsstil der Ärztin oder des Arztes beeinflusst und die Patientinnen und Patienten an sich von den eigenen Erwartungen an das ärztliche Kommunikationsverhalten und den Geschlechterrollenstereotypen, was alles zusammen die Patientenzufriedenheit prägt. Es findet jedoch keine wechselseitige Rückwirkung auf die Ärztin-/Arztseite Beachtung, die Interaktion und damit Kommunikation ist jedoch unbedingt wechselseitig. Damit entsteht der Eindruck, die Ärzteschaft sei ein unbeeinflussbarer Personenkreis.

In diesem Wirkungsgefüge der ausgewählten Einflussfaktoren von Schmid Mast et al. finden meines Erachtens folgende diskutierte Perspektiven keine Berücksichtigung:

(1) Das Geschlecht des Patienten wirkt auf den Kommunikationsstil der Patientinnen und Patienten ein. Das Kommunikationsverhalten der Patientenseite beeinflusst den ärztlichen Kommunikationsstil. Da, wie bereits herausgearbeitet, die (wechselseitige) Kommunikation als das Kernelement der Ärztin/Arzt-Patientin/Patient-Beziehung verstanden wird. Damit kann angenommen werden, dass das Kommunikationsverhalten der Ärztin oder des Arztes durchaus davon beeinflusst wird, ob die Patientin/der Patient gleichgeschlechtlich oder gegengeschlechtlich ist; oben genannte Ergebnisse stützen diese Annahme.

(2) Es ist ebenso anzunehmen, dass das Geschlecht des Patienten die Erwartungen von Seiten der Ärztin/des Arztes an das Kommunikationsverhalten der Patientin/des Patienten beeinflusst.

(3) Auf Ärzte- sowie Patientenseite wirken die Stereotypisierungen der Geschlechterrollen sowie der Berufsrolle vs. Patientenrolle auf die wechselseitigen Erwartungen an das Kommunikationsverhalten ein.

(4) Studienergebnisse weisen darauf hin, dass das (wahrgenommene) Alter der Akteure ebenfalls einen Einflussfaktor darstellt. Hall et al. (1994) konstatierten, dass Ärztinnen und Ärzte größere Patientenzufriedenheit wecken, je älter sie aussehen. Überlegenswert scheint, inwieweit Alter und Kompetenz miteinander in Verbindung gebracht werden, d.h. je jünger, desto weniger Kompetenz, je älter, desto mehr Erfahrungen und damit auch Kompetenz. Weiter zugespitzt: je jünger und weiblich, desto weniger Kompetenz (Hall et al., 1994b).

(5) Der Einflussfaktor der „klinischen Situation" (Honegger, 2001) findet im Modell keine Beachtung. Faktoren der Situationsspezifik können sein: die medizinische/pflegerische Institution, Schmerzen auf Patientenseite sowie Angst und Scham, aber auch externe Aspekte wie Störungen, Telefonklingeln, sonstiger Lärm etc.

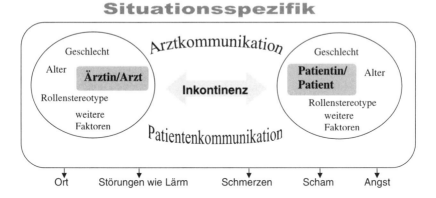

Abb. 2: Einflussfaktoren bei wechselseitiger Kommunikation

Es stellt sich die Frage: Was passiert, wenn sich Ärztinnen und Ärzte ge-schlechterrollenkonform oder nicht-geschlechterrollenkonform verhalten? An-hand einer Studie von Burgoon et al. (1991) kann hergeleitet werden, dass die Patientenzufriedenheit steigt, je mehr die Geschlechterrollenerwartungen der Patientinnen und Patienten mit ihren Erwartungen an den ärztlichen Kom-munikationsstil übereinstimmen. Geschlechterrollenkonforme Kommunikation von Ärztinnen – patientenzentriert und einfühlsam – führt zu zufriedeneren Patientinnen und Patienten, während nicht-geschlechterrollenkonforme Kom-munikation von Ärztinnen – dominantes, bestimmendes Auftreten – zu weniger Zufriedenheit führt. Bei Ärzten ist diese Kausalität ähnlich gelagert. Da jedoch der Arztberuf in seiner traditionellen Begründung eine stereotyp männliche Rolle ist und damit „Arzt sein" eher mit Mann als mit Frau assoziiert wird, ist zu vermuten, dass Ärzte – da sich das Antreffen eines Mannes in der Arztrolle mit dem Arztstereotyp deckt – in der Art des Kommunikationsverhaltens mehr Frei-heiten zugebilligt bekommen.

Für die Praxis würde das bedeuten, je flexibler sich die Ärztin oder der Arzt an die von Stereotypen geformten Erwartungen der Patientin oder des Patienten anpasst, desto höhere Patientenzufriedenheit und Compliance müsste sich einstellen. Ärztinnen könnten auf Grund ihrer Geschlechtsrolle „Frau" hierbei einen Vorteil aufweisen, da sie, wie oben bereits erwähnt, eine größere interpersonelle Sensibilität besitzen und damit Patientenerwartungen besser und schneller einschätzen (Hall [1984, 1998] nach Schmid Mast et al., 2004).

„Doppel-Geschlechter-Aspekt" in Bezug auf Inkontinenz

Bisher wurde dargelegt, inwieweit das Geschlecht der Interagierenden, ob Ärztinnen und Ärzte mit Patientinnen und Patienten, oder einfach nur Frauen mit Männern, die Kommunikation beeinflusst. Fest steht: „Frauen kommunizieren anders als Männer" (Schmid Mast et al., 2004, S. 1184). Dass sich auf Grund der geschlechtsspezifischen Unterschiede neben einer gelungenen Kommunikation auch Kommunikationsstörungen, Barrieren oder Missverständnisse anbahnen können, scheint nahe liegend. Genau solchen „Pannen" muss und kann vorgebeugt werden, indem den „Störquellen", den geschlechtsspezifischen Differenzen, auf den Zahn gefühlt wird.

Gerade im Bereich der Medizin und Pflege, wo Kommunikation als Kernelement verstanden wird, ist gelungene – geschlechtersensible – Kommunikation essenziell, um zu Gunsten der erkrankten Personen intervenieren zu können. Noch wichtiger, noch sensibler scheint eine geschlechtersensible Kommunikation sein zu müssen, wenn es um den Urogenital- und Analbereich, das „Geschlecht an sich" geht; so bei Inkontinenz. Der Genitalbereich ist nicht allein für die physiologischen Abläufe verantwortlich, sondern wird ebenso mit Erotik und Sexualität in Verbindung gebracht. Er gehört zur klassischen Zone der Intimität (Lockot, 1983).

Die Inkontinenz betrifft nicht allein die Beeinträchtigung der physiologischen Fähigkeiten, sondern gleichzeitig auch psycho-soziale Aspekte (Hayder, 2004). Die betroffene Person fühlt sich durch die Erkrankung in der Ausübung ihrer sozialen Aktivitäten eingeschränkt, das Leben kann an Spontaneität verlieren, da der Alltag oft der Inkontinenz und den damit verbundenen Problemen, wie verstärkte Körperpflege, aus Angst vor Gerüchen, Hautentzündungen und Infektionen, untergeordnet wird (Hayder, 2004; Niederstadt, 1998). Das Selbstwertgefühl der Betroffenen ist beschädigt. Sie empfinden starke Schamgefühle, schämen sich, dass ihnen die Kontrolle über die Zeit und den Ort der Ausscheidung verloren gegangen ist – eine Fähigkeit, die sie im Kindesalter erlernt haben, deren Kontrollverlust jedoch im Erwachsenenalter nicht zugestanden wird. Mit dem Wissen darum versuchen die inkontinenten Frauen und Männer, die Erkrankung vor Freunden, vor der Familie, ihrem Partner/ihrer Partnerin, sogar vor sich selbst zu verstecken, da sie selbst ein ständiges Gefühl der Beschmutztheit empfinden und bei anderen Personen Ekelgefühle aufkommen können (Ashworth et al., 1993). Als Folge meiden die Betroffenen soziale Kontakte, um nicht in peinliche Situationen zu geraten und so dem Hohn und dem Abgestoßenwerden der Mitmenschen ausgesetzt zu sein.

Bei einem Alltag, der von Tabu, Scham, Ekel, Angst und Selbstzweifel regiert wird, scheint es nur verständlich, dass sich die Betroffenen selbst davor scheuen, medizinischen Rat einzuholen oder die Ärztin/den Arzt in einer Konsultation eigeninitiativ auf die Inkontinenz anzusprechen. Das „Offenbaren" birgt einige Hürden für die Patientin oder den Patienten in sich: (1) die Situationsspezifik; so wird das gezielte Aufsuchen einer medizinischen Institution oft unangenehm

empfunden, die Personen sind aufgeregt, angespannt, besorgt oder sogar ängstlich. Diese Affekte werden sicher noch verstärkt durch das von Scham besetzte Krankheitsbild. (2) Eventuell hat sich die Patientin oder der Patient vorgenommen, die Inkontinenz anzusprechen oder hofft, dass die Ärztin oder der Arzt gesendete Signale aufspürt und den ersten Schritt macht, die Inkontinenz zu kommunizieren und thematisieren. Nur selten tragen Patientinnen und Patienten von allein ihre Beschwerden bei der Ärztin oder dem Arzt vor (Dugan et al., 2001), besonders ältere Menschen erwähnen nicht, dass sie inkontinent sind, da sie glauben, das sei eine normale Alterserscheinung und somit nicht erwähnenswert. Das ist jedoch falsch. Auch fragen Ärztinnen und Ärzte ihre Patientinnen und Patienten tendenziell nicht routinemäßig nach eventuellem unfreiwilligen Harnverlust (Cohen et al., 1999). (3) Bei einer angemessenen medizinischen Versorgung geht die Konsultation über die bloße Kommunikation um da „unten herum" hinaus – die Aufgabe der Ärztin oder des Arztes ist es auch, den Genitalbereich zu untersuchen, abzutasten, um eine genaue Diagnose und Therapie ableiten zu können. Der Untersuchungssituation ist eigen, dass von Patientinnen- und Patientenseite ein Sichöffnen notwendig ist, was jedoch einseitiger Natur ist (Lockot & Rosemeier, 1983).
Es kann vermutet werden, dass es Geschlechterunterschiede bezüglich der Herangehensweise an die Untersuchung der Geschlechtsteile an sich gibt. Frauen ist auf Grund der (regelmäßigen) gynäkologischen Untersuchung die Notwendigkeit des Sichöffnens gegenüber einer Ärztin oder einem Arzt bekannt. Diese Untersuchung ist auch nicht grundsätzlich schambesetzt, sondern nimmt tendenziell im Laufe der Zeit für die Frau etwas Normales an, unter Umständen lediglich verbunden mit einem leichten Gefühl der Sorge oder Angst, dass etwas nicht stimmt. Dass Inkontinenz auch zu „etwas stimmt nicht" zählt, und damit im Rahmen der normal gewordenen Untersuchung thematisiert werden sollte, wird auf Grund der dargestellten psycho-sozialen Aspekte anscheinend nicht so verstanden.
Männer hingegen haben im Laufe ihres Lebens vermutlich kaum Kontakt mit Ärzten/Ärztinnen, die ihre Geschlechtsorgane untersuchen. Die Vorsorgeuntersuchung für Männer bei dem Facharzt oder der Fachärztin für Urologie wird zwar dringend empfohlen, jedoch kann angenommen werden, dass diese häufig nicht prophylaktisch von den Männern wahrgenommen wird. Diese Annahme findet Bestätigung in dem bereits oben genannten Ergebnis der geschlechterspezifischen Forschung, dass Männer einen Arzt oder eine Ärztin eher nicht zur Vorsorge aufsuchen, sondern erst im Notfall – vielleicht ein Resultat der männlichen Rollenvorschrift? Entsprechend ist davon auszugehen, dass Männer, besonders ältere, bei denen Prävention noch keine große Rolle spielte, kaum Kontakt haben mit dem „berufsmäßigen ‚Berührer'" (Lockot et al., 1983), der ihre Genitalien abtastet. Ein Abtasten des „Geschlechts an sich" durch einen Arzt oder eine Ärztin im Rahmen der Inkontinenz hat Premiere-Charakter.

Grundsätzlich jedoch bleibt festzustellen, dass die Patientin oder der Patient bei medizinischen, aber auch pflegerischen Interventionen einen direkten Eingriff in den Intimbereich erlebt. Gerade diagnostische Verfahren setzen Nacktsein voraus und lösen so in besonderem Maße Scham aus. Scham und Angst vor negativer Bewertung auf Seiten der betroffenen Personen sowie Ekel auf Seiten des medizinischen und pflegerischen Personals umkreisen die medizinischen und pflegerischen Settings, bleiben oft unausgesprochen und beeinflussen doch das Kommunikationsverhalten. So sind die therapeutischen Maßnahmen bei Inkontinenz besonders sensibel zu handhaben, da die Interventionen bei Patientinnen und Patienten immer wieder Scham hervorrufen. Eine gute wechselseitige Kommunikation ist damit relevant für die Compliance auf Patientinnen- und Patientenseite, Therapieverlauf sowie -erfolg.

An dieser Stelle sei die Annahme geäußert, dass sich während der körperlichen Untersuchung das Kommunikationsverhalten der Akteure verändert: Die verbale Kommunikation wird vermutlich eingeschränkt auf „technische" Aspekte, die den Untersuchungsablauf betreffen, die non-verbale Kommunikation könnte sich verschieben – weg von der face-to-face-Kommunikation, d.h. gegenseitiges Ansehen, zustimmendes Nicken, Lächeln, hin zu einer eher voneinander abgewendeten non-verbalen Kommunikation, d.h. die Ärztin oder der Arzt schauen beispielsweise die betroffene Person in der konkreten Untersuchungssituation im Urogenital- und/oder Analbereich nicht direkt an. Damit wird von Seiten der Ärzteschaft versucht, die intime Untersuchung zu versachlichen, um so den intimen Charakter scheinbar aus dem Setting zu verbannen (Lockot et al., 1983) – schließlich weiß die Ärztin oder der Arzt um die Schamgefühle der Patientin und des Patienten und möchte sie nicht „entlarven", indem sie oder er die betroffene Person direkt ansieht. Scham- und Ekelgefühle seitens der Ärztin oder des Arztes können so ebenfalls verborgen werden. Auch könnte der tägliche Umgang mit Erkrankungen des Urogenital- und Analbereichs die Medizinerin oder den Mediziner, speziell in Fachbereichen der Gynäkologie, Urologie und Proktologie, im Umgang mit dem Intimbereich „abstumpfen", was dazu führen könnte, dass der Arzt/die Ärztin meint, darüber muss nicht mehr gesprochen werden und die körperliche Untersuchung kann gleich erfolgen. Für die Patientinnen und Patienten wäre dieses Vorgehen, besonders im Umgang mit den psychischen Belastungen der Inkontinenz, nicht hilfreich.

Pflegefachkräfte haben primär mit konservativen Therapiemaßnahmen, wie Toilettentraining, Blasentraining, Beckenbodentraining, und dem Wechsel von Inkontinenzhilfsmitteln zu tun. Bei dem Wechsel von Vorlagen, Inkontinenzslips und Unterlagen, der Katheter- sowie Intimpflege werden die weiblichen und männlichen Pflegefachkräfte direkt mit dem Genitalbereich und den Ausscheidungen von inkontinenten Patientinnen sowie Patienten konfrontiert. Mit dem Legen eines Katheters wird sogar in den urogenitalen Bereich eingedrungen. Emotionen der Scham, des Peinlichseins, des Ekels, die bei solchen Eingriffen aufkommen, schweben im Raum und werden nur selten zwischen den

Pflegenden und Betroffenen thematisiert – auch hier „regieren" die aktiven pflegerischen Interventionen wie Reinigen, Pflege und Prävention das Setting. Inkontinenz scheint von einer „doppelten Sprachlosigkeit" (Schlenger, 2003) geprägt: „Nicht nur die Betroffenen schämen sich ihres Leidens. Tabu und Scham übertragen sich auf den Arzt [und die Pflegefachkraft – Anm. K.K.], der das Problem ahnt, aber nicht anspricht" (Schlenger, 2003), vorangenannte Studie von Cohen et al. (1999) bestätigt dies. Die Sprachlosigkeit sowie Tabuisierung führen letztendlich dazu, dass die Erkrankung Inkontinenz bei zahlreichen Betroffenen unerkannt, nicht diagnostiziert und unbehandelt bleibt; nicht verwunderlich ist somit, dass eine hohe Dunkelziffer in Bezug auf an Inkontinenz Erkrankten angenommen wird.

Neben der „doppelten Sprachlosigkeit" scheint ebenso ein „Doppel-Geschlechter-Aspekt" (Kummer, 2005) vorzuliegen: (1) Der Fokus der Erkrankung liegt auf dem „Geschlecht an sich". (2) Die Erkrankung soll einer medizinisch und/oder pflegerisch kompetenten Person anvertraut und mit ihr besprochen werden – einer Person mit Geschlecht, Frau oder Mann, gleichgeschlechtlich oder gegengeschlechtlich. Es kann vermutet werden, dass das biologische Geschlecht der Ärztin oder des Arztes bereits entscheidend für die Arztwahl, den Moment der „Offenbarung", Diagnose sowie Therapieverlauf der Inkontinenz ist, da, wie vorangehend aufgezeigt, bei Interventionen der Kontakt mit den Geschlechtsteilen und den Ausscheidungen unvermeidbar ist. Bei dieser Überlegung scheint die von Schmid Mast angeführte Fragestellung, ob nun das Geschlecht oder das mit dem Geschlecht einhergehende Kommunikationsverhalten die ausschlaggebende Variable ist, eindeutig beantwortbar: das Geschlecht.

Es drängt sich die Frage auf, ob die voller Scham besetzte Situation entschärft werden kann, indem die Patientin oder der Patient zwischen einer gleichgeschlechtlichen oder gegengeschlechtlichen Ärztin/Arzt sowie Pflegefachkraft wählen könnte. Im Bereich der inneren Medizin konnte konstatiert werden, dass gegengeschlechtliche Konstellationen präferiert werden (Zemp Stutz, 2004). Fraglich ist jedoch, ob sich die Beziehungskonstellationen in Gynäkologie, Urologie und Proktologie ebenso verhalten. Das wurde bislang nicht untersucht. Hinweise für die Konstellation eines gleichgeschlechtlichen Arztes, wenn es sich um urogenitale Erkrankungen handelt, liefert eine Studie von Bensing et al. (1993 in Ackermann-Liebrich et al., 2004). Es zeichnete sich ab, dass „sich Patientinnen in der Allgemeinarztpraxis eher für eine Ärztin entscheiden, wenn sie die Möglichkeit haben, zwischen einer Ärztin oder einem Arzt zu wählen. Umgekehrt bevorzugen Patienten eher einen Arzt." (Bensing et al., 1992 in Buddeberg & Buddeberg-Fischer, 1998, S. 441). Bezüglich der angesprochenen Themen wurden Ärztinnen häufig zu Erkrankungen der weiblichen Geschlechtsorgane konsultiert, Ärzte häufiger bei Erkrankungen der männlichen Geschlechtsorgane (ebd.). Kausal könnte sein, dass der gleichgeschlechtlichen

Kontaktperson ein selbstverständlicherer diagnostischer und therapeutischer Umgang mit der Problematik zugesprochen wird, da sie oder er gleiche anatomische und physiologische Merkmale besitzt und erotische sowie sexuelle Reize als eher unwahrscheinlich gesehen werden können. Weitere beeinflussende Faktoren bei der Wahl eines gleich- oder gegengeschlechtlichen Arztes, speziell bei einer Erkrankung des „Geschlechts an sich", können das interaktive und kommunikative Zusammenwirken sowie bereits vorhandenes Vertrauen, das Alter der Ärztin oder des Arztes sowie der Pflegenden und sicher auch weitere nicht erwähnte Faktoren, speziell aus der individuellen Biografie, sein. Welche Aspekte im Einzelnen und ganz individuell auch ausschlaggebend sind: Patientinnen und Patienten müssen das Recht haben, ihre Integrität zu schützen; dazu gehört auch, dass sie wählen können, ob sie von einer gleichgeschlechtlichen oder einer gegengeschlechtlichen Person behandelt werden. Wenn diesen Wünschen nicht entsprochen werden kann, muss professionell, d.h. auch geschlechtersensibel, kommuniziert werden, gerade bei Erkrankungen, die auf Grund ihrer Verortung so schambesetzt, sprachlos und tabuisiert sind.

Literatur

Ackermann-Liebrich, U., & Zemp Stutz, E. (2004). Geschlechterfragen in der Medizin. In: C. Buddeberg (Hrsg.), *Psychosoziale Medizin* (3. Aufl., S. 361-372). Berlin: Springer.

Ahnis, A., & Kummer, K (im Druck). Pflegerische und ärztliche Kommunikation am Beispiel Inkontinenz. Das Geschlecht spielt eine doppelte Rolle. *Pflegezeitschrift.*

Ashworth, P. D., & Hagan, T. M. (1993). The meaning of incontinence: a qualitative study of non-geriatric urinary incontinence sufferers. *Journal of Advanced Nursing, 18*, 1415-1423.

Athenstaedt, U., Haas, E., & Schwab, S. (2004). Gender role self-concept and gender-typed communication behavior in mixed-sex and same-sex dyads. *Sex Roles, 50*(1/2), 37-52.

Baltes, M. M. (1998). Frauen und Gesundheit im Alter. In: A. Kuhlmey, M. Rauchfuß & H. P. Rosemeier (Hrsg.), *Frauen in Gesundheit und Krankheit: Die psychosoziale Lebensperspektive* (S. 35-50). Berlin: Trafo Verlag.

Beach, M. C., & Roter, D. L. (2000). Editorial: Interpersonal expectations in the patient-physician relationship. *Journal of General Internal Medicine, 15*, 825-827.

Buddeberg, C., & Buddeberg-Fischer, B. (1998). Die Arzt-Patient-Beziehung. In: C. Buddeberg & J. Willi (Hrsg.), *Psychosoziale Medizin* (2. Aufl., S. 419-454). Berlin: Springer.

Buddeberg-Fischer, B. (2003). Geschlechterstereotype in der Frauenheilkunde – Barriere für junge Ärzte. *Gynäkologisch-geburtshilfliche Rundschau, 43*, 231-237.

Cheater, F. M., & Castleden, C. M. (2000). Epidemiology and classification of urinary incontinence. *Baillière's Clinical Obstetrics and Gynaecology, 14*, 183-205.

Cohen, S. J., Robinson, D., Dugan, E., Howard, G., Suggs, P. K., Pearce, K. F. et al. (1999). Communication between older adults and their physicians about urinary incontinence. *Journal of Gerontology: Medical Sciences, 54A*(1), M34-M37.

Dahrendorf, R. (1977). *Homo Sociologicus.* (15. Aufl.) Opladen: Westdeutscher Verlag.

Darmann, I. (2000). Anforderungen der Pflegeberufswirklichkeit an die kommunikative Kompetenz von Pflegekräften. *Pflege, 13*, 219-225.

Doyal, L. (2004). Sex und Gender: Fünf Herausforderungen für Epidemiologinnen und Epidemiologen. *Gesundheitswesen, 66*, 153-157.

Dugan, E., Roberts, C. P., Cohen, S. J., Preisser, J. S., Davis, C. C., Bland, D. R. et al. (2001). Why older community-dwelling adults do not discuss urinary incontinence with their primary care physicians. *Journal of American Geriatrics Society, 49*, 462-465.

Eichler, M., Fuchs, J., & Maschewsky-Schneider, U. (2000). Richtlinien zur Vermeidung von Gender Bias in der Gesundheitsforschung. *Zeitschrift für Gesundheitswissenschaften, 8*(4), 293-310.

Elderkin-Thompson, V., & Waitzhin, H. (1999). Differences in clinical communication by gender. *Journal of General Internal Medicine, 14*, 112-121.

Franks, P., & Bertakis, K. (2003). Physician gender, patient gender and primary care. *Journal of Women`s Health, 12*(1), 73-80.

Gerhardt, U. (1991). *Gesellschaft und Gesundheit*. Frankfurt am Main: Suhrkamp.

Glaesmer, H., & Deter, H. (2002). Geschlechtsspezifische Aspekte der ärztlichen Tätigkeit. Verschreiben Ärzte häufiger Medikamente als Ärztinnen? *Psychotherapie, Psychosomatik, medizinische Psychologie, 52*, 386-391.

Hall, J. A., Irish, J. T., Roter, D. L., Ehrlich, C. M., & Miller, L. H. (1994a). Gender in medical encounters: An analysis of physician and patient communication in a primary care setting. *Health Psychology, 13*(5), 384-392.

Hall, J. A., & Roter, D. L. (2002). Do patients talk differently to male and female physicians? A meta-analytic review. *Patient Education and Counseling, 48*, 217-224.

Hall, J. A., Roter, D. L., Ehrlich, C. M., & Miller, L. H. (1994b). Satisfaction gender and communication in medical visits. *Medical Care, 32*(2), 1216-1231.

Hayder, D. (2004). „Ich hab` da ein Leck ..." Vom Schamgefühl inkontinenter Menschen. *Die Schwester Der Pfleger, 10*(43), 748-751.

Helgeson, V. S. (2005). *Psychology of Gender*. (2. Aufl.) Upper Saddle River, New Jersey: Peason Education.

Hoffmann, J., & Baillod, J. (1996). Was bedeutet es für Männer, Krankenpfleger zu sein? *Pflege, 9*(3), 207-215.

Honegger, M., Scheurer, C., & Buddeberg, C. (2001). Geschlechtypische Aspekte der Arzt-Patient-Beziehung bei älteren Patienten/ Patientinnen in der Allgemeinpraxis. *Praxis, 90*, 2043-2049.

Joas, H. (2001). Die soziologische Perspektive. In H. Joas (Hrsg.), *Lehrbuch der Soziologie* (S. 11-38). Frankfurt: Campus Verlag.

Kolip, P., & Hurrelmann, K. (2002). Geschlecht – Gesundheit – Krankheit: Eine Einführung. In: K. Hurrelmann & P. Kolip (Hrsg.) *Geschlecht, Gesundheit und Krankheit: Männer und Frauen im Vergleich* (S. 13-31). Bern: Hans Huber.

Kummer, K. (2004). Beeinflusst das Geschlecht medizinische und pflegerische Interventionen bei Frauen und Männern mit Inkontinenz? In: 1. Berliner Symposium. Geschlechterforschung in der Medizin, GiM. 22. Oktober 2004. Berlin.

Lockot, R. (1983). Zur Medizinpsychologie der Intimität. In R. Lockot & H. P. Rosemeier (Hrsg.) *Ärztliches Handeln und Intimität. Eine medizin-psychologische Perspektive* (S. 3-17). Stuttgart: Ferdinand Enke.

Lockot, R., & Rosemeier, H. P. (1983). Die ‚berührte' Intimität. In: R. Lockot & H. P. Rosemeier (Hrsg.) *Ärztliches Handeln und Intimität* (S. 79-98). Stuttgart: Ferdinand Enke.

Lohff, B, & Rieder, A. (2004). Gender Medicine – Editorial. *Wiener Medizinische Wochenschrift, 154*(17-18), 391-393.

Lüth, P. (1985). *Medizin in unserer Gesellschaft. Voraussetzungen, Änderungen, Ziele.* Weinheim: VCH.

Maschewsky-Schneider, U. (1997). *Frauen sind anders krank. Zur gesundheitlichen Lage der Frauen in Deutschland.* Weinheim. München: Juventa-Verlag.

Meeuwesen, L., Bensing, J., & van den Brink-Muinen, A. (2002). Communicating fatigue in general practice and the role of gender. *Patient Education and Counseling, 48*, 233-242.

Meeuwesen, L., Schaap, C., & van der Staak, C. (1991). Verbal analysis of doctor-patient-communication. *Social Science and Medicine, 32*(10), 1143-1150.

Niederstadt, C. J. (1998). Inkontinenz – ein (un-)reines Frauenproblem? In: Arbeitskreis Frauen und Gesundheit im Norddeutschen Forschungsverbund Public Health (Hrsg.), *Frauen und Gesundheit(en) in Wissenschaft, Praxis und Politik* (S. 195-206). Bern.: Hans Huber.

Potthoff, P. (1991). Sozialverhalten von Arzt und Patient. In H. P. Rosemeier (Hrsg.), *Medizinische Psychologie und Soziologie* (4. Aufl., S. 170-186). Stuttgart: Ferdinand Enke.

Remmers, H., Busch, J., & Hülsken-Giesler, M. (2004). Berufliche Belastungen in der onkologischen Pflege. In: K. H. Henze & G. Piechotta (Hrsg.) *Brennpunkt Pflege. Beschreibung und Analyse von Belastungen des pflegerischen Alltags* (S. 27-58). Frankfurt am Main: Mabuse.

Rhoades, D. R., McFarland, K. F., Finch, W. H., & Johnson, A. O. (2001). Speaking and interruptions during primary care office visits. *Family Medicine, 33*(7), 328-332.

Rieder, A., & Lohff, B. (2004). *Gender Medizin. Geschlechtsspezifische Aspekte für die klinische Praxis.* Wien: Springer.

Roter, D. L., & Hall, J. A. (2004). Physician gender and patient-centered communication: a critical review of empirical research. *Annual Review of Public Health, 25*, 497-519.

Roter, D. L., Hall, J. A., & Aoki, Y. (2002). Physician Gender Effects in Medical Communication. A meta-analytic Review. *Journal of the American Medical Association, 288*(6), 756-764.

Roter, D. L., Lipkin, M., & Korsgaard, A. (1991). Sex differences in patients and pyhsicians communication during primary care medical visits. *Medical Care, 29*, 1083-1093.

Schlenger, R. (2003). *Das Tabu bei Patienten und Ärzten brechen.* 15. Kongress der Gesellschaft für Inkontinenzhilfe. Berlin 2003. [Online] Verfügbar unter http://www.aerztlichepraxis.de/aktuell/artikel/1075298634/gynaekologie/urogynaekolog ie [26.06.2005].

Schmid Mast, M. (2005). Arzt-Patienten Interaktion und Geschlecht. [Online]. Verfügbar unter http://www.psychologie.unih.ch/sozges/studium/unterlagen_schmid_mast/ws03_04/pdf/ a_p_interaktion.pdf [09.02.2005].

Schmid Mast, M., Kindlimann, A., & Hornung, R. (2004). Wie sich das Geschlecht und der Kommunikationsstil von Ärzten auf die Patientenzufriedenheit auswirken: Vom kleinen, aber feinen Unterschied. *Praxis, 93*,1183-1188.

Sieverding, M. (2004). Achtung! Die männliche Rolle gefährdet Ihre Gesundheit! *psychomed, 16*(1), 25-30.

Sonnenmoser, M. (2002). Geschlechtsspezifische Unterschiede – Vernachlässigte Gender-Perspektive – Das biologische beziehungsweise psychozoiale Geschlecht von Psychotherapie-Patienten wird zu wenig beachtet. *Deutsches Ärzteblatt, Juli*, 317.

Steppe, H. (2000). Das Selbstverständnis der Krankenpflege und ihrer historischen Entwicklung. *Pflege, 13*, 77-83.

Stollberg, G. (2001). *Medizinsoziologische Einsichten.* Bielefeld: Transcript Verlag.

Street, R. L. jr. (2002). Gender differences in health care provider-patient communication: are they due to style, stereotypes, or accommodation? *Patient Education and Counseling, 48*, 201-206.

van Maanen, H. (1998). Frauen als Akteurinnen im Gesundheitswesen. In: Arbeitskreis Frauen und Gesundheit im Norddeutschen Forschungsverbund Public Health (Hrsg.), *Frauen und Gesundheit(en) in Wissenschaft, Praxis und Politik* (S. 162-173). Bern.: Hans Huber.

Vodopiutz, J., Poller, S., Schneider, B., Lalouschek, J., Menz, F., & Stöllberger, C. (2002). Chest pain in hospitalized patients: cause-specific and gender-specific differences. *Journal of Women`s Health, 11*(8), 719-727.

Vogd, W. (2002). Die Bedeutung von „Rahmen" (frames) für die Arzt-Patient-Interaktion. Eine Studie zur ärztlichen Herstellung von dem, „was der Fall ist" im gewöhnlichen Krankenhausalltag. *Zeitschrift für qualitative Bildungs-, Beratungs- und Sozialforschung, 2*, 301-326.

von Troschke, J. (2003). Die Rolle des Arztes in unserer Gesellschaft. *Deutsche Medizinische Wochenschrift, 128*, 2608-2611.

Voß, A., & Lohff, B. (2004). Die Kategorie Geschlecht und die daraus resultierenden Anforderungen an die medizinische Ausbildung. *Wiener Medizinische Wochenschrift, 154*(17-18), 395-403.

World Health Organisation (2005). What do we mean by „sex" and „gender"? [Online]. Verfügbar unter http://www.who.int/gender/whatisgender/en/ [29.06.2005].

Zahner, J. (2001). Die Patientenrolle im Wandel der Rahmenbedingungen. Gestern – heute – morgen. *Versicherungsmedizin, 53*(2), 81-85.

Zelek, B., & Phillips, S. P. (2003). Gender and power: Nurses and doctors in Canada. *International Journal for Equity in Health, 2*, 1-5.

Zemp Stutz, E.: *Gender in der Arzt-Patient/innen Kommunikation*. Vortrag zum Kongress „Medizin und Geschlecht. Dimensionen soziomedizinischer Genderforschung". Essen, 03.-04.12.2004.

Tabu Sexualität

Weibliche Sexualität und gynäkologische Praxis

Martina Rauchfuß

Aktuell findet sich ein zunehmendes Interesse im Hinblick auf weibliche Sexualität sowohl im medizinisch/ärztlichen Bereich als auch von Seiten der pharmazeutischen Industrie. Dies hat jedoch bislang noch nicht zu einem fundierteren Wissen und zu verbesserten Diagnostik- und Therapieangeboten für Frauen mit sexuellen Störungen geführt.

Lange Zeit fand der Einfluss medizinischer Behandlungen oder Erkrankungen auf die weibliche Sexualität ebenso wenig Beachtung wie therapeutische Interventionen zur Behandlung von sexuellen Störungen bei Frauen. Eine Analyse in der medizinischen Datenbank Pubmed erbrachte z.b. für den Zeitraum 1965 bis 2005 unter den Stichworten „female sexual disorders and treatment" 3.178 Eintragungen, während unter den Stichworten „male sexual disorders and treatment" für den gleichen Zeitraum 9.100 Einträge zu finden waren. Auch für das aktuelle Jahr 2005 hat sich dieses Verhältnis nicht verändert; es fanden sich unter den genannten Stichworten 77 Artikel für männliche und 22 für weibliche sexuelle Störungen. Es scheint einen Mangel an physiologischer und psychologischer Forschung im Hinblick auf weibliche Sexalstörungen zu geben.

Dies ist umso bemerkenswerter, als weibliche Sexalstörungen eine hohe Prävalenz in der Bevölkerung haben. Nach Daten des National Health and Social Life Survey leiden 43% der US-amerikanischen Frauen unter mindestens einem sexuellen Problem (Laumann et al. 1999). Dies ist eine deutlich höhere Prävalenz als bei Männern, von denen nach einer Übersicht von Rosen (2000) 31% über sexuelle Störungen klagen. Erregungsstörungen finden sich bei Frauen und Männern in 20% bzw. 10%, wobei diese bei Männern (Erektionsstörungen) stark alterskorreliert sind. Orgasmusstörungen finden sich in bevölkerungsbasierten Studien bei 10% bis 15% der Frauen. Bei Männern ist der vorzeitige Samenerguss die häufigste Störung und wird in den meisten Studien mit einer Häufigkeit von 30% angegeben. Unter Schmerzen beim Geschlechtsverkehr leiden 10% bis 15% aller Frauen und weniger als 5% der Männer. In der Literatur wird für beide Geschlechter eine Vielzahl unterschiedlicher medizinischer und psychologischer Ursachen im Kontext sexueller Störungen benannt. Entsprechend ihrer hohen Prävalenz haben sexuelle Funktionsstörungen für beide Geschlechter eine hohe Bedeutung für Beziehungsgestaltung und Lebensqualität. (Rosen 2000).

Das Thema Sexualität ist in jedem gynäkologisch-geburtshilflichen Patientinnenkontakt präsent, sei es latent oder manifest. In der Frauenheilkunde werden die Geschlechtsorgane der Frau untersucht und behandelt. Bei Erkrankungen oder Operationen im Genitalbereich ist die Patientin immer auch in ihrer Rolle als Frau, als sexuelles Wesen, als Sexualpartnerin betroffen. Dies führt in der Regel zu erheblichen emotionalen Reaktionen und kann z.b. nach einer Hysterektomie auch mit einer Verunsicherung in der weiblichen Identität und einer Verminderung des Selbstwertgefühles einhergehen. Bei einer Vielzahl von gynäkologischen Störungen ist das Sexualleben tangiert. Familie, Partnerschaft, Sexualität spielen in der Frauenheilkunde also eine wichtige Rolle. Einerseits haben gynäkologische und geburtshilfliche Störungen einen Einfluss auf diese Bereiche, andererseits können Konflikte in diesen Bereichen gynäkologische oder geburtshilfliche Störungen verursachen. So verwies schon 1976 Schurz darauf, dass Frauen ihren Frauenarzt/ihre Frauenärztin als kompetenten Ansprechpartner für sexuelle Störungen sehen (Schurz 1976). In Befragung von Patientinnen kommt deutlich zum Ausdruck, dass bis zu 80% sich ausdrücklich Informationen zu möglichen Auswirkungen ihrer Erkrankungen und Behandlungen auf ihre Sexualität wünschen (Zettl 1997). In einer Untersuchung onkologischer Patientinnen bejahten 80% den Wunsch nach schriftlichen Informationen zu möglichen Auswirkungen von Erkrankung und Behandlung auf die Sexualität, 41% den Wunsch nach einem Gespräch zu diesem Thema (Neises 1998). Auch die Patientinnen in einer allgemein gynäkologischen Sprechstunde äußerten zu mehr als 80% den Wunsch, über Fragen der Sexualität sprechen zu können. Berman et al. befragten 3.807 Frauen, die eine Website zum Thema „Women´s sexual health" besuchten, zu ärztlichen Ansprechpartnern bei sexuellen Problemen. 42% der Frauen gaben an, einen Frauenarzt konsultiert zu haben, 24% einen Hausarzt, 12% einen Psychiater, 3% einen Urologen, 8% einen Endokrinologen, 8% Ärzte anderer Fachrichtungen und 40% hatten keinen Arzt konsultiert (Berman et al. 2003). Diese Studien belegen, dass Frauenärztinnen und -ärzte von der Mehrzahl der Frauen als primäre Ansprechpartner für Fragen zu Sexualität und der Störungen angesehen werden.

Trotzdem wird in der gynäkologischen Praxis wenig über Sexualität gesprochen. Von 886 ambulanten gynäkologischen Patientinnen gaben nach einer Studie von Bachmann et al. (1989) 3% (29) spontan ein sexuelles Problem an. 16% (142) taten dies auf Nachfrage. Nach Angaben einer kanadischen Studie stellten weniger als ein Viertel aller befragten Frauenärztinnen und -ärzte regelmäßig Fragen zur Sexualanamnese. In einer Befragung von Allgemeinmedizinern in der Schweiz gaben drei Viertel der befragten Ärzte an, ihre Patientinnen und Patienten selten oder sehr selten auf sexuelle Probleme anzusprechen. Die Angaben der Ärztinnen und Ärzte über die von ihnen geschätzte Häufigkeit für das Auftreten sexueller Störungen schwankten stark zwischen 0 und 50%. Ungefähr 4% aller Patientinnen und Patienten suchten den Arzt primär wegen sexueller Schwierigkeiten auf. Die entsprechenden Häufigkeiten lagen bei städtischen Allgemeinärzten/innen etwas höher als bei ihren ländlichen Kollegen/innen, wobei in den Praxen von Ärztinnen mehr als doppelt so viele PatientInnen sexuelle

Fragen zur Sprache brachten als bei ihren männlichen Kollegen (Buddeberg und Merz 1981).

Hemmnisse, die einem Befassen mit sexuellen Problemen in der frauenärztlichen Praxis entgegenstehen

Dem Bedarf und der Bereitschaft der Patientinnen über Sexualität und sexuelle Störungen mit ihrer behandelnden Ärztin, ihrem behandelnden Arzt zu sprechen, stehen in der frauenärztlichen Praxis eine Reihe von Hindernissen gegenüber.

1. So steht die Erwartung, in der Gynäkologin auch eine Expertin zum Thema Sexualstörungen zu haben, im Widerspruch zur ärztlichen Aus- und Weiterbildung, in der Gespräch, Kommunikation, Beratungskompetenz nur eine marginale Rolle spielen. Sexualmedizin und sexuelle Störungsbilder werden sowohl im Medizinstudium wie auch in der späteren Weiterbildung zum Facharzt/Fachärztin für Gynäkologie und Geburtshilfe kaum thematisiert. Reflexion und Selbstreflexion über Intimität und Sexualität spielen keine Rolle. Die Gynäkologin, der Gynäkologe sieht sich also den Erwartungen seiner Patientinnen ungenügend vorbereitet und ausgebildet „ausgesetzt".

2. Andererseits gelingt es nur wenigen Frauen, über ihr sexuelles Problem offen zu sprechen. Besteht ein Vertrauensverhältnis, erkundet die Patientin vorsichtig, ob ihre Ärztin/ihr Arzt bereit ist, ihr bei Fragen, die sich auf sexuelle Schwierigkeiten beziehen, beizustehen. Häufig werden sexuelle Probleme nicht direkt thematisiert. Angesprochene Probleme sind oft nur Testballons oder Eintrittskarten für das Eigentliche. Nicht selten werden Informationen zu körperlichen Schwierigkeiten wie z.B. Hormonstörungen nachgefragt, eigentlich geht es der Patientin aber um Störungen ihrer Sexualität, oder sie kommt mit psychosomatischen gynäkologischen Erkrankungen, z.B. chronischem Unterbauchschmerz oder chronischer Kolpitis in die Praxis, und hinter dem Symptom verbirgt sich ein Partnerschafts- und/oder Sexualkonflikt. Für den Arzt/die Ärztin bedeutet dies, dass versteckte Hinweise verstanden und entschlüsselt werden müssen. Die für die individuelle Situation der Patientin passende Sprache muss gefunden werden. Dabei ist besonders die angemessene Dosis von Intimität und Distanz von Bedeutung. Der Patientin muss die Möglichkeit gegeben werden, über Sexuelles zu sprechen, sie darf sich andererseits nicht dazu gedrängt fühlen. Mangelnde Kompetenz lässt den Arzt/die Ärztin sich schnell überfordert fühlen und er/sie sorgt bewusst oder unbewusst dafür, dass solche Fragen nicht (mehr) gestellt werden. Obwohl 1982 90% der Gynäkologen ihre Ausbildung für ungenügend hielten, nannten 72,5% von ihnen ihr Fach wichtig für die sexualmedizinische Versorgung (Schneider 1982). Dies zeigt einerseits ein deutliches Problembewusstsein und weist andererseits auf große Defizite in der Aus-, Weiter- und Fortbildung hin. Im Rahmen einer psychosomatischen Anam-

nese müssen Zusammenhänge zwischen körperlichen Symptomen einerseits und Partnerschaft und Sexualität andererseits für die Patientin in adäquater Weise herausgearbeitet werden. Dafür benötigt die Frauenärztin/der Frauenarzt eine entsprechende Kompetenz. Grundvoraussetzung für das Thematisieren sexueller Probleme der Patientin in der gynäkologischen Sprechstunde ist die Befähigung des Behandlers/der Behandlerin, in der Ärztin/Arzt-Patientin-Beziehung Sexualität angemessen ansprechen zu können. Dabei geht es neben der Fähigkeit zum Aufbau einer tragfähigen Ärztin/Arzt-Patientin-Beziehung über Gespräch, Kommunikation und Interaktion auch um das Finden einer gemeinsamen Sprachebene mit der Patientin. Basiswissen zu den Bereichen Arzt/Ärztin-Patientin-Beziehung, zu Kommunikation und Interaktion in der Frauenheilkunde kann im Rahmen des inzwischen bundesweit von der Deutschen Gesellschaft für Psychosomatische Frauenheilkunde und Geburtshilfe an vielen Orten angebotenen Curriculums zur psychosomatischen Grundversorgung in der Frauenheilkunde erworben werden (Kentenich und Rauchfuß 1997). Nach der neuen Weiterbildungsordnung von 2004 ist eine 80 Stunden umfassende Kurs-Weiterbildung in psychosomatischer Grundversorgung verbindlich für angehende Frauenärztinnen und -ärzte vorgeschrieben.

3. Ein weiterer, wenn sicher auch nicht so entscheidender Stein, der dem sexualmedizinischen Gespräch im Wege liegt, ist die Tatsache, dass „Sexualberatung oder Sexualtherapie allein keine Leistungen der gesetzlichen Krankenversicherung sind" (Faber und Haarstrick 1989: Kommentar zu den Psychotherapierichtlinien). Dmoch stellt im Lehrbuch „Psychosomatische Geburtshilfe und Gynäkologie" (1999) daher die Frage, inwieweit Sexualberatung den individuellen Gesundheitsleistungen (IGEL) zugerechnet werden muss und welchen Stellenwert sie in der frauenärztlichen Praxis haben kann. Die Frauenheilkunde ist eine klinische Fachrichtung mit sehr vielen sexualmedizinischen Bezügen. Häufig sind, wie bereits erläutert, sexuelle Probleme von Frauen eng vergesellschaftet mit körperlichen oder seelischen Störungen im gynäkologisch-geburtshilflichen Bereich.

4. Sexuelle Störungen verweisen in der Regel auf die Paarbeziehung bzw. Beziehungsstörung; in der gynäkologischen Praxis wird aber nur die Frau behandelt. Der Partner ist draußen, bleibt auch häufig draußen, weil die Frau und/oder die Gynäkologin, der Gynäkologe ihn draußen lassen. Dies geschieht nicht zuletzt wegen einer weiteren Überforderung, die der für Paargespräche noch viel weniger als für Einzelgespräche ausgebildete Arzt spürt und erlebt.
Loewit und Beier (1998) fokussieren auf die Paardimension der Sexualität und führen aus, dass sich damit der „Patientenbegriff" deutlich von dem sonst üblichen Konzept in der klinischen Medizin unterscheidet. Gerade weil sexuelle Störungen nicht im geläufigen medizinischen Sinne als Störung eines Individuums bzw. Organsystems, sondern als Störung innerhalb einer Beziehung

aufzufassen sind, lassen sie sich konsequenterweise nur biopsychosozial verstehen und behandeln, auch dann, wenn sie ihren Schwerpunkt einmal mehr im
intraindividuellen, ein anderes Mal mehr im interindividuellen Bereich haben
können (Loewit und Beier 1998).

5. Ein weiteres gravierendes Problem liegt in der gynäkologischen Untersuchungssituation, in der körperliche Berührungen stattfinden, die sonst besten-
falls dem intimen Sexualpartner gestattet sind und die ohne Einverständnis als
sexueller Übergriff bzw. Missbrauch zu bewerten sind. Mit anderen Worten ausgedrückt bedeutet dies, dass der Gynäkologe wohl nicht nur im Intimbereich des
Körpers, sondern auch an der Persönlichkeit seiner Patientin arbeitet.
Marianne Ringler fragt daher zu Recht: „Was also bedeutet es affektiv und
kognitiv für den Gynäkologen/die Gynäkologin, in einer beruflichen Situation
zu arbeiten, die den Behandler zwischen Liebespartner und Vergewaltiger an-
siedelt? Wie kann/soll/muss in diesem Spannungsfeld über Sexualität gesprochen werden?" (Ringler 1996).
Dies ist sicher eines der gravierendsten, aber meist völlig unreflektierten Hemm-
nisse, Sexualität in der gynäkologischen Praxis anzusprechen. Die damit verbundenen Abwehrmechanismen und Vermeidungsstrategien thematisierte der
Soziologe Amendt 1982 in seinem Buch „Die Gynäkologen". „In der gynäkologischen Situation gehen Männer (die Gynäkologen) und Frauen (die Patientinnen) Formen der Intimität und Nähe ein, die unter Fremden ungewöhnlich
sind. Zwar tut der Gynäkologe so, als sei der Blick auf die nackte Frau so unver-
fänglich wie der Blick der Kollegen auf die Netzhaut. Aber er weiß so gut wie
die Frau auf dem Gynäkologenstuhl, dass nur mit viel Ritual, Routine und kontrollierter Ängstlichkeit die Untersuchungssituation beherrschbar bleibt." Als
das zitierte Buch geschrieben wurde, gab es in der Bundesrepublik Deutschland
überwiegend männliche Gynäkologen. Heute streben zunehmend junge Kolleginnen in das Fachgebiet Frauenheilkunde. Kastendieck (1997) diskutiert in diesem Kontext, ob das, was über die Männer in der Gynäkologie ausgesagt wird,
auch auf die Frauenärztinnen zutrifft. Sie beschreibt deutlich, dass es auch für
weibliche Ärztinnen nicht leicht ist, mit der Fülle von Intimität und Sexualität in
der gynäkologischen Ärztin-Patientin-Beziehung umzugehen, dass es für sie ge-
nauso wie für die männlichen Kollegen häufig schwierig ist, die adäquate Ba-
lance zwischen Nähe und Distanz einzuhalten.
Dies wird umso schwerer, je weniger sich der Gynäkologe/die Gynäkologin mit
eigenen internalisierten Einstellungen, Normen und Wertvorstellungen und mit
ihrer eigenen Sexualität auseinandergesetzt hat.

Voraussetzungen für sexualmedizinische Beratung in der frauenärztlichen Praxis

Voraussetzung für das Thematisieren sexueller Probleme in der frauenärztlichen Praxis sind die Gesprächsbereitschaft der Patientin und die sexualmedizinische Kompetenz des Arztes/der Ärztin.

Voraussetzungen von Seiten des Frauenarztes/der Frauenärztin

Wie bereits erwähnt, erlernen angehende Frauenärztinnen und -ärzte im Rahmen der Curricula zur psychosomatischen Grundversorgung Basiskompetenzen zur effizienten Gestaltung der Arzt/Ärztin-Patientin-Beziehung sowie zur ärztlichen Gesprächsführung. Das Thema Sexualität kann in den Curricula im Reigen der vielfältigen anderen Themen aber nur randständig behandelt werden. Sexualmedizinische Kompetenzen können im Rahmen der berufsbegleitenden Fortbildung Sexualmedizin erworben werden (Beier 1999). Dieses Curriculum richtet sich an Ärzte aller Fachrichtungen und ist mit einer Fortbildungszeit von zwei Jahren inhaltlich und zeitlich anspruchsvoll und nicht spezifisch auf die Belange von Frauenärztinnen und -ärzten ausgerichtet. Es ist zu diskutieren, ob eine Fortbildung, die sich mit ihrem zeitlichen Rahmen an der psychosomatischen Grundversorgung orientiert und für die frauenärztliche Praxis spezifische Inhalte anbietet, eine größere Gruppe von Gynäkologinnen und Gynäkologen zum Erwerb sexualmedizinischer Kenntnisse, Erfahrungen und Kompetenzen motivieren könnte. Patientinnen dürften von einer im Fachgebiet Frauenheilkunde auf breiter Basis vorhandenen sexualmedizinischen Beratungskompetenz profitieren.

Häufig erfährt die Patientin schon eine Entlastung im Hinblick auf ihre sexuellen Schwierigkeiten, wenn sie erlebt, dass der Arzt/die Ärztin unverkrampft und verständnisvoll mit ihr darüber spricht. Dies setzt voraus, dass der Gynäkologe/die Gynäkologin die Fähigkeit zu einem solchen Gespräch erlernt hat. Selbstverständlich muss die ärztliche Beratung auf eingehender Kenntnis der Sexualfunktion und ihrer Biologie sowie deren Veränderung im Lebenszyklus beruhen. Gerade in der Frauenheilkunde werden Patientinnen in verschiedenen Lebensphasen (z.B. in der Schwangerschaft und nach der Geburt oder im Klimakterium) begleitet, in denen sich auch in der Paarbeziehung und Sexualität gravierende Veränderungen vollziehen können, ohne dass eine Erkrankung im engeren Sinne vorliegt. Information über das, was in diesen Lebensphasen geschieht, über das Zusammenspiel von körperlichen und seelischen Bedingungen mit der Sexualität stellt eine wichtige sexualberaterische Aufgabe dar. Darüber hinaus bedarf es grundlegender Kenntnisse der Phänomenologie der verschiedenen Störungsbilder und entsprechenden Interventionsmöglichkeiten. Inwieweit der Frauenarzt/-ärztin sich dann selbst in der weiteren Diagnostik und Therapie der sexuellen Störung engagiert, hängt von vielfältigen Faktoren ab. Entscheidend ist die genaue Kenntnis der eigenen Kompetenzen, insbesondere aber auch deren Grenzen im Hinblick auf sexualmedizinische Fragen (wen kann ich selbst behandeln, wen überweise ich wann wohin).

Wenn auch der Hauptschwerpunkt der sexualmedizinischen Tätigkeit in der Frauenheilkunde im Bereich der Beratung liegt, sind Kenntnisse zu Grundzügen der psychosozialen und physiologischen Aspekte der verschiedenen sexuellen Störungsbilder erforderlich. Bei Gesprächen zum Thema Sexualität wird in den verschiedenen Kontexten deutlich, wie leicht hier eigene Norm- und Wertvorstellungen einfließen. Geschieht dies im Rahmen sexualmedizinischer Beratung unreflektiert, kann es die Patientin daran hindern, den für sie und ihre Lebenssituation richtigen Weg zu finden und somit fatale Folgen haben. Eine Reflexion eigener sexueller Wert- und Normvorstellungen ist also Grundvoraussetzung für jeden Arzt/jede Ärztin, die sich dem Thema Sexualität und sexuelle Störungen im Rahmen ihrer medizinischen Tätigkeit widmen will. Deshalb ist bei der Vermittlung sexualmedizinischer Kompetenzen sorgfältig darauf zu achten, dass in den Lehrveranstaltungen möglichst viele, die Selbsterfahrung anregende Elemente enthalten sind, damit eigene Einstellungen zur Geschlechtlichkeit und zu Lust und Liebe sowie Ideal- und Normvorstellungen bewusster werden (Dmoch 1999).

Voraussetzungen von Seiten der Patientin

Wenn auch eine Vielzahl von Patientinnen mit ausgesprochenen oder noch häufiger unausgesprochenen Fragen zu Sexualität und Partnerschaft in die gynäkologische Sprechstunde kommt, heißt dies noch nicht, dass sie auch wirklich willens und in der Lage sind, darüber mit ihrem Arzt oder ihrer Ärztin ins Gespräch zu kommen. Die meisten sexuellen Störungen sind entgegen den Hoffnungen der Patientinnen und nicht selten auch ihrer Ärzte nicht organisch verursacht, sondern sind Reaktionen auf oder Ausdruck von intra- und/oder interpersonellen Konflikten. Sie sind damit nicht primär durch ärztlich verordnete organmedizinische Behandlung zu bessern, sondern die Betroffenen können und müssen, durch Beratung unterstützt, Verhaltens- und Erlebensmodifikation selbst initiieren. Dies setzt wie bei einer angestrebten Psychotherapie Problembewusstsein, Leidensdruck und Veränderungswillen voraus. Dabei ist zu betonen, dass es sich bei einer sexualmedizinischen Behandlung nicht um Psychotherapie im engeren Sinnen handelt. Eine weitere Grundvoraussetzung für den Beginn einer suffizienten sexualmedizinischen Beratung ist die Fähigkeit der Patientin, in einer vertrauensvollen Ärztin/Arzt-Patientin-Beziehung über Sexualität zu sprechen.

Setting

Sind die prinzipiellen Voraussetzungen von Seiten der Patientin und des Arztes/der Ärztin gegeben, d.h., ist die Patientin motiviert und fähig, ihr sexuelles Problem anzusprechen und der Arzt/die Ärztin sexualmedizinisch qualifiziert, geht es darum, ein geeignetes Setting zu schaffen. Zunächst kommt es darauf an, ärztlicherseits Gesprächsbereitschaft zu signalisieren. Dies kann durchaus in der Untersuchungssituation geschehen. Allerdings ist es für das folgende Gespräch sinnvoll, eine Trennung von Untersuchungssituation und Gespräch vorzunehmen.

Wer für sich und seine ärztliche Tätigkeit die Einbeziehung sexualmedizinischer Aspekte in Angriff nimmt, wird häufig erstaunt registrieren, wie viele sexuelle Probleme seine/ihre Patientinnen „plötzlich entwickelt haben". Er/sie wird andererseits auch feststellen, wie er/sie häufig mit wenigen Informationen und Gesprächen „heilsame" Veränderungen bei den von ihm/ihr betreuten Patientinnen initiieren kann. Dies dürfte für alle diejenigen, die fürchten, durch eine neue Anforderungslawine ihrer Patientinnen überrollt und überfordert zu werden, eine wichtige und freudvolle Erfahrung sein. Selbstverständlich müssen gerade für eine sexualmedizinische Beratung Raum und Zeitbudget passen, d.h., das Gespräch muss in einer entspannten und vertrauten Atmosphäre stattfinden können. Andererseits ist der Patientin aber auch klar eine zeitliche Begrenzung des einzelnen Gespräches und der Gesprächsserie zu signalisieren. In der Praxis bestätigt sich immer wieder die Erfahrung, dass rund ein Drittel der sexuellen Probleme durch einige Beratungsgespräche gelöst oder wesentlich gebessert werden können. Dieser Anteil dürfte in der frauenärztlichen Sprechstunde wohl noch höher liegen, da ein großer Teil der Störungen mit lebensphasenhaften Veränderungen der Frau, speziellen weiblichen Lebenszusammenhängen oder gynäkologischen Erkrankungen assoziiert ist. Ein Teil der sexuellen Störungen bedarf einer speziellen Einzel- oder Paartherapie. Hier ist motivierende Beratungsarbeit notwendig.

Sexualmedizinische Felder in der frauenärztlichen Praxis

Im Folgenden nun ohne Anspruch auf Vollständigkeit eine Zusammenstellung wesentlicher sexualmedizinischer Felder in der gynäkologischen Sprechstunde:

1. „Direkte" sexuelle Funktionsstörungen

Appetenzstörungen
Erregungsstörungen
Orgasmusstörungen
Algopareunie oder Dyspareunie
Vaginismus

2. *„Indirekte"* = *„Psychosomatische" funktionelle Sexualstörungen*

Chronische Unterbauchschmerzen
Blutungs- und Zyklusstörungen, sekundäre Amenorrhoe
Pruritus vulvae
Fluor und chronische Kolpitis
Miktionsbeschwerden, Reizblase
Harninkontinenz
Unerfüllter Kinderwunsch
Nebenwirkungen und Unverträglichkeit bei Kontrazeption

3. Sexualberatung in verschiedenen Lebenssituationen

Sexualberatung in bzw. bei   Adoleszenz
                                    Schwangerschaft
                                    Klimakterium
                                    Alterssexualität

Sexualberatung im Kontext von   Schwangerschaftsverhütung
                                    Kinderwunsch
                                    Schwangerschaftsabbruch
                                    Sterilisation

Sexualberatung vor und nach   operativen gynäkologischen Eingriffen

Sexualität von Behinderten

4. Sexualstörungen bei organischen Erkrankungen

Sexuell beeinträchtigende gynäkologische Operationen
(insbesondere Krebs- und urogynäkologischen Operationen)
Komplikationen nach Schwangerschaft und Geburt (Episiotomie, Sectio)
Genitale Missbildungen
Diabetes mellitus
Psychiatrische Erkrankungen
Neurologische Erkrankungen
Alkoholismus und andere Süchte
Einnahme bestimmter Medikamente

5. Sexuelle Themen bzw. Fragen im Zusammenhang mit geschlechtlicher Identität, Rolle und Orientierung

Irritationen des Geschlechtsgefühls (passager oder längerfristig)
Transsexualität
Homosexualität

6. Sexualität und Gewalt

Sexueller Missbrauch bei Kindern und Jugendlichen
Vergewaltigung und sexuelle Nötigung
Sexuelle Gewalt in der Ehe bzw. Beziehung

7. Sexualität und Paarbeziehung

Sexuelle Störungen als Ausdruck von Beziehungsstörungen
Sexualberatung für Paare in verschiedenen Lebenssituationen (Werte- und Normenkonflikte, Informationsmängel, Kommunikationsschwierigkeiten)

Sexualmedizinische Aspekte im Rahmen der Kinderwunschbehandlung

Im Folgenden soll die Bedeutung der Thematisierung von Sexualität und sexuellen Störungen im gynäkologischen Praxisalltag am Beispiel der Reproduktionsmedizin erläutert werden.

Die Kinderwunschbehandlung mit ihren vielfältigen Untersuchungen und Behandlungen stellt eine physische und insbesondere auch psychische Belastung dar. Das Intimleben wird auf das Ziel des "Kindermachens"ausgerichtet. Jeder Monat gleicht einem ständigen Auf und Ab von Hoffnung und Enttäuschung. Frau und Mann werden nicht selten in ihren übrigen Lebensbereichen eingeengt, die Paarbeziehung belastet, entweder, indem sich beide immer stärker aufeinander und das gemeinsame Problem Kinderwunsch ausrichten oder indem dieses Problem sie auseinander treibt, weil die Intensität des Wunsches sehr unterschiedlich ist. Mitunter kann man diese Situation schon im Warteraum ganz körperlich erleben. Die Paare sitzen entweder sehr eng beieinander, berühren sich, oder sie sind abgewandt in ziemlicher Distanz voneinander, einer geht vielleicht ungeduldig auf und ab. Meist bestätigt sich dieser Eindruck von übergroßer Nähe oder Distanz und Kommunikationsstörung dann auch beim folgenden Gespräch. Je länger die Behandlung bereits läuft, umso stärker sind in der Regel auch die erlebten Belastungen, umso intensiver wird der Kinderwunsch formuliert. Mitunter haben beide Partner im Laufe der Jahre aber auch Bewältigungsstrategien gefunden, die es ihnen ermöglichen, mit dem nötigen Maß an Gelassenheit in diesen neuen Behandlungsabschnitt einzutreten.

Es besteht kein Zweifel mehr daran, dass psychosoziale Faktoren als Ursache und/oder Folge an der ungewollten Kinderlosigkeit immer beteiligt sind. Es ist in der Kinderwunschbehandlung daher bereits von Beginn an sinnvoll und notwendig, die seelische Situation der Partner und ihre insbesondere auch sexuelle Beziehung zueinander in die Diagnostik und Therapie mit einzubeziehen und dies nicht erst dann zu tun, wenn sich Auffälligkeiten ergeben oder wenn sich im körperlichen Bereich keine ausreichende Erklärung für die Sterilität findet. Das heißt auch, dass der Arzt seine Gefühle gegenüber dem Paar und den einzelnen Partnern von Anfang an wahrnimmt und reflektiert, vor allem dann, wenn sie ihm deutliche Schwierigkeiten machen. Die Problematik der ungewollten Kinderlosigkeit als Partnerschaftsproblem wiederholt sich in der Regel in einer ganz ähnlichen Weise auch in der Arzt-Patient-Beziehung. Wird dies vom Arzt reflektiert, liegt hier eine große Chance für Diagnostik und Therapie. Nicht selten weisen schon nonverbales Verhalten von Frau und Mann und ihr Kommunikationsstil auf mögliche Partnerschaftsprobleme hin.

Die im Rahmen der Reproduktionsmedizin häufig erfolgende Reduktion der Sexualität auf ihren reproduktiven und das Ausklammern des Lust- und Beziehungsaspektes kann auch als vermeidende Allianz zwischen Betroffenen und Behandlern gesehen werden. Probleme, die auch oder ausschließlich im Bereich der Paarbeziehung oder im sexuellen Erleben von Mann und Frau liegen, werden nicht angesprochen und der Fokus von Diagnostik und Therapie liegt im rein somatischen Bereich. Damit wird möglicherweise dem Widerstand des Paares gefolgt, während ein Ansprechen der ausgeblendeten Bereiche neue Wege öffnen könnte.

Beziehungen zwischen ungewollter Kinderlosigkeit und Sexualität können grundsätzlich unter vier Gesichtspunkten betrachtet werden:
1. Sexualstörungen als Ursache der Sterilität, bei Frauen u.a. Vaginismus und Dyspareunie, bei Männern u.a. Erektionsstörungen, ante-portas Ejakulationen, Anejakulationen
2. Beeinflussung des Sexuallebens durch Diagnostik und Behandlung der Sterilität, z.B. Terminierung des Koitus zum Konzeptionsoptimum, Karenzzeiten vor diagnostischen Untersuchungen
3. Beeinflussung der Sexualität durch im Kontext der Sterilität auftretende vielfältige ambivalente Gefühle wie Schuld, Minderwertigkeit, Aggressivität, Passivität
4. Beeinflussung der Sexualität durch die „Abgabe der reproduktiven Funktion" an die Reproduktionsmedizin, Körper als Maschine

Fallbeispiel: Paar B.: Ehefrau 30 Jahre, Ehemann 31 Jahre

Vorstellung zum psychosomatisch orientierten Gespräch vor IvF:
Die Beziehung des Paares besteht 11 Jahre. Der Kinderwunsch entstand etwa zur gleichen Zeit. Aus der medizinischen Vorgeschichte der Frau ist hervorzuheben, dass sie vor 13 Jahren eine vereiterte Blinddarmentzündung hatte, in deren Folge sich ein Abszess im Eierstockbereich entwickelte. Seit dieser Zeit hat die Patientin starke Schmerzen beim Geschlechtsverkehr, zunächst mit anderen Partnern, dann auch mit ihrem Ehemann. Dies führte dazu, dass sie nur noch extrem selten miteinander schliefen. Vielleicht entschlossen sie sich auch wegen dieser sexuellen Probleme erst vor drei Jahren dazu, eine Kinderwunschbehandlung aufzusuchen. Über Sexualität wurde bislang dabei nicht gesprochen. Vor zwei Jahren wurde ein beidseitiger Verschluss der Eileiter festgestellt und anschließend eine Sterilitätsoperation durchgeführt. Nach dieser Operation wurden die Schmerzen beim Verkehr deutlich weniger, die Patientin sieht sich dennoch bei jedem Geschlechtsverkehr ängstlich verkrampft. Dies ist wohl nach einer so langen Leidensgeschichte auch verständlich. Das Paar schläft nun zwar wieder häufiger miteinander, die Frau kann dies aber nicht entspannt genießen. Bezüglich des Kinderwunsches haben sich beide Partner bedingt zur IvF entschlossen, obwohl nicht klar ist, ob nach der Operation die Tuben nicht doch offen sind. Sie haben als Alternative aber auch einen Adoptionsantrag im Sinn. Ein Leben ohne Kinder können sich beide nicht vorstellen. Im Rahmen des Gespräches wird dem Paar empfohlen, unabhängig vom Kinderwunsch eine Sexualberatung aufzusuchen, da sich dadurch ein entspannteres Intimleben entwickeln und die Frau Ängste abbauen kann. Mit einer Bauchspiegelung sollten die Durchgängigkeit der Eileiter geprüft und eventuell noch vorhandene Verwachsungen gelöst werden. So könnten noch bestehende körperliche Ursachen für die Schmerzen beseitigt werden. Sind die Eileiter durchgängig, wäre der Erfolg einer Sexualberatung auch im Hinblick auf den Eintritt einer spontanen Schwangerschaft abzuwarten, ansonsten käme parallel zu dieser Beratung eine IvF in Frage.

Fazit

Wenn sich Gynäkologin/Gynäkologe darauf einlassen, über Sexualität und sexuelle Probleme zu sprechen, werden sie erfahren, wie dankbar dieses Angebot von einer großen Zahl ihrer Patientinnen angenommen wird, und wie sie auch ohne eine langwierige psychotherapeutische Ausbildung – allerdings ausgerüstet mit dem erforderlichen sexualmedizinischen Wissen und der Fähigkeit, eigene Einstellungen, Wert- und Normvorstellungen im Hinblick auf Sexualität zu reflektieren – durch wenige Gespräche im Rahmen einer Sexualberatung sowohl prophylaktisch wie auch therapeutisch wirksame Hilfe leisten können.

Literatur

Amendt, G. (1982). *Die Gynäkologen*. Hamburg: Konkret Literatur Verlag.

Bachmann, G. A., Leiblum, S. R., & Grill, J. (1989). Brief sexual inquiry in gynecologic practice. *Obstet Gynecol, 73*, 425-427.

Beier, K.M. (1999). Sexualmedizin. Berufsbegleitende Fortbildung mit Zertifikat. *Dt Ärztebl, 96*, A-2075-2077.

Berman, L., Berman, J., Felder, S., Pollets, D., Chhabra, S., Miles, M., & Powell, J. A. (2003). Seeking help for sexual function complaints: what gynecologists need to know about the female patient's experience. *Fertil Steril, 79*, 572-576.

Brandenburg, U. (2000). Sexualstörungen der Frau. In: M. Neises & S. Ditz (Hrsg.), *Psychosomatische Grundversorgung in der Frauenheilkunde*. Stuttgart: Thieme.

Buddeberg, C., & Merz, J. (1981). Sexuelle Probleme in der Allgemeinpraxis. *Schweiz Rundschau Med, 70*, 2129-2135.

Dmoch, W. (1999). Sexualstörungen und Sexualberatung. In: M. Stauber, H. Kentenich & D. Richter (Hrsg.), *Psychosomatische Geburtshilfe und Gynäkologie*. Berlin: Springer.

Faber, F. R., & Haarstrick, R. (1989). *Kommentar Psychotherapie-Richtlinien*. Neckarsulm: Jungjohann Verlagsgesellschaft.

Kastendieck, M. (1997). Erotik zwischen Frauenärztin und Patientin. In: E. Bauer, M. Braun, U. Hauffe, & M. Kastendieck (Hrsg.), *Psychosomatische Gynäkologie und Geburtshilfe. Beiträge der Jahrestagung 1996* (S. 25-31). Gießen: Psychosozial-Verlag.

Kentenich, H., & Rauchfuß, M. (1997). Curriculum zur Vermittlung der Psychosomatischen Frauenheilkunde im Rahmen der Weiterbildung zum Facharzt für Gynäkologie und Geburtshilfe. *Der Frauenarzt, 38*, 381-386.

Laumann, O., Paik, A., & Rosen, R. C. (1999). Sexual dysfunction in the United States. *JAMA, 281*, 537-544.

Loewit, K., & Beier, K. M. (1998). Standortbestimmung der Sexualmedizin. *Sexuologie, 5*, 49-64.

Neises, M. (1998). *Krankheitsverlauf von Patientinnen mit Mammatumoren – immuno-logische, endokrinologische und psychometrische Parameter*. Aachen: Shaker.

Ringler, M. (1996). Sexuelle Probleme in der gynäkologischen Praxis. In: M. Rauchfuß, A. Kuhlmey, & H. P. Rosemeier (Hrsg.), *Frauen in Gesundheit und Krankheit: Die neue frauenheilkundliche Perspektive* (S. 137-150). Berlin: trafo verlag dr. weist.

Rosen, R. C. (2000). Prevalence and risk factors of sexual dysfunction in men and women. *Curr Psychiatry Rep, 2*, 189-195.

Schneider, G. (1982). *Untersuchungen zur Sexualmedizin in der gynäkologischen Praxis. Sexualmedizinische Kenntnisse und Einstellungen zur Sexualität bei niedergelassenen Gynäkologen in Göttingen und Kassel*. Med. Diss., Universität Göttingen.

Schurz, A., R. (1976). Die Rolle des Arztes bei weiblichen Sexualitätsproblemen. *Geburtsh Frauenheilk, 28*, 476-482.

Zettl, S., & Hartlapp, J. (1997). Sexualstörungen durch Krankheit und Therapie. Berlin: Springer.

Wissen und Unwissen über den weiblichen Orgasmus

Anja Lehmann und Sabine M. Grüsser-Sinopoli

1. Historischer Abriss

Das Thema weibliche Sexualität ist sowohl für den Untersucher als auch für die zu Untersuchende und nicht zuletzt für den Leser/die Leserin der veröffentlichten Resultate von großer persönlicher Relevanz. Einerseits ist jede Frau Expertin ihrer sexuellen Erfahrungen, andererseits fühlt sie sich verunsichert darüber; verunsichert: einerseits darüber, inwieweit sich ihr Expertentum mit dem anderer Frauen deckt, andererseits aber auch darüber, welche Instanzen und Normen jede literarische oder wissenschaftliche Behandlung von Sexualität sowie auch ihre eigenen Einschätzungen prägen.

Bekannt ist, dass das griechische Wort Frau, *Gyne*, mit "Trägerin des Kindes" zu übersetzen ist (Tannahill, 1980). Im Alten Testament, der primären Quelle des jüdischen Gesetzes, finden sich etliche Abschnitte, die das sexuelle Zusammen-leben regeln. Die zehn Gebote verbieten z.B. den Ehebruch (Exodus 20:13) und Homosexualität wird verdammt (Leviticus 18:22; 21:13). Aber gleichzeitig wurde Sex als etwas Freudvolles, sogar Kreatives betrachtet. Sex war nicht ver-werflich an sich oder allein auf die Reproduktion beschränkt. Mit der Entwick-lung des Christentums vermischten sich verschiedene religiöse Einstellungen. Im Gegensatz zum Judentum, das keine Trennung von physischer und mentaler Liebe kannte, übernahmen die frühen Christen von den Griechen *Eros* und *Agape,* die fleischlich-geschlechtliche und die spirituell-metaphysische Liebe (Gordis, 1977). So bekam das Zölibat mit dem Neuen Testament und seinen Weltuntergangsmythen seine idealisierte Bedeutung. In anderen Teilen der Welt und in anderen Religionen hatte man zur Sexualität eine grundsätzlich positivere Haltung. Speziell im Hinduismus und im alten Orient waren viele sexuelle Praktiken und Aktivitäten akzeptiert und erwünscht, wenn nicht sogar ein Teil des Weges zur Erleuchtung. Im 12. und 13. Jahrhundert wurde der Einfluss der Kirche in Europa immer größer. Es herrschte eine generell unterdrückende, offiziell lustfeindliche Einstellung gegenüber Sexualität, solange diese nicht der Fortpflanzung diente. Reine Liebe wurde mit der fleischlichen Begierde als unvereinbar gesehen, was u.a. dazu führte, dass Liebende die Nacht nackt nebeneinander verbrachten ohne sich zu berühren, um die Vollkommenheit ihrer Liebe zu beweisen. Zu dieser Zeit tauchten auch die ersten Keuschheitsgürtel auf. Ursprünglich dazu gedacht, Vergewaltigungen zu verhindern, wurden sie auch bald ein Mittel, das rechtmäßige "Eigentum" des Mannes zu beschützen (Tannahill, 1980). Mit dem aufkommenden humanistischen Gedankengut im 17. Jahrhundert lockerten sich auch die moralischen Restriktionen bezüglich der Sexualität. Protestantische Reformisten wie z.b. Luther sahen im Sex keine Sünde an sich und in Keuschheit und Zölibat kein Zeichen von Tugend (Sussmann, 1976). Während sich in Europa, besonders in Frankreich und England, die Sitten etwas lockerten, regierten in Nordamerika die Puritaner mit ihrer rigiden Haltung zum Ehebruch und vorehelichen Geschlechtsverkehr. Mitte des 18. Jahrhunderts hielten Tugendhaftigkeit und Prüderie auch in Euro-pa wieder Einzug. Das "Viktorianische Zeitalter" war angebrochen. D.h. Reinheit und Unschuld waren die teuersten Schätze der Frau und konnten schon durch unreine Gedanken gefährdet werden. So wurden nicht nur Pianobeine züchtig verhüllt, auch Bücher gegengeschlechtlicher Autoren standen nicht nebeneinander im gleichen Bücherregal (Sussmann, 1976). Diese Haltung provozierte natürlich eine Gegenströmung: Im Untergrund florierte das Geschäft mit der Prostitution und Pornographie. Des Weiteren galten die strengen viktorianischen Regeln nicht für alle sozialen Schichten (Sussmann, 1976). Wissenschaft und Medizin leisteten ihren ganz eigenen Beitrag in dieser Zeit. Masturbation sollte z.B. alle möglichen Krankheiten verursachen, das Gehirn und Nervenzentrum zerstören und so unweigerlich zum Wahnsinn führen (Tissot, 1760). Weiterhin wurde den Frauen bescheinigt, nur wenig bzw. keine sexuelle Reaktionsfähigkeit zu besitzen (Tannahill, 1980).

Mit Beginn des 20. Jahrhunderts wurde begonnen, Sexualität mit zunehmender Objektivität zu untersuchen. Die viktorianischen Einflüsse waren zwar in verschiedenen Kreisen noch sehr präsent, aber die Arbeiten von Wissenschaftlern wie Magnus Hirschfeld (1868-1935), Havelock Ellis (1859-1939) und nicht zuletzt Sigmund Freud (1856-1939) führten zu großen Veränderungen. Sexualität etablierte sich als seriöser Untersuchungsgegenstand in der Wissenschaft. So begannen in den frühen 20er Jahren Anthropologen wie Mead (1901-1978), das sexuelle Verhalten in verschiedenen Kulturen zu studieren, und konnten eine enorme interkulturelle Variabilität im sexuellen Verhalten der Menschen nachweisen. Dies trug dazu bei, ein allgemeines Verständnis dafür zu entwickeln, dass keine ausschließlich universelle „normale" Form der Sexualität existiert.

Es gibt verschiedene Wege und Möglichkeiten, sich wissenschaftlich dem Gegenstand Sexualität zu nähern, alle behaftet mit ihren spezifischen Vor- und Nachteilen. Kinsey (1894-1956), ursprünglich Zoologe und Insektenforscher, begann Daten zu sammeln, weil er für einen Kurs über die Ehe keine ausreichenden Informationsquellen finden konnte. Er befragte anfänglich systematisch seine Studenten und Kollegen, weitete diese Arbeit dann aber schnell aus. Am Ende hatten Kinsey und seine Mitarbeiter Material aus über 12.000 mündlichen Interviews. Jedes dieser Interviews dauerte von einer bis zu drei Stunden und umfasste 350 bis 521 Fragen. Kinsey wählte die Form des mündlichen Interviews, weil er glaubte, so sicher zu gehen, dass seine Fragen richtig verstanden wurden und mögliche Widersprüche gleich aufgedeckt werden könnten. Ziel seiner Untersuchung war es, ein objektives Bild über die sexuellen Gewohnheiten der Amerikaner seiner Zeit zu zeichnen. Er stieß mit seinen Bemühungen auf ein geteiltes Echo. Sein erster Band „Sexual Behavior in the Human Male", erschienen 1948, fand in Presse und Gesellschaft ein positives Echo, er hielt sich 27 Wochen in den Bestsellerlisten. Anders der 1953 veröffentlichte zweite Band „Sexual Behavior in the Human Female", der die weibliche Sexualität zum Thema hatte. Verschiedene Zeitungen lehnten es ab, über das Erscheinen des zweiten Buches überhaupt zu berichten, mit der Begründung, Kinseys Resultate wären unmoralisch und antifamiliär. Und in der Tat standen die Ergebnisse des Kinsey-Reports im Konflikt mit vorherrschenden traditionellen Wert- und Moralvorstellungen: 60% der Frauen berichteten von Erfahrungen mit Masturbation, fast 90% hatten vorehelichen und ca. 50% außerehelichen Geschlechtsverkehr und fühlten sich dafür weniger schuldig als erwartet. Kinsey und Kollegen fanden auch heraus, dass die Masturbation die verlässlichste Methode für Frauen war, zum Orgasmus zu gelangen. Religiöse Frauen und Frauen, die vor 1900 geboren wurden, hatten seltener vorehelichen Geschlechtsverkehr und weniger Orgasmen. Den ersten Orgasmus erlebten die meisten Frauen mit ihrem Partner, 30% durch ehelichen Geschlechtsverkehr, 18% durch Petting, 8% durch vorehelichen Geschlechtsverkehr und 3% durch homosexuelle Kontakte. Im Durchschnitt waren die Frauen dabei 20, die Männer dagegen zwischen 13 und 14 Jahren alt. Frauen, die vor ihrer Ehe einen Orgasmus erlebten, hatten auch größere Chancen, dies während ihrer Ehe zu tun, als Frauen, die ohne Orgasmuserfahrungen in ihre Ehe eintraten. Insgesamt lag die Orgasmusrate der Frauen deutlich unter der der Männer. Im Alter von 22 Jahren hatten so gut wie 100% der Männer bereits einen Orgasmus erlebt, jedoch nur 60% der Frauen.

Kinsey und seine Mitarbeiter wurden allerdings auch wegen ihrer Stichprobenauswahl kritisiert. Trotz der enormen Größe der Stichprobe waren sie weit davon entfernt, den Bevölkerungsdurchschnitt der USA zu repräsentieren. So wurden Daten von Farbigen in der ersten Ausgabe nicht publiziert, weil nicht ausreichend Probanden vorhanden waren.

Doch hat keine Studie nach Kinsey sexuelles Verhalten in vergleichbarer Breite untersucht. Die große Anzahl weiblicher wie auch männlicher Versuchspersonen sowie der große Aufwand machen die „Kinsey-Reporte" zu einem Meilenstein in der Sexualforschung.

Eine andere Methode wählte Hite für ihre Untersuchungen von weiblicher und männlicher Sexualität. Ihre Bücher „The Hite Report" (1976) zur weiblichen und „The Hite Report on Male Sexuality" (1976) zur männlichen Sexualität basieren auf, aus offenen Fragen bestehenden, ausgewerteten Fragebögen von 3.019 Frauen und 7.239 Männern. Über die Bedeutung der Hite-Reporte wird kontrovers diskutiert. Hite setzte sich mit ihrer Methodik massiver Kritik aus. So belief sich die Rücklaufquote der Fragebögen trotz einer beachtlichen absoluten Zahl auf nur 3% in der Frauenstudie und nur 6% in der Männerstudie. Zahlen, die es eher unwahrscheinlich machen, dass die eingegangenen Fragebögen die

amerikanische Gesamtbevölkerung repräsentierten. Es liegt näher zu schlussfolgern, dass der Amerikaner/die Amerikanerin in den 70er Jahren nicht gern
Auskunft über seine/ihre Sexualität gab. Der Vorwurf der mangelnden Reprä-
sentativität wird durch den geringen Anteil verheirateter Frauen bei den
Teilnehmerinnen erhärtet. Hite stellte offene Fragen, die den TeilnehmerInnen
viel Raum für persönliche Beschreibungen ließen, nur waren diese Fragen nicht
immer frei von wertenden Formulierungen. Da ihre Ergebnisse eher in narra-
tiver, anekdotischer Form vorliegen, ist es schwer, sie validen statistischen Analysen zu unterziehen und somit zu quantifizieren oder Zusammenhänge
zwischen den Antworten herzustellen. Aber genau hierin liegt auch die Stärke
ihrer Arbeit: Anders als in vielen wissenschaftlichen Arbeiten wird Sexualität
nicht auf Zahlen reduziert, sondern der Leser/die Leserin findet eine Reihe sehr
persönlicher Beschreibungen sexueller Gedanken, Gefühle, Fantasien und
Praktiken. Und so liegt der Wert der Hite-Reporte wohl vor allen Dingen darin,
erlebte Alltagssexualität einer breiten Öffentlichkeit in deren eigener Sprache
vorzustellen, gerade in einem Land, in dem die geringe Rücklaufquote vermuten
lässt, dass das Sprechen über Sexualität nicht ganz selbstverständlich ist.
Einen weiteren Meilenstein setzten Masters und Johnson (1966). Sie gingen
davon aus, dass ein so komplexes Gebiet wie die menschliche Sexualität nur
verstanden werden kann, wenn neben den psychologischen und soziologischen
Aspekten auch Anatomie und Physiologie erforscht werden. Weiterhin sahen sie
Einschränkungen darin, Ergebnisse aus der Erforschung sexueller Reaktionen
bei Tieren auf den Menschen zu übertragen. 1954 begannen sie daher, in
Laborstudien die menschliche Physiologie der Sexualität zu untersuchen. Bis
1965 hatten sie sexuelle Aktivitäten von 382 Frauen (darunter 118 Prostituierte
und hauptsächlich Angehörige der gebildeten weißen amerikanischen Ober-
schicht), und 312 Männern beobachtet. Die Ergebnisse wurden 1966 in ihrem
Werk „Human Sexual Response" veröffentlicht. 1970 publizierten sie dann
„Human Sexual Inadequacy" und eröffneten damit den Beginn einer neuen Ära
der Behandlung sexueller Störungen. Sie entwickelten Methoden, die Veränderungen in der Vagina während der sexuellen Reaktion zu beobachten, die
Durchblutung des Penis vor und während der Erektion zu messen. Masters und
Johnson (1966) gingen davon aus, dass die Physiologie als für alle Menschen
universell zu betrachten sei. Die so gewonnenen Daten bildeten die Grundlage
für ihr Modell des sexuellen Reaktionszyklus, das die heutige wissenschaftliche
Sicht auf Sexualität dominiert und auch als Grundlage der Beschreibung und
Klassifikation sexueller Störungen dient. Zum Zwecke der Analyse teilten
Masters und Johnson (1966) den sexuellen Reaktionszyklus in vier Phasen –
Erregung, Plateau-, Orgasmus- und Refraktärphase – und beschrieben die
körperlichen Veränderungen bei Frauen und Männern anhand dieser Phasen.
Dabei muss die sexuelle Vereinigung kein notwendiger Bestandteil der sexu-
ellen Reaktion sein. Die Autoren fanden heraus, dass einige Charakteristika über
alle vier Phasen bestehen blieben, andere nur in bestimmten Phasen vorkamen.

Zusammengefasst lässt sich sagen, dass die primären physischen Zeichen für Erregung die Erektion des Penis und die Lubrikation in der Vagina sind. Der Erregungsphase folgt die Plateau-Phase, für manche Menschen die höchste Stufe der sexuellen Erregung, die Vorstufe zum sexuellen Klimax, wobei der Klimax nur bei weitergeführter Stimulation erfolgen wird. Der Klimax bzw. der Orgasmus als dritte Phase des Modells, wird von Masters und Johnson für beide Geschlechter über Kontraktionen der Muskeln im Genitalbereich definiert. In dieser Phase zeigen sich auch die deutlichsten Unterschiede zwischen den Geschlechtern. Während es für Männer gewöhnlich bei genügender Stimulation vorgezeichnet zu sein scheint, von der Plateauphase zum Orgasmus zu gelangen, gewöhnlich begleitet von einer Ejakulation, unweigerlich gefolgt von der Refraktärphase, eröffnet sich den Frauen ein größeres Spektrum an Möglichkeiten. Manche Frauen erreichen keinen Orgasmus, haben aber dafür eine lange Plateauphase, die dann fließend in eine ausgedehnte Refraktärphase übergeht. Andere erleben einen kurzen Orgasmus nach einer kurzen Plateauphase, gefolgt von Refraktärphase oder dem nächsten Orgasmus.

Kaplan (1979) hat das Modell von Masters und Johnson erweitert. Neben den physiologischen Faktoren rückt sie psychologische Aspekte der sexuellen Erregungsstärke in den Fokus. So ging sie u.a. davon aus, dass der sexuellen Erregung eine gewisse Motivation vorausgehen muss. In ihrem erweiterten Modell folgt die Erregungsphase der Phase des Begehrens, der Orgasmusphase jedoch nicht unmittelbar die Refraktärphase, sondern eine Phase der Befriedigung. Erst dann erfolgt das Abklingen der sexuellen Reaktion in der Refraktärphase (Kaplan, 1979). Basson (2000, 2001, 2002) verwies darauf, dass Masters und Johnson Frauen untersucht haben, die im Labor untersucht werden wollten und die bei Penetration zum Orgasmus kommen. Die Autorin kritisierte, dass diese Faktoren nicht auf die Allgemeinheit der Frauen übertragbar sind und postuliert einen Reaktionszyklus, in dem Frauen sexuelles Begehren eher reaktiv als spontan zeigen (Basson, 2002). Sie ging u.a. davon aus, dass Männer in ihrem Drang nach Sexualität von Testosteron beeinflusst sind (Bancroft, 1989), während Frauen einen geringeren biologischen Drang haben, sexuelle Spannung abzubauen. Sexuelles Verhalten wird von Frauen daher nicht nur auf Grund erwarteter körperlicher Befriedigung oder dem Abbau sexueller Spannung, sondern auf Grund weiterer Bedürfnisse wie z.B. nach Zuwendung, emotionaler Nähe und Erleben von Gemeinsamkeit etc. gezeigt. Ob ein Reiz als sexuell valent erlebt wird, wird durch Aktivierung des limbischen Systems entschieden. Innerhalb von Sekunden erfolgt eine messbare genitale Kongestion (Everaerd, Laan, Both & van der Velde, 2000). Für die sexuelle Erregung der Frau, mehr als für die des Mannes, sind nach Basson (2000) zusätzlich Kontextreize entscheidend, die simultan mit den sexuellen Stimuli kognitiv erfasst werden und die subjektive Erregung beeinflussen. Die Kognitionen können z.B. sexuelle Erwünschtheit, Verhütung, Sicherheit vor Krankheit, Schamgefühl, Emotionen, Erwartungen an sich und den Partner sein. Emotionen und Kognitionen modulieren einen komplexen Prozess, dessen Ergebnis darüber entscheidet, ob die Frau den sexuellen Stimulus weiter fokussiert. In neutraler Stimmung sucht oder nimmt die Frau sexuelle Stimuli, wie z.B. die Erregung des Partners wahr, und entwickelt dadurch den Wunsch nach Sexualität. Die folgende Erfahrung sexueller Befriedigung, emotionaler Nähe und die Befriedigung des Partners sind starke Motivatoren, das nächste Mal erneut mit sexueller Lust zu reagieren. Manchmal werden die motivierenden Faktoren auch durch ein spontanes Lustgefühl begleitet. Dieses spontan entstehende Lustgefühl setzt Basson mit den Postulaten Kaplans (1979), des biologisch begründeten, spontanen Verlangens nach Sexualität und dem durch externe Reize verursachten Verlangen, gleich.

2. Mythen um den weiblichen Orgasmus

Ein weit verbreiteter sexueller Mythos ist die Überzeugung, Männer seien sexuell viriler als Frauen. Das ist jedoch nicht belegt worden. Frauen haben auf Grund der fehlenden physischen Notwendigkeit einer Refraktärperiode ein fast unbegrenztes sexuelles Potenzial (Masters & Johnson, 1970). Der Orgasmus des Mannes wurde niemals so diskutiert, betont, geleugnet, umstritten oder gefordert wie der Orgasmus der Frau (Sigusch, 1970). Seine Funktion ist durch die Verbindung Orgasmus – Ejakulation „offensichtlich". Der Orgasmus der Frau leistet zum Erhalt unserer Art keinen vergleichbaren Beitrag. Obwohl, streng genommen beim Mann die Ejakulation auch ohne Orgasmus denkbar wäre (Sigusch, 1970; Small, 1993, 1995; Taylor, 1997; Angier, 1999). Was also hat es mit dem weiblichen Orgasmus auf sich? Ist er eine biologische „Luxuseinrichtung" ohne einen tieferen Sinn als dem des Lustgewinns? Und wenn ja, womit haben Frauen sich diesen Luxus verdient? Ist er ein Zufallsprodukt, wie Gould (1979, 1993) behauptet? Natürlich gibt es auf diese Fragen keine eindeutige Antwort, aber es gab und gibt verschiedenste Versuche, dem weiblichen Orgasmus eine wissenschaftliche Existenzberechtigung zu verschaffen. Die meisten dieser Versuche laufen darauf hinaus, den weiblichen Orgasmus mit dem Prozess der Konzeption zu verbinden. Wenn auch niemand behaupten kann, der Orgasmus der Frau sei für die Konzeption notwendig, so ist dennoch die Frage noch nicht hinreichend beantwortet, ob er sie nicht wenigstens in irgendeiner Form begünstigt. Bis 1966 Masters und Johnson ihre Ergebnisse veröffentlichten, erfreute sich die „Aspirationshypothese" großer Beliebtheit. Sie wurde bis in die späten 60er Jahre von verschiedenen Autoren immer wieder aufgegriffen (z.B. Kinsey et al., 1953; Heiman, 1963; Hartman, 1964; Kraatz, 1967; Shettles, 1969). Die „Aspirationshypothese" geht davon aus, dass das Sperma durch die Kontraktionen bzw. das nachfolgende Erschlaffen des Uterus und den so entstehenden Unterdruck im *Cavum Uteri* angesaugt wird. Gestützt wurden diese Annahmen durch eine Reihe eher unsystematischer Beobachtungen. Es liegen bis heute keine eindeutigen Belege für diese Hypothese vor. Vielmehr konnten Masters und Johnson (1966) in verschiedenen

Untersuchungen indirekt und direkt nachweisen, dass die Uteruskontraktionen beim Orgasmus eher spermienaustreibenden als ansaugenden Charakter haben. Dabei verhält es sich allerdings nicht so, wie die Vertreter der so genannten „Schleimpfropfenhypothese" (Sigusch, 1970) annahmen, nämlich, dass der „Kristellersche Pfropf", der Zervixschleimpfropf, der den äußeren Muttermund verschließt, durch die Uteruskontraktion ausgestoßen oder herausgepresst und anschließend, voll mit Spermien, wieder retrahiert wird (Brown und Kempton, 1950; Ellis, 1936; Kinsey et al., 1953). Masters und Johnson (1966) konnten weder eine Retraktion noch eine Propulsion des Zervixschleimpfropfens vor oder nach dem Orgasmus beobachten. Also muss auch die „Schleimpfropfen-hypothese" als nicht belegt gelten. Rein mechanisch lässt sich eine konzeptions-fördernde Funktion des weiblichen Orgasmus also nur schwer begründen. Vielmehr könnte man stattdessen auch einen negativen Einfluss herleiten: Wenn eine Frau zum Orgasmus kommt, bildet sich die orgastische Manschette wesentlich schneller zurück, als bei einem direkten Übergang von der Plateau-phase in die Refraktärphase. Das hat zur Folge, dass die Verengung des äußeren Vaginaldrittels, die die Ansammlung des Spermas in der Vagina begünstigt, nicht so lange aufrechterhalten bleibt (Sigusch, 1970).

Baker (1997) näherte sich dieser Problematik aus einer anderen Richtung. Er ging davon aus, dass der Orgasmus der Frau eine Möglichkeit bietet, Kontrolle über das männliche Sperma auszuüben, indem das Sperma aktiv angesaugt oder aber abgestoßen wird. Eine wichtige Rolle spielt nach seinen Erkenntnissen hierbei das „Timing", d.h. das Verhältnis des Zeitpunktes des weiblichen Orgasmus zur Ejakulation des Mannes. Kommt die Frau kurz nach der Ejakulation zum Höhepunkt, beugt sich der Gebärmutterhals rhythmisch nach unten und nimmt so das Sperma in sich auf. Dieser Vorgang wurde mittels einer am Penis befestigten Mikrokamera aufgezeichnet. Nach Baker (1997) liegt die Wahrscheinlichkeit einer Befruchtung für Frauen, die innerhalb von 40 Sekun-den nach der Ejakulation ihres Partners einen Orgasmus erleben, geringfügig höher als für Frauen ohne Orgasmus. Baker und seine Mitarbeiter (1997) führen zur Begründung ihrer Überlegungen u.a. die hohe Rate der Schwangerschaften an, die das Resultat von Seitensprüngen bzw. außerehelicher Verhältnisse sind, und machen dafür die relativ höhere Orgasmusfrequenz verantwortlich (Baker, 1997).

Die These von der ursprünglich polygam veranlagten Frau findet u.a. Unter-stützung in der Arbeit der Evolutionsbiologin Blaffer-Hrdy (1987). Sie sieht für viele Primatenarten eine Notwendigkeit, sich mit möglichst vielen Männchen zu paaren, darin, das Risiko eines Infantizids durch ein Männchen zu minimieren. Ihr Verhalten ist also auf eine serielle Sexualität ausgelegt, womit sich die im Verhältnis zum Männchen längere Erregungsphase, während der die Ge-schlechtsorgane stärker durchblutet sind und somit als Paarungssignal dienen, vor dem Orgasmus erklären ließe. Nach dieser These wird dann der weibliche Orgasmus als ursprüngliche Anpassungsleistung im Sinne der Auswahl potenter

Spermien dargestellt. Und so argumentiert auch Blaffer-Hrdy (1987), dass die Klitoris mit dem Schwinden ihrer fortpflanzungsspezifischen Funktion beim Menschen im Laufe der Evolution immer mehr zusammenschrumpfte. Das würde allerdings konsequenterweise bedeuten, dass der weibliche Orgasmus sich in ein paar tausend Jahren überlebt haben wird. Es sei denn, Angier (1999) behält mit ihrer Annahme Recht, dass die Klitoris ein sehr sensibles Organ ist, das ihrer Besitzerin über ihre Reaktion, u.a. einen Orgasmus auszulösen, Rückmeldungen über den jeweiligen Partner geben kann, die über das rational Erfassbare hinausgehen. Für sie stellt der weibliche Orgasmus „den höchsten Ausdruck weiblicher Entscheidungsfreiheit" dar (Angier, 1999, S. 115).

Ein anderer, aus der Psychoanalyse stammender Mythos, rankt sich um die verschiedenen Arten des weiblichen Orgasmus: den „reifen" vaginalen und den dementsprechend „unreifen" klitoralen Orgasmus. Diese Unterscheidung hat ihren Ursprung in den Werken Freuds (1905). Doch sind es eher seine Nachfolger, die Vertreter der „Transmissionshypothese", die die Hypothese von zwei unterscheidbaren und verschieden zu bewertenden Orgasmen eingeführt haben, aufbauend auf Freuds Gedanken des Leitzonenwechsels. Dieser besagt, dass die erogene Reizbarkeit in der Pubertät von der Klitoris auf die Vagina übertragen wird. „Damit das Weib seine für die spätere Sexualbetätigung leitende Zone" entdecken und „ein Stück männliches Sexualerleben" verdrängen kann (Freud, 1905, S. 125), ausgehend davon, dass die Klitoris im Kindesalter die Rolle des Penis spielt und in der phallischen Phase die leitende erogene Zone darstellt. Daraus folgt dann, dass die Frau, um ihre Sexualität voll zu entfalten, sich von den männlichen Anteilen in sich lösen muss, so dass ihre Sexualität sich auf das Urweiblichste, das sie nicht mit dem Mann teilt – ihre Vagina, konzentrieren kann. Freuds Schüler schlussfolgerten daraus, dass eine Frau, die nur durch Klitorisstimulation sexuell erregbar ist, einen wichtigen Entwicklungsschritt nicht adäquat bewältigt hat und betrachteten daher den vaginalen Orgasmus als Ausdruck reifer Weiblichkeit. Sie gingen teilweise sogar so weit, von Frigidität zu sprechen, wenn eine Frau den vaginalen Orgasmus nicht erreichen kann. Insbesondere sei hier Bergler (1951) erwähnt, für den Frigidität ein neurotisches Symptom darstellte. Damit war das Nichterreichen des vaginalen Orgasmus Zeichen einer infantilen Fixation und somit einer gestörten, neurotischen Persönlichkeitsentwicklung.

Freuds Überlegungen lag u.a. die Beobachtung zu Grunde, dass sich die Masturbation in der Kindheit und auch im Erwachsenenalter auf das Gebiet der Klitoris konzentriert. Physiologisch-anatomische Studien der Embryonalentwicklung zeigen, dass sich Penis und Klitoris in der Embryonalphase aus einer bipotenten Anlage entwickeln. Aus dem Geschlechtshöcker entwickelt sich beim weiblichen Fötus die Klitoris, beim männlichen Fötus die *Corpora Cavernosa* des Penis. Die Geschlechtswulst wird zu den *Labia Majora* beim weiblichen und zum *Skrotum* beim männlichen Fötus (Schumacher, 1986; vgl. zur Nieden, 1994: Birbaumer & Schmidt, 2003; Beier, Bosinski, Hartmann & Loewit, 2001).

Der Vaginaleingang der Frau ist eine hochempfindliche, erogene Zone, was nicht zuletzt die Untersuchungen von O`Connell, Hutson, Anderson und Plentner (1998) zeigen. Masters und Johnson (1970) hingegen kamen in ihren Untersuchungen zu dem Schluss, dass alle Orgasmen, unabhängig von der Art des Auslösers, einem gleichen physiologischem Muster folgen. Vor dem Orgasmus schwellen die Schwellkörper der Frau und das sie umgebende Gewebe deutlich an. Es kommt, durch die Blutstauung im unteren Vaginalteil, zu einer Verengung des unteren vaginalen Drittels, während sich die oberen zwei Drittel der Vagina erweitern und die Klitoris und die *Labia Minora* anschwellen. Während des Orgasmus kommt es zu rhythmischen Kontraktionen im unteren Vaginalteil, während der obere Vaginalteil unbeweglich bleibt. Die Klitoris, durch ihre dichte und feine Innervation der empfindsamste Bereich der Frau, und der untere Vaginalteil reagieren durch die große Ausdehnung des hochempfindsamen Schwellkörpersystems gleichsinnig: Sie bilden eine funktionale Einheit (zur Nieden, 1994). Die anatomischen Studien von O´Connell und Kollegen (1998) machen weiterhin deutlich, dass die mit der *Glans Clitoris* verbundenen anatomischen Strukturen größer sind als bisher angenommen und sich somit das nervöse klitorale Versorgungsgebiet weit in die Vagina hineinzieht, so dass eine vaginale Stimulation ohne Klitorisstimulation nicht möglich ist. Es ist also anatomisch wenig sinnvoll, zwischen zwei verschiedenen Arten der sexuellen Stimulation oder Orgasmen zu unterscheiden. Die Gleichheit des physiologischen Ablaufes führt aber nicht zu einer Vergleichbarkeit der subjektiven Empfindungsqualität (Sigusch, 1970). Schon 1953 fanden Kinsey und Kollegen in ihren Untersuchungen heraus, dass Frauen die Art der Befriedigung beim Koitus von der alleinigen Stimulation der Labien oder der Klitoris unterscheiden. Zu einem ähnlichen Ergebnis kamen auch Nicholson und Kollegen (2003). Zudem erreicht nur eine begrenzte Anzahl von Frauen einen Orgasmus durch Penetration, der herkömmlichen Weise Sex zu praktizieren (Kinsey, Pomeroy, Martin & Gebhardt, 1953; Masters & Johnson, 1979; zur Nieden, 1994; Nicholson & Burr, 2003). Freuds Überlegungen und die von ihm und seinen Anhängern daraus abgeleiteten Schlüsse und Bewertungen sind heute so nicht mehr aufrechtzuerhalten. Zusammengefasst handelte es sich um zwei Schlussfolgerungen: Erstens die postulierte Existenz zweier unterschiedlicher Modi des weiblichen Orgasmus, nämlich den vaginalen und den klitoralen bzw. klitoridalen, und zweitens die anschließende Bewertung dieser als reif bzw. unreif. Die zweite Schlussfolgerung ist eindeutig in psychoanalytischen Theorien verankert und auch nur innerhalb dieser Schule von Relevanz. Trotzdem hatte sie großen Einfluss auf die Betrachtung weiblicher Sexualität.

So fanden Lehmann und Kollegen (2004) in einer Untersuchung an 575 Frauen, dass 75% der Frauen angaben, zwischen klitoralem und vaginalem Orgasmus zu unterscheiden. Dabei zeigte sich, dass die Mehrheit der Frauen hauptsächlich auf Grund der vorangegangenen Stimulation zwischen den Orgasmusformen unterschieden. Dabei wurde der vaginale Orgasmus als ein durch Penetration und der klitorale als ein durch direkte Klitorisstimulation z.B. bei der Masturbation, herbeigeführter Orgasmus beschrieben. Nur ein geringer Prozentsatz der Frauen gab an, auf Grund qualitativer Erlebnisunterschiede zwischen klitoralem und vaginalem Orgasmus zu unterscheiden. Es zeigte sich allerdings auch, dass Frauen, die zusätzlich zu klitoralen Orgasmen auch vaginale Orgasmen erlebten, sich als signifikant sexuell attraktiver einstuften, als Frauen, die nur klitorale Orgasmen erlebten. Die Ergebnisse zeigen, dass die sexuelle Reagibilität beim Geschlechtsverkehr ein wichtiger Einflussfaktor auf das sexuelle Selbstwertgefühl von Frauen ist. Dies wurde auch in einer weiteren Studie von Grüsser und Kollegen (2003) deutlich, die zeigen konnten, dass ein erhöhter sexueller Selbstwert an eine höhere Orgasmusfähigkeit gekoppelt war und dass Frauen ihren Orgasmus u.a. vortäuschen, um für den Partner sexuell attraktiver zu sein.

Singer und Singer (1972), aber auch andere Autoren wie Ladas, Whipple und Perry (1982) unterteilen gleich drei unterschiedliche weibliche Orgasmusmodalitäten: den Vulvaorgasmus, der hauptsächlich von der Klitoris bei der Masturbation ausgelöst wird, einen „tiefen" uterinen Orgasmus, der durch die Stimulation des Grafenberg-Punktes („G-Punkt") oder das Verschieben des Uterus durch die Bewegung des Penis verursacht wird und eine gemischte Form des Orgasmus, die sich aus den beiden eben beschriebenen Orgasmusmodalitäten ableitet (Singer & Singer, 1972; Ladas, Whipple & Perry, 1982). Ladas, Whipple und Perry gingen noch einen Schritt weiter: Sie erweiterten ihre Theorie auf den männlichen Orgasmus und postulierten, dass der vaginale, uterine G-Punkt-Orgasmus, beim Mann einem von der Prostata ausgelösten Orgasmus entspräche. Und tatsächlich fanden sie bei einer Befragung von elf homosexuellen Männern, dass diese den Orgasmus ohne direkte Penisstimulation, also durch anale Penetration, als qualitativ unterschiedlich zu einem „Penisorgasmus" erleben. Der Hauptunterschied lag für diese Männer vor allen Dingen in einer anderen Art psychophysischer „Hingabe", wobei der Orgasmus an sich derselbe sei (Ladas, Whipple & Perry, 1982).

Es handelt sich also tatsächlich eher um unterschiedliche Empfindungsqualitäten in Abhängigkeit von der vorausgegangenen Stimulation als um physiologisch unterschiedliche Orgasmen. Auch Masters und Johnson (1966) kamen in ihren Untersuchungen zu dem Schluss, dass alle Orgasmen einem gleichen physiologischen Muster folgen, unabhängig von der Art des Auslösers, bei Männern wie bei Frauen. Nun fanden jedoch Kinsey und Kollegen (1953) in ihren Untersuchungen heraus, dass Frauen die Art der Befriedigung beim Koitus von der alleinigen Stimulation der Labien oder der Klitoris unterscheiden (Kinsey et al., 1953). Dieser Befund lässt sich, so Sigusch (1970), wohl am ehesten psychologisch erklären. Denn natürlich unterscheidet sich das Erleben bei einer vollständigen körperlichen Vereinigung von dem der Masturbation oder anderer sexueller Praktiken. Sigusch (1970) wies darauf hin, dass sich der Orgasmus nicht anatomisch und physiologisch zerlegen lasse: „Weder die Vagina noch irgendein anderes Organ reagiert losgelöst vom übrigen Körper, ..." (Sigusch, 1970, S. 55). Der Orgasmus ist aber auch kein ausschließlich physiologisches Ereignis, das völlig unbeeinflusst von psychologischen Prozessen passiert. Das heißt auch, dass das gleiche physiologische Ereignis Orgasmus zu den unterschiedlichsten psychischen Erlebnissen führen kann. Wollte man also konsequent sein mit der Unterteilung des Orgasmuserlebens, so müsste man Siguschs Überlegungen zufolge folgen und z.b. den „oralen", den „mammären" und den „analen" Orgasmus (Sigusch, 1970), je nach stimulierter Körperregion und deren Kombinationen unterscheiden, und natürlich auch nach Empfindungskriterien, wie „tief" und „oberflächlich" oder „ganzkörperlich" und „punktuell". Denkbar wäre auch eine Unterteilung nach Intensität des Erlebens oder dem subjektiven Gefühl der Befriedigung. Ein Orgasmus ist eine sinnliche Erfahrung, deren Erleben von Gelegenheit zu Gelegenheit und von Individuum zu Individuum variieren kann (zur Nieden, 1992).

Ein weiterer Mythos der weiblichen Sexualität rankt sich um die Existenz des Grafenberg-Punktes (G-Punkt) und dem Phänomen der weiblichen Ejakulation. Einer Reihe von Autoren ist wichtig, dass eine vaginale Struktur definiert ist, deren Stimulation Erregung und Orgasmus bewirken kann (Alzate et al. 1986; Belzer, 1984; Ladas et al., 1982; Sevely et al., 1987; Syed, 1999). Andere Autoren legen mehr Wert auf die Anerkennung des Phänomens der weiblichen Ejakulation (Tepper et al., 1984; Zaviacic et al., 1984, 1993, 1998; Zaviacic, 1985; zur Nieden, 1992). Der G-Punkt wurde erstmals 1672 von dem holländischen Arzt de Graaf erwähnt (Sevely & Bennett, 1987) und später durch Grafenberg (1950) als eine erogene Zone an der vorderen Vaginalwand, welche orgasmusassoziiert aus paraurethralen Drüsen Flüssigkeit entleeren kann, beschrieben. Dabei wurden folgende zwei Ideen für wichtig gehalten: Erstens, dass die offenbar vorhandenen Urängste, beim Orgasmus die Blasenkontrolle zu verlieren, unbegründet waren (zur Nieden, 1992) und zweitens wurde nicht nur von feministischer Seite die Bestätigung, dass das männliche Vorrecht der Ejakulation zu Ende war, begrüsst. Beier et al. (2001) wiesen darauf hin, dass, wäre der G-Punkt vaginales Gewebe, viel häufiger über sexuelle Störungen infolge von Hysterektomien und den damit verbundenen Scheidenraffungen berichtet worden sein müsste. Sie gehen davon aus, dass es sich eher um die Harnröhre als stimulierbares Organ handelt, da sie der Scheidenvorderwand unmittelbar benachbart ist.

Spätere Arbeiten anderer Autoren (z.B. Davidson, 1980; Warner, 1981; Swartz, 1994) betonen die multidimensionale Natur des weiblichen Orgasmus. So entwickelte Davidson eine Klassifikation, welche sowohl die Veränderung physiologischer Parameter, als auch einhergehende psychische Prozesse (z.B. Spannung und Entspannung, Bewusstseinsveränderungen, veränderte Wahrnehmung von Raum und Zeit) berücksichtigt. Laumann et al. (1994) weisen darauf hin, dass bei den Ergebnissen zu Bildung und Religion der Befragten zwischen einem Orgasmus, ausgelöst durch Masturbation und einem Orgasmus, ausgelöst durch Geschlechtsverkehr differenziert werden muss. Sie führten dies auf andere konfundierende Variablen, wie sexuelle Einstellungen, Kohorteneffekte und soziale Erwünschtheit zurück. Es konnten aber auch Zusammenhänge zwischen Verhaltensvariablen und Orgasmusfrequenz und Konsistenz aufgezeigt werden. So wiesen z.b. sexuell aktivere Frauen und Frauen, die öfter die sexuelle Initiative ergreifen, sowie Frauen mit einer größeren Sensibilität bezüglich körperlicher Vorgänge eine höhere Orgasmusfrequenz und -konsistenz auf (Adams, 1985; Fisher, 1973; Hoon, 1978; Hurlbert, 1991), zudem waren sie sexuell aktiver (Fisher, 1973; Huey, 1981; Raboch, 1983; Hurlbert, 1994; Singh et al., 1998); zeigten eine höheres Maß an postorgastischer Zufriedenheit und Entspannung (Fisher, 1973; Waterman et al., 1982) und eine höhere Zufriedenheit mit ihrem Sexualleben (Haavio-Mannila & Kontola, 1997). Niedrige Orgasmusraten scheinen mit einem höheren Ausmaß an sexuellen Schuldgefühlen assoziiert zu sein (Davidson, 1980; Kelly et al., 1998). Ackard et al. (2000) untersuchten an 3.627 Frauen den Zusammenhang zwischen Körperselbstbild und sexuellem Verhalten. Sie konnten zeigen, dass Frauen mit einem positiveren Körperselbstbild sexuell aktiver waren, eine höhere Orgasmuskapazität aufwiesen und mehr Initiative zu sexuellen Aktivitäten zeigten. Des Weiteren bewerteten Frauen mit einem positiven Körperselbstbild körperliche Attraktivität als weniger wichtig als Frauen mit einem negativen Körperselbstbild. Partnerschaftliche Variablen, wie sexuelle Passung, das Engagement des Partners und das Auftreten des weiblichen Orgasmus vor oder während des Orgasmus des Partners, werden mit erhöter Orgasmusfrequenz und sexueller Zufriedenheit bei Frauen in Zusammenhang gebracht (Darling et al., 1991; Singh, 1998). Allgemeine Beziehungsvariablen, wie eheliche Zufriedenheit und Beziehungsstabilität, haben sich als reliable Prädiktoren für Orgasmuskonsistenz, -qualität und Zufriedenheit erwiesen (u.a. Dunn et al., 1989; Hurlbert, 1991; Hurlbert et al., 1993, 1994; Singh et al., 1998). Auf Grund der zumeist korrelativen Herangehensweise ist allerdings keine Aussage über mögliche Kausalitäten der aufgezeigten Zusammenhänge möglich. Hinweise auf Einflussfaktoren, die die Orgasmusfrequenz und -konsistenz tatsächlich erhöhen, sind widersprüchlich. So zeigten Raboch und Raboch (1992), dass Frauen mit niedrigen Orgasmusraten diese über die Zeit nur geringfügig erhöhen konnten. Auf der anderen Seite sind vorehelicher Geschlechtsverkehr und frühe Orgasmuserfahrungen Prädiktoren für eine höhere eheliche Orgasmusfrequenz bei Frauen (Kinsey et al., 1953; Darling et al., 1991; Raboch & Raboch, 1992). Diese widersprüchlichen Ergebnisse sind konsistent mit sogenannten Priming-Theorien zur weiblichen Orgasmuskapazität, die von frühen sexuellen Lernerfahrungen und Konditionierungen ausgehen (Kinsey et al., 1953; Mead, 1955). Familiäre Einflüsse und Kindheitserfahrungen sind ebenfalls mit dem weiblichen Orgasmuserleben assoziiert (Fisher, 1967; Raboch & Bart, 1983). Fisher (1973) geht bei Frauen mit geringerer Orgasmuskapazität davon aus, dass das Erleben eines Orgasmus bedrohlichen Charakter hat, weil somit frühere Verlustängste zum Tragen kämen. Diese Theorie lässt sich durch empirische Daten nicht bestätigen. Frauen mit niedriger Orgasmuskapazität weisen keine klinisch relevant erhöhten Neurotizismus- bzw. Psychopathologiewerte auf (Mah & Binik, 2001). Bislang ist noch ungeklärt, wie sich kulturspezifische Sexualvorstellungen auf das sexuelle Erleben des Individuums auswirken und inwieweit sexuelle Verhaltens- und Empfindensmuster gesellschaftlich mitgeprägt werden. So gilt das Freudsche Konzept von der Unterscheidung vom vaginalen und klitoralen Orgasmus heute als obsolet. Walter (1999) spricht sogar von „... musealer Kauzigkeit" und einem „... epistemischen Gespenst" (Walter 1999, S. 35). Und doch scheint es durch die starke literarische Anziehungskraft der Psychoanalyse in der Laientheorie zum Orgasmuserleben von Frauen einen festen Platz gefunden zu haben (Lehmann et al., 2004). Neuere anatomischen Befunde, die für den weiblichen Orgasmus grundlegend sind (z.B. O´Connell et al., 1998) haben noch keinen Eingang in die gängigen Lehrbücher gefunden. Der Orgasmus der Frau beim Geschlechtsverkehr hat sowohl für die Frau als auch für ihren Partner eine Bedeutung. Viele Frauen haben das Gefühl, ihrem Partner über ihr Orgasmuserleben beim Geschlechtsverkehr sexuelle Bestätigung zu geben (Grüsser et al., 2003).

Der weibliche Orgasmus stellt Frauen wie Männer immer wieder vor spannende Fragen, z.B. danach, von welchen Faktoren er beeinflussbar ist und inwiefern er sich als Prädiktor für sexuelle Zufriedenheit und als möglicher Indikator für Beziehungsqualität eignet. Dabei kann die Wissenschaft einen wenn auch begrenzten Beitrag zur Klärung dieser Fragen liefern, aber niemals das Expertentum der Frauen ersetzen.

Literatur

Ackard, D. M., Kearney-Cooke, A., & Peterson, C. B. (2000). Effect of body image and self-image on women`s sexual behaviors. *International Journal of Eating Disorders, 1*, 422-429.

Adams, A. E., Haynes, S. N., & Brayer, M. A. (1985). Cognitive distraction in female sexual arousal. *Psychophysiology, 22*, 689-696.

Alzate, H., & Londono, M. L. (1984). Vaginal erotic sensitivity. *Journal of Sex and Marital Therapy, 10*, 49-56.

Angier, N. (1999). *Frau. Eine intime Geographie des weiblichen Körpers* (2. Aufl.). München: Bertelsmann.

Baker, R. (1997). *Krieg der Spermien.* München: Limes.

Bancroft, J. (1989). *Human sexuality and its problems* (2. Aufl.). Churchill.

Basson, R. (2000). The female Response – A Different Model. *Journal of Sex and Marital Therapy, 26*, 51-65.

Basson, R. (2001). A Model of women`s Sexual Arousal. *Journal of Sex and Marital Therapy, 28*, 1-10.

Basson, R. (2002). Neubewertung der weiblichen sexuellen Reaktion. *Sexuologie, 9*(1), 23-29.

Beier, K. M., Bosinski, H. A. G., Hartmann, U., & Loewit, K. (2001). Sexualmedizin. München: Urban & Fischer.

Bergler, E. (1944). Female Orgasm. *Psychiatry Quarterly, 18*, 374-381.

Belzer, E. G. (1984). A Review of female ejaculation and the Grafenberg spot. *Women and Health, 9*, 5-16.

Birbaumer, N., & Schmidt, R. F. (2003). Biologische Psychologie (5. Aufl.). Berlin: Springer.

Blaffer-Hrdy, S. (1997). Raising Darwin`s Consciousness: Female Sexuality and the Prehuminid Origins of Patriarchy. *Human Nature, 8*, 1-50.

Brown, F., & Kempton, R. T. (1950). *Sex questions and answers*. New York: Mentor.

Danegger, M., Schmidt, G., & Sigusch, V. (Hrsg.). (1994). *Beiträge zur Sexualforschung 70*. Köln: Enke.

Darling, C. A., Davidson sr., J. K., & Cox, R. P. (1991). Female sexual response and timing of partner orgasm. *Journal of Sex and Marital Therapy, 15*, 3-21.

Davidson J. M. (1980). *The Psychobiology of Consciousness*. New York: Plenum Press.

Dunn, M. E., & Trost, J. E. (1989). Male multiple orgasms: a descriptive study. *Archives of Sexual Behaviour, 18*, 377-387.

Ellis, H. (1906). *Studies in the psychology of sex (Vol.7)*. Philadelphia: F.A. Davis. Co.

Everaerd, W., Laan, E., Both, S., & Van Der Velde, J. (2000). Female sexuality. In: L. T. Szuchman & F. Muscarella (Hrsg.).

Fisher, S. (1973). The female orgasm. New York: Basic Books.

Freud, S. (1905). *Drei Abhandlungen zur Sexualtheorie*. Wien: Deuticke.

Gordis, R. (1977). Designated Discussion. In: W. H. Masters, V. E. Johnson & R. C. Kolodny (Hrsg.), (S. 123-130).

Gould, S. J. (1993). *Das Buch des Lebens*. Köln: vgs.

Gould, S. J. (1997). *Sexual Selection*. New York: Scientific American Library.

Grafenberg, E. (1950). The role of urethra in female orgasm. *The International Journal of Sexology, 3*, 145-148.

Grüsser, S. M., Lehmann, A., Oestreich, A., Brinkpeter, A., & Rosemeier, H. P. (2003). Motive für das Vortäuschen eines Orgasmus bei Frauen. *Psychomed Zeitschrift für Psychologie und Medizin, 1*, 48-52.

Haavilo-Mannila, E., & Kontula, O. (1997). Correlates of increased sexual satisfaction. *Archives of Sexual Behavior, 26*, 399-419.

Hartman, C. G. (1964). *Science and the save period*. Baltimore.

Hawthorne, N. (1850). *The scarlet Letter. A Romance*. Boston: Ticknor and Fields.

Heiman, M. (1963). *Journal of the American Psychoanalytic Association, 11*, 360.

Hite, S. (1976). *The Hite report*. New York: Macmillan.

Hoon, E. F., & Hoon, P. W. (1978). Styles of sexual expression in women: clinical implications of multivariate analysis. *Archives of Sexual Behavior, 7*, 105-116.

Hurlbert, D. F. (1991). The role of assertiveness in female sexuality: a comparative study between sexually assertive and sexually non-assertive woman. *Journal of Sex and Marital Therapy, 17*, 183-190.

Hurlbert, D. F., & Apt, C. (1994). Female sexual desire, response and behavior. *Behavior modification, 18*, 488-504.

Huey, C. J., Kline-Graber, G., & Graber, B. (1981). Time factors and orgasmic response. *Archives of Sexual Behavior, 10*, 111-118.

Kaplan, H. S. (1979). *Disorders of sexual desire. The New Sex Therapy 2*. New York: Brunner and Mazel.

Kelly, M. P., Strassberg, D. S., & Kircher, J. R. (1990). Attitudinal and experiental correlates of anorgasmia. *Archives of Sexual Behavior, 19*, 165-177.

Kinsey, A. C., Pomeroy, W. B., & Martin, C. E. (1948). *The Sexual Behaviour in Human Male*. Philadelphia: Saunders.

Kinsey, A. C. Pomeroy, W. B., & Martin, C. E. (1953). *The Sexual Behaviour in Human Female*. Philadelphia: Saunders.

Kraatz, H. (1967). *Stoeckels Lehrbuch der Geburtshilfe*. (14. Aufl., 1.). Stuttgart: Enke.

Ladas, A. K., Whipple, B., & Perry, J. D. (1982). *The G-spot and other recent discoveries about human sexuality*. New York: Dell.

Laumann, E. O., Gagnon, J. H., Michael, R. T., & Michaels, S. (1994). *The social organisation of sexuality: sexual practices in the United States*. Chicago: University of Chicago.

Lehmann, A., Rosemeier, H. P., & Grüsser, S. M. (2004). Weibliches Sexualerleben: vaginal - klitoral? *Sexuologie, 10*(4), 128-133.

Mah, K., & Binik, Y. M. (2001). The nature of human orgasm: a critical review of major trends. *Clinical Psychological Review, 21*(6), 823-856.

Masters, W. H., Johnson, V. E., & Kolodny, R. C. (1977). *Ethical Issues in Sex Therapy and Research*. Boston: Little-Brown.

Masters, W. H., & Johnson, V. E. (1966). *Human Sexual Response*. Boston: Little-Brown.

Masters, W. H., & Johnson, V. E. (1970). *Human Sexual Inadequacy*. Boston: Little-Brown.

Masters, W. H., Johnson, V. E., & Kolodny, R. C. (1987). *Human Sexuality* (3. Aufl.). Glenview: Scott, Foresman and Company.

Mead, M. (1955). *Male and female: a study of the sexes in a changing world*. New York: Mentor.

Nicholson, P., & Burr, J. (2003). What is „normal" about women's (hetero) sexual desire and orgasm?: a report of an in-depth interview study. *Social Science & Medicine, 57*, 1735-1745.

O´Connell, H. E., Hutson, J. M., Anderson, C. R., & Plenter, R. J. (1998). Anatomical relationship between urethra and clitoris. *The Journal of Urology, 159*, 1892-1897.

Raboch, J., & Bart, V. (1983). Coitarche and orgastic capacity. *Journal of Sexual Behavior, 12*, 409-413.

Raboch, J., & Raboch J. (1992). Infrequent orgasms in women. *Journal of Sex and Marital Therapy, 18*, 114-120.

Sadock, B. J., Kaplan, H. I., & Freedman, A. M. (Hrsg.). (1976). *The sexual experience*. Baltimore: Williams and Wilkins.

Schumacher, G.-H. (1988). Topographische Anatomie des Menschen (5. Aufl.). Leipzig: Georg Thieme.

Sevely, J. L., & Bennett, J. W. (1987). Concerning female ejaculation and the female prostate. *The Journal of Sex Research, 14*, 1-20.

Shattles, L., & Rorvik, D. (1970). *Your baby's sex: Now you can choose*. New York: Dodd, Mead.

Sigusch, V. (1970). *Exzitation und Orgasmus bei der Frau*. Stuttgart: Ferdinand Enke.

Singer, J., & Singer, I. (1972). Types of Female Orgasm. *Journal of Sex Research, 8*, 255-267.

Singh, D., Meyer, W., Zamborano, R. J., & Hurlbert, D. F. (1998). Frequency and timing of coital orgasm in women desires of becoming pregnant. *Archives of Sexual Behavior, 27*, 15-29.

Small, M. F. (1993). *Female Choices*. Ithaca: Cornell University Press.

Small, M. F. (1995). *What's Love Got to Do with It?* New York: Anchor Books.

Sussman, N. (1976). Sex and Sexuality in History. In: B. J. Sadock, H. I. Kaplan & A. M. Freedman.

Swartz, L. H. (1994). Absorbed states play different roles in female and male sexual response: hypotheses for testing. *Journal of Sex and Marital Therapy, 20*, 244-253.

Syed, R. (1999). Knowledge of the „Grafenberg zone" and female ejaculation in ancient Indian sexual science. A medical history contribution. *Sudhoffs Archiv zur Wissenschaftsgechichte, 83*(2), 171-190.

Szuchman, L. T., Muscarella F. (Hrsg.). (2000). *Psychological perspectives of human sexuality.* New York: John Wiley & Sons.

Tannahill, R. (1980). *Sex in history.* New York: Stein and Day.

Taylor, T. (1997). *Sexualität der Vorzeit. Zur Evolution von Geschlecht und Kultur.* Wien: Pichler.

Tepper, S. L., Jagierda, J., Heath, D., & Geller, S. A. (1984). Homology between the female paraurethral (Skene's) glands and the prostate. *Archives of Pathology and Laboratory Medicine, 108*, 423-425.

Tissot, S. A. D. (1760/1905). *L`onanisme. Dissertation sur les maladies produites par la masturbation.* Paris: Bossange, Masson & Besson.

Walter, T. (1999). Plädoyer für die Abschaffung des Orgasmus. *Zeitschrift für Sexualforschung, 12*(1), 45-49.

Warner, J. E. (1981). *A factor analytic study of the physical and affective dimensions of peak of female sexual response in partner-related sexual activity.* Unveröfftl. Diss., Columbia University: Teachers College.

Waterman, C. K., & Chiauzzi, E. J. (1982). The role of orgasm in male and female enjoyment. *The Journal of Sex Research, 18*, 146-159.

Zaviacic, M. (1985). The adult female prostata homologue and the male prostate gland: a comparative enzyme histochemical studie. *Acta Histochemical, 77*, 19-31.

Zaviacic, M., & Ablin, R. J. (1998). The female prostate. *Journal of the nationale Cancer Institute, 90*, 713.

Zaviacic, M., Jakubovsky, J., Pol, S., Zaviacicov, Z., Holom, I. K., Blazekova, J., & Gregor, P. (1984). The fluid of female urethral expulsion analysed by histochemical electron-mikroscopic and other methods. *Histochemical Journal, 16*, 445-447.

Zaviacic, M., Siedlow, J., & Borovsky, M. (1993). Prostate specific antigen and prostate specific acid phosphatase in adenocarcinoma of Skenes paraurethral glands and ducts. *Virchows Archive A Pathological Anatomy and Histopathology, 423*, 503-505.

Zaviacic, M., & Whipple, B. (1993). Update on the female prostate and the phenomenon of female ejaculation. *The Journal of Sex Research, 30*, 148-158.

Zur Nieden, S. (1992). Weibliche Ejakulation. In: M. Danegger, G. Schmidt & V. Sigusch (1994).

Tabu Intimität

Intimität und ärztliches Handeln

Hans Peter Rosemeier

Charakteristika von Intimität

Intimität erkennen wir an anderen, an Patienten nur indirekt; würde ein Patient sich zu sehr exponieren oder sich gar exhibitionieren, würden wir das daran feststellen, dass wir „peinlich berührt" sind. Daher werden intime Dinge „schamhaft verhüllt", intime Handlungen werden „heimlich vollzogen". Intime Verrichtungen bleiben nicht zuletzt unterdrückt und „unveröffentlicht", weil man ihnen anmerkt, wie sehnsüchtig die Person getrieben ist, leidenschaftlich und voller Begierden. Intimität umschreibt, was wir aus dem Bedürfnis schamhafter Zurückhaltung dem Zugriff und der Neugier anderer entziehen wollen (Lockot/Rosemeier, 1983). Die Schamschranken schützen das Innerste, Intimste vor Verletzung.

Wodurch noch werden Dinge intim? Wenn ein Geheimnis gegenüber einer Vertrauensperson lange verheimlicht wird, kann es irgendwann kaum mehr eröffnet werden, weil das zu späte Bekenntnis jetzt peinlich, ja entlarvend wäre. Dadurch wird die Beziehung zu dem lange verheimlichten Objekt (wie eine Geldsumme oder eine heimliche Geliebte) immer intimer (Intimisierung).

Die Gesellschaft schützt durch Verfassung, Gesetze, durch ungeschriebene Gesetze und Werte vor Verletzung des Lebens, der Person, der Privatsphäre: Besonders Ärzte und Pflegekräfte sind gefordert zu heilen und Leben zu erhalten; die Würde auch bei Schwerkranken ist zu respektieren. Wenn wir professionell handeln, sollten wir den Charakter auch schwieriger Mitmenschen tolerieren, ihre Privatheit garantieren und in heiklen intimen Diagnosen die ärztliche Schweigepflicht strikt einhalten. Hier gibt es Parallelen zu Regeln, die das Briefgeheimnis schützen, das Beichtgeheimnis wahren bzw. das journalistische Zeugnisverweigerungsrecht gewähren.

Scham

Scham schützt generell das Intime vor Verletzung. Scham schützt das Intime bei Jüngeren oft durch Verlegenheit und Scheu. Introversion und Schüchternheit haben in einer Scham verursachenden Situation einen gewissen „appeal". Das schamhafte Verhalten kann auch als Selbstzweifel mit Erröten andere „beschämen" (Wurmser, 1993). Eine andere Form von Scham schützt vor Enthüllung oder unfreiwilliger Selbstenthüllung. Nacktheit gilt als Tabu und nach diversen kulturellen Regeln in unterschiedlichen Graden als zu verhüllen. Aber das Nacktsein kann am FKK-Strand zur Pflicht werden; selbst wenn es kalt ist am FKK-Strand, müssen wenigstens die Geschlechtsmerkmale frei bleiben.

Wenn etwas Intimes an eine allzu begierige Öffentlichkeit dringt und Peinlichkeit entsteht, muss die betroffene Person für den Schaden und für den Spott nicht sorgen; hier lauert die Gefahr, mit seinen persönlichsten Gefühlen der Lächerlichkeit preisgegeben zu werden. Scham kann aber auch eigenes Versagen, eigene Schuld und „Schande" betreffen. Das Versagen aus selbst anerkannter Schuld kann subjektiv akzeptiert sein; es schämt sich derjenige, weil er sich einer übernommenen Verantwortung nicht würdig erwiesen hat – in Tragik oder Gerechtigkeit.

Schamlosigkeit ist nicht etwa ein Mangel an Scham, sie betreibt dagegen machtvoll das bewusste Hervorzerren von Persönlichem, Intimem anderer zum Zweck ihrer Verletzung, Schmerz, Kränkung, Fettnäpfchen und der Erweckung von Peinlichkeit. Es handelt sich um ein intrigierendes Expertentum in Delikatessen anderer, die vorgeführt werden, voyeuristisch – wie etwa in Talkshows.

Frühe Intimität, familiäre Intimität

Kinderwunschmotive: Werdende Eltern wollen „geben", Zärtlichkeit, Pflege spenden, also die Bedürfnisse des Kindes stillen. Sie möchten auch „nehmen" und bekommen: den Besitz, ein Kind haben, über es verfügen, vom ihm Zärtlichkeit empfangen. Ein weiteres Motiv ist das Erfahren: die Funktionslust, schwanger zu sein, das Kind zu gebären, es großzuziehen. Schließlich dürfte sich die Mutter nach einem Kind von und mit diesem Partner sehnen. Auch geht es motivisch um das eigene Fortwirken, in Form der Weitergabe eigener Persönlichkeitseigenschaften, der Weiterexistenz der eigenen Linie und somit über den Tod hinaus zu wirken. Die frühe Bindung lässt nach der Bindungstheorie von Bowlby (Holmes, 2002) Schlüsse auf das Paarverhalten Erwachsener zu.

Die Geburt ist eine existenziell herausragende biografische Episode und äußerst intim. Der Partner hat heute dabei zu sein. Das Wochenbett mit rooming-in und den ersten körperlich, förmlich „nassen" Begegnungen mit dem Neugeborenen stellen eine intensive Körperberührung her, welche die emotionalen Bindungsimpulse bio-psychisch vertieft. Wie bedeutend diese Phase ist, zeigt sich am baby-blues, der Wochenbett-Dysphorie und anderen Problemen der Mutter, das Kind von nun an auf Dauer zu versorgen. In der Übernahme dieser Verantwortung liegt der Beginn einer familiären Aura der Kleinkinderpflege, in der viele Schamschranken innerhalb des Nestes der Familie unbedeutend werden, gleichviel, ob das Kind einnässt oder einkotet. In dieser verletzlichen Atmosphäre herrscht offene Intimität, in die auch näher stehende Angehörige offen einbezogen werden.

Intimität von Berührung

Ärzte, Ärztinnen und Pflegekräfte sind „Berufsberührer par excellence". Für sie sind wesentliche Berührungstabus außer Kraft gesetzt: „Machen Sie sich bitte frei ...!" Die sozial üblichen Mechanismen von körperlicher Nähe und Distanz sind in der ärztlichen Diagnostik, in Behandlung und Pflege von Schamgrenzen und Peinlichkeitsschranken, von negativen Sanktionen befreit. Würde jemand in einem öffentlichen Verkehrsmittel uns anonym nass ins Ohr küssen, haben wir die Wahl, entweder angeekelt und erbost um uns zu schlagen oder die unerwartete Zärtlichkeit zu genießen. Duldung von Intimität und Zurückweisung können nahe beieinander liegen – oft äußerst ambivalent.

Hautintimität. Die Haut als Kontaktorgan steht im Mittelpunkt der Säuglingspflege. Die bio-psychologischen Ankoppelungsmechanismen wie das Schreien bei Durst, das Lächeln des Säuglings bei entspanntem Kontaktwunsch oder das Stillen veranlassen instinktsicher das Verhalten der Pflegenden, die extra-uterine Frühgeburt vor Unbill, Gefahr und Hunger zu retten. Das Kleinkind wird leidenschaftlich am ganzen Körper gestreichelt und geküsst; es wird das Kind auch an die eigene Haut gedrückt. Diese innerfamiliäre Nestpflege und Zärtlichkeit sind eine Art von „Ur-Intimität" – ohne falsche Scham – vergleichbar dem hier entstehenden Urvertrauen. Wie schwer muss es sein, in der Neonatologie oder in der Pädiatrie diese sensiblen intimen Körperempfindungen nicht zu verletzten.

Nähe – Distanz. Bei Berührung findet die Nähe-Distanz-Regulation statt, in der die Grenzfläche Haut eine symbolische Schutzfunktion, Schamschranke und Verletzungsschranke ist. Die Haut ist Kommunikationsorgan und Hautkontakt symbolisiert alles, was Nähe, Wärme, Zuwendung und Liebe ausdrückt: Pflegen, Heilen, Nähren, Wärmen, Zärtlichkeit, Streicheln, Halten, also das, was schon in der frühen Kindheit zum Urvertrauen beiträgt. Körperliche Untersuchung kann durch Handauflegen, Tasten und Palpieren eine vertrauende Nähe herbeiführen. In der Kinderpflege können neben den nötigen professionellen Kontakten kleine Berührungen das Kind das Kinderkrankenhaus erträglicher empfinden lassen.

Attraktivität und Hautintimität. Die Haut als Attraktivitätträgerin liefert für das andere Geschlecht eine Auslösefunktion mit Signalcharakter durch Unschuld, Reinheit, Körperpflege, Körperkultur, Schönheitsideal, Präsentation, Moden (mit Verhüllen des Körpers mit umschmeichelnder Kleidung) bis hin zu gezielter Entblößung mit Raffinement, Nacktheit. Die Manipulation von Haut und Attraktivität reicht noch weiter bei kosmetischen Korrekturen oder plastisch-chirurgischen Eingriffen sowie in einer Fetischisierung der Haut durch Tätowierung, Haut- und Intimschmuck wie Piercing. Menschen gehen Risiken ein mit Mutproben, z.b. Mensuren als Mannbarkeitsrituale. Hautkontakt ist schließlich immer mit Erregung, Genuss, Libido und sexueller Aktivität mit den erogenen Zonen assoziiert.

Verletzung der Haut. Hautkranke erfahren die Plage von Juckreiz und können dann das Kratzen nicht verhindern, weil es vermeintlich und für kurze Zeit eine gewisse Linderung verspricht, allerdings mit dem Risiko einer danach auftretenden Progression und weiterer Beschädigung der Haut mit auto-aggressiven Zügen des persistierenden Kratzens. Verletzung der Haut heißt auch Entstellung (Brosig/Gieler, 2004). Durch Akne wird jugendliche Attraktivität und das Selbstbild verletzt. In offenen Wunden liegt das Innere bloß und blank, die seelischen Narben graben sich dann selbstwertmindernd in die Erinnerung ein. Eher symbolische Verletzung erfährt man beim psychogenen Fluor genitalis, je nach Situation der Patientin auch „Trauerfluor" oder „Untreuefluor" genannt.

Bedrohte Körperintegrität

Bei der körperlichen Untersuchung kommt es immer dann zum Durchschreiten der Intimschranke, wenn eine Körperöffnung „penetriert" werden muss. Wenn jemand im Gemenge einer Karnevalsveranstaltung nass ins Ohr geküsst wird, kann er sich zur Wehr setzen, um sich schlagen vor Empörung wegen unangemessener Nähe und Eindringens oder („weiter so ...") es einfach genießen. Alle Körperöffnungen weisen eine solche intime Qualität auf: Mund, Auge, Ohr, Vagina, Anus. Sie werden durch einschlägige ärztliche und pflegerische Eingriffe direkt oder symbolisch verletzt, und zwar durch Untersuchungsinstrumente, Spritzen, Infusionen, Spiegelungen, Einläufe. Solches Durchschreiten der Intimschranke ist z.b. charakteristisch für gynäkologische, urologische, zahnmedizinische Maßnahmen. Aber auch die Rituale, die wir in der Familie gegenüber dem Gebrauch etwa der Toilette betreiben, weisen auf die Schutzwürdigkeit des sich Entschlackens ohne Zeugen hin; Ähnliches gilt für Mundhygiene oder das Ehebett.

Klassische Intimität

Grundverschiedene Formen von Zuneigung und Bindung entstehen als Muster bereits in der Kindheit. Überbeschützende Zuwendung durch Mütter oder Väter können das Kind geradezu in die Flucht schlagen; das kann später zu ähnlicher Distanznahme und Bindungsschwäche und zu nur kurz dauernden Beziehungen führen. Das Extrem stellt hier der „Don-Juanismus" dar. Es führt der Kick einer Neu-Begegnung zu kurzer Nähe, aber wenn echte verpflichtende Bindung droht, erfolgen Distanzbedürfnis bzw. Flucht. Bei vernachlässigender Beziehung von

Eltern zu ihrem Kind wird sich bei ihm später Angst vor Trennung um Verlust von Nähe etablieren; es wird bei einer erwachsenen Beziehung „klammern" und nur schlecht loslassen (Bowlby nach Holmes, 2002). Eine neue Bindung entwickelt sich in Stufen von Annäherung und Verpflichtung.

Verliebtheit ist verbunden mit rascher Annäherung, leidenschaftlich erregten Gefühlen, aber von begrenzter Dauer. Sie ist spontan, passiert unerwartet; Nähe und Anziehung sind nicht bewusst herstellbar. Details der Person, in die man sich verliebt hat, sind wichtig: die Stimme, Gesten, auch Äußerlichkeiten, es geht (noch) nicht um die ganze Person. Als Begegnungschance ist Verliebtheit ein glücklicher Zufall. Olfaktorische und genetische Thesen als Passung, Bindung und Fügung zweier Menschen müssen diskutiert werden; das würde wenig freien Willen für die Wahl in einer Begegnung belassen! Die demonstrative Erhitzung der Gefühle ähnelt pubertären oder hysterischen Verhaltensmustern im „Affektpumpen". Mit ihrer dramatischen Erregtheit demonstriert die verliebte Person eine erhoffte Tiefe der eigentlich noch unsicheren Gefühle. Das nimmt sich wie ein Strohfeuer aus, wenn nach vier bis fünf Tagen manchmal absturzartig eine Ernüchterung eintritt. Lässt sich Verliebtheit überführen in eine Liebe?

Liebe im Gegensatz zu bloßer Verliebtheit ist ernst, tief und geworfen, erschütternd und vor allem existenziell und lebensbiografisch bedeutsam, geprägt von dauerhaften Gefühlen. Die Begegnung in der Liebe ist von hoher Intensität und persönlichkeitsverändernd. Die wenigen echten Lieben in einem Leben werden nicht vergessen, selten verdrängt und wirken noch lange nach. Die Liebe als Passion ist nicht beliebig herbeiführbar oder etwa manipulierbar. In ihr können wir sogar in einem gewissen Umfang Widersprüche der/des Anderen ertragen. Natürlich wollen die Menschen diesen Zustand fortsetzen. Liebe soll dann dingfest gemacht werden, eventuell in der Überführung in die Ehe. Lässt sich Liebe konservieren?

Ehe beginnt mit bewusster Wahl und der Heirat als einem öffentlich vollzogenen Ritual, hinter dem sich ein Vertrag verbirgt. Die zunächst freiwillige Zuneigung wird so den sozialen Regeln unterworfen. Ehe ist die gesellschaftliche Institution, die u.a. die Kontrolle der Reproduktivität durch Familienplanung bezweckt und der Sicherung der Aufzucht des Nachwuchses in der Familie dient. Man hat jetzt das gemeinsame Leben zu gestalten, eine eigene Wohnung einzurichten, gemeinsame Lebenspläne zu entwickeln, seine Finanzen zu teilen, die Schwiegereltern in die Beziehung zu integrieren, die Kinderwunschfrage anzugehen. Die Spontaneität des Liebeslebens wandelt sich in der Ehe. Jetzt steht die Planung der gemeinsamen familiären Gegenwart und Zukunft mit Sachlichkeit und Vernunft im Vordergrund der Paarbeziehung. Pragmatismus und Zweckmäßigkeit bestimmen das Weitere.

Living apart together. Heute gibt es berufliche Gründe, dass viele junge Paare auf Distanz, aber doch miteinander leben (bis zu 25% der 18- bis 30-Jährigen), verbunden durch Bahn, Flug, SMS, E-Mail. Die Abwesenheit von geliebten Partnern verstärkt die Sehnsucht. Kurze Trennungen von Partnern/innen weckt intime Fantasieinhalte, intensivere zärtlichere Gefühle. Die Abwesenheit von Partnern/innen ist für idealisierende Beziehungen sogar förderlich. Das widerlegt nicht die auch vorkommende Variante: „aus dem Auge, aus dem Sinn". Die Gruppe der „singles" ist auf etwa ein Drittel der 18- bis 30-Jährigen angestiegen. Bis zu 30% leben trotz finanzieller Unabhängigkeit noch in ihrer Ursprungsfamilie („Hotel Mama", „Nesthocker"). Nimmt man den großen Anteil von Paaren in eheähnlichen Beziehungen und den Anteil geschiedener Elternteile hinzu, die in „Fortsetzungsfamilien" bzw. „patchwork"-Familien leben, muss man eine Tendenz zur Auflösung klassischer familiärer Strukturen konstatieren.

Sexualanamnese. Auch wenn Sexualität öffentlich heute kaum mehr als Tabu angesehen wird, sollte man in Psychotherapie, Sexualpsychologie, Medizin und Pflege genauer differenzieren, welches Sexualverhalten bei einer Person en detail vorkommt: Koitus, Petting und/oder Masturbation? Der Verlauf des Sexualverhaltens wird verschieden sein als individueller sexueller Reaktionszyklus. Der Anteil der sexuellen Aktivitäten an der Gesamt-Triebbefriedigung ist für den Berater ebenso wichtig wie die Variation sexuellen Verhaltens, die Spielbreite der Fantasien, die mögliche Promiskuität, die Intensität sexueller Bedürfnisse, die sexuelle Orientierung sowie das Ausmaß erlangter Befriedigung. Schließlich sind sexuelle Abweichungen zu prüfen und der Grad der sozialen Einbindung von Sexualität in gelungene Bindungen.

Kollusion. Nach Willi (1988) wird bei einer Ähnlichkeitswahl in Paarbeziehungen ein unbewusster ähnlicher Grundkonflikt in polarisierten Rollen ausgetragen. Diese Beziehung fördert bei einem Partner einen offensiven Selbstheilungsversuch, bei dem anderen einen regressiven Selbstheilungsversuch. Dies reziproke Abwehrverhalten bewirkt die Anziehung der Partner und ihre Verklammerung. Beide hoffen auf eine Erlösung von ihrem Konflikt durch den Anderen. Als Beispiel dient die „orale Kollusion": die Partner sind beide in der Kindheit zu kurz gekommen! In der einen Position will die Person etwas bekommen, verwöhnt und gepflegt werden, oral befriedigt werden; dabei verdrängt sie das Geben an den Partner. Die andere Position will geben, Zuwendung spenden und pflegen und verdrängt eigene orale Bedürfnisse. Nach einer gewissen Zeitspanne zerplatzt dieses Bündnis, wenn bei der wiederum zu kurz kommenden Person die verdrängten eigenen Bedürfnisse sich melden: „Ich gebe und gebe; und was erhalte ich selbst an Zuwendung ...?"

Altern

Was am Altern ist intim oder tabu? Viele Menschen schämen sich, ihr tatsächliches Alter offen zu legen. Es gilt sogar als taktvoll, einer älteren Dame gegenüber alle Andeutungen, das Altern und das Alter betreffend, tunlichst zu unterlassen. In der Berliner Altersstudie (Mayer/Baltes, 1999) wurden 72- bis 99-Jährige nach ihrem „subjektiven Alter" befragt; sie empfanden ihr eigenes Alter im Durchschnitt 10 bis 22 Jahre jünger als in Wirklichkeit. Fragte man sie nach dem „erwünschten Alter", wären die Frauen gerne noch einmal zwischen 56 und 66 Jahre alt, also 16 bis 33 Jahre jünger; noch deutlicher wünschten sich die objektiv 72- bis 99-jährigen Männer ein Alter zwischen 53 und 62 Jahren, also unrealistische fast 20 bis 40 Jahre jünger zu sein.

Sexualität und Intimität im Alter. Eine Reihe von Vorurteilen erschweren eine freie Sexualität und Intimität im Alter (von Sydow, 1994). Die Rolle der Älteren wird von der Öffentlichkeit ohne nähere Kenntnis kurzum als asexuell definiert. Ältere haben insbesondere aus Sicht der Jüngeren als asexuell zu gelten. Die in Familien gegenüber jugendlichen Frauen ausgeübte Kontrolle wiederholt sich später, nur umgekehrt: Während damals die Mutter die abendliche Heimkehr ihrer Tochter überwachte, sind es jetzt die Töchter, die die sexuellen Experimente ihrer älteren Mütter kritisch verfolgen. Sexualität ist für alle Älteren wichtig, während Jüngere glauben, sexuelle Intimität sei für Ältere wenig wichtig. Es gibt sogar Ältere, die ein solches Stereotyp verinnerlichen und sich damit selbst kasteien. Manche Ältere nehmen auch von anderen Älteren an, sie seien a-sexuell. Das ist nicht zu verwechseln mit einer aufkommenden Gelassenheit, die nicht jede Gelegenheit beim Schopf ergreifen muss.

Die sexuelle Aktivität Älterer geht allerdings in einem gewissen Maß zurück, jedoch lange nicht so deutlich, wie das so angenommen wird. Die sexuellen Normen Älterer sind weniger restriktiv, als das Jüngere annehmen. Erst über 70 überwiegen negative Einstellungen zur Sexualität. Wie tabu Zärtlichkeit Älterer noch ist, sehen wir, wenn sie in der Öffentlichkeit vollzogen würde. In Normentreue halten viele Zärtlichkeit Älterer in der Öffentlichkeit als belästigend oder gar für lächerlich. Ältere Frauen vertreten rigidere Sexualnormen als Männer. Aber hier ist ein Wandel im Gange (von Sydow, 1994). Die Dinge werden für die ältere Frau durch die Tatsache erschwert, dass potenzielle Partner in passendem Alter bevölkerungsstatistisch nicht in genügendem Masse zur Verfügung stehen; 150 bis 250 Frauen von 60 bis 80 Jahren stehen jeweils nur 100 gleichaltrige Männer gegenüber. Auch die Versorgung von Mann und Frau im Alter ist stark gender-spezifisch: Männer leben nach der Berliner Altersstudie im Alter von 70 bis 100 Jahren noch zu über 50% in einer Ehe, vermutlich eher gut versorgt. Die gleichaltrigen Frauen jedoch sind zu 70% schon verwitwet, zu 10% geschieden, zu 12% schon immer allein.

Letzte Intimität

Tod und Sterben wurden in den letzten Jahren gesellschaftlich enttabuisiert. Mitte der Achtzigerjahre gab es erste Plädoyers für die Integration von Fragen des Todes und des Sterbens in die ärztliche Aus- und Weiterbildung (Winau/Rosemeier, 1984). Sterbebegleitung als Vorgehensweise ist jetzt anerkannt und etabliert wie das Angebot von Palliativ-Stationen und die Akzeptanz der Hospize. Das öffentliche Bewusstsein bewegt sich in Richtung auf eine Akzeptanz des barmherzigen Todes. Wir haben in diesem Band dem Tod und dem Sterben ein eigenes Kapitel gewidmet.

Literatur

Brosig, B., & Gieler, U. (2004). *Die Haut als psychische Hülle*. Gießen: Verlag Psychosozial.

Holmes, J. (2002). *John Bowlby und die Bindungstheorie*. München: Ernst Reinhardt.

Lockot, R., & Rosemeier, H. P. (1983). *Ärztliches Handeln und Intimität*. Stuttgart: Ferdinand Enke.

Mayer, K. U., & Baltes, P. B. (Hrsg.). (1999). *Die Berliner Altersstudie*. Berlin: Akademie Verlag.

Von Sydow, K. (1994). *Die Lust auf Liebe bei älteren Menschen*. München: Ernst Reinhardt.

Willi, J. (1988). *Zweierbeziehung*. Reinbek: Rowohlt.

Winau, R., & Rosemeier, H. P. (1984). *Tod und Sterben*. Berlin: Walter de Gruyter.

Wurmser, L. (1993). *Die Maske der Scham*. Berlin: Springer.

Inkontinenz, Scham, Ekel – sprechen wir darüber?!

Anne Ahnis

Einleitung

Inkontinent zu sein, stellt für die Betroffenen neben dem medizinischen, pflegerischen und sozioökonomischen Problem (Jünemann, 2002) eine große psychosoziale Belastung dar.

Im Allgemeinen wird Kontinenz als Indikator der Sozialfähigkeiten eines Menschen gesehen: im Kleinkindalter erlangt er Kontrolle über Miktion und Defäkation. Er lernt, drohenden Urin- bzw. Stuhlverlust bei voller Blase bzw. Rektum zu verhindern und trotz nicht gefüllter Blase eine Miktion frühzeitig auszulösen bzw. die Stuhlentleerung bewusst einzuleiten.

Urogenital- und Analbereich und deren Ausscheidungen gehören zur klassischen Zone der Intimität. Die Intimsphäre ist ein privater, anderen Menschen gegenüber schutzwürdiger Bereich, über den man ungern spricht. Intimität und Öffentlichkeit schließen sich gegenseitig aus (Lockot, 1983; Rosemeier, 1993). Der unfreiwillige Verlust von Urin oder Stuhl, den andere bemerken, und diagnostische/therapeutische Maßnahmen im urethralen und analen Bereich lassen etwas Intimes, das eigentlich vor Blicken und Berührungen Fremder verborgen bleiben sollte, öffentlich werden. Scham- und Ekelgefühle sind die Folge. Diese ziehen ihrerseits weitere, zum Teil gravierende bio-psycho-soziale Probleme nach sich (s. Abb.).

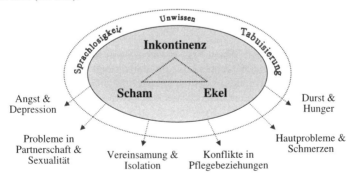

Abb.: Bio-psycho-soziale Folgen von Inkontinenz

Unfreiwilliger Urin- und Stuhlverlust und damit verbundene Scham- und Ekelgefühle führen zu eingeschränkten sozialen Beziehungen vor allem im Bereich
der Partnerschaft und der Sexualität. Die Erfüllung sozialer Rollen und Aktivitäten ist gefährdet. Um sicherzustellen, dass immer eine Toilette in der Nähe ist,
auf der prophylaktisch Wasser gelassen werden kann, Vorlagen auf Zustand/Ge-
ruch hin überprüft sowie die Intimpflege vorgenommen werden können, grenzen
sich Betroffene in ihrem Umgebungsradius in erheblichem Maße ein (Ashworth
& Hagan, 1993). Sie verzichten auf lange Wege, Einkäufe, Ausflüge oder Rei-
sen. Einigen droht Vereinsamung und völlige Isolation. Andere leiden an Durst
und auch Hunger, weil sie die Aufnahme von Flüssigkeit und Nahrung reduzieren.

Mit dem Verlust von sozialen Kontakten geht auch häufig der Verlust des
Selbstwertgefühls einher (Stojsic, Egger & Bacher, 2002). Die Betroffenen fühlen sich körperlich unattraktiv (Brown et al., 1998). Die psychische Verfassung
ist schlechter als bei kontinenten Personen, die Lebensfreude nimmt ab (Stojsic
et al., 2002). Der Kauf von Inkontinenzhilfsmitteln kann einen finanziellen Ein-
schnitt darstellen (McClish, Wyman, Sale, Camp & Earle, 1999).

Aus Scham- und Ekelgefühlen und Angst vor negativer sozialer Bewertung
sprechen Betroffene in der Öffentlichkeit, im Familien- und Bekanntenkreis
nicht offen über ihre Erkrankung. Einige halten sie sogar vor dem eigenen Partner geheim. Scham und Ekel einerseits, Unwissen und hartnäckige Vorurteile
über Inkontinenz andererseits führen in medizinischen und pflegerischen Settings zum Phänomen der „Doppelten Sprachlosigkeit" (Schlenger, 2003): Patientinnen und Patienten tragen ihre Beschwerden selten bei der Ärztin oder beim
Arzt/bei Pflegerin oder Pfleger vor. Andererseits fragen diese auch nicht immer
gezielt nach möglichen Symptomen (Cohen et al., 1999; Dugan et al., 2001).
Dieses Kommunikations-Tabu führt letztlich dazu, dass die Inkontinenz Millionen Betroffener unerkannt und unbehandelt bleibt (Hunskaar, Lose, Sykes &
Voss, 2004; Roche, Chautems, Rakotoarimanana, Berclaz & Marti, 2002).

Besondere Brisanz können Scham- und Ekelgefühle in medizinischen und pflegerischen Settings erlangen, wenn sie im Zusammenspiel mit anderen Faktoren
die Beziehungen zwischen den Akteuren strapazieren und zu feindseligem Verhalten oder sogar zu offener oder verdeckter psychischer/physischer Gewalt
führen.

Im vorliegenden Beitrag werden gängige Vorurteile (Blasenschwäche: Die fünf
häufigsten Vorurteile, 1999) in Bezug auf Prävalenz, Formen und Ursachen sowie Therapie der Inkontinenz dargestellt. Es wird der Zusammenhang von
Scham, Ekel und Inkontinenz und dessen Einfluss auf die Pflegebeziehung herausgearbeitet und Möglichkeiten der Konfliktlösung genannt.

Harn- und Analinkontinenz

Definition

Nach dem Definitionsvorschlag des Standardisierungs-Komitees der „International Incontinence Society" (ICS) ist Harninkontinenz („urinary incontinence") „jeder unfreiwillige Harnverlust" (Abrams et al., 2002).

Unter Analinkontinenz („anal incontinence") versteht man jeglichen unfreiwilligen Abgang von Darmwinden, flüssigen, weichen/schmierigen oder festen/geformten Stuhl. Der Begriff Stuhlinkontinenz („fecal incontinence") bezieht sich nur auf den Abgang von flüssigem oder geformtem Stuhl (Frudinger, 2002; Norton et al., 2002).

Prävalenz

Vorurteil 1: Inkontinenz ist ein Problem von Minderheiten: falsch!

Vor allem die Harninkontinenz ist weit verbreitet. Eindeutige Prävalenzzahlen existieren jedoch nicht. Die Angaben variieren in Abhängigkeit der verwendeten Inkontinenzdefinition, der unterschiedlichen Untersuchungsgruppen sowie Erhebungsmethoden von 3 bis 58% für die Harninkontinenz (vgl. Cheater & Castleden, 2000), von 0,5 bis 16,9% für die Analinkontinenz (vgl. Norton et al., 2002; Stenzelius, Mattiasson, Hallberg & Westergren, 2004). Harn- und Analinkontinenz treten auch kombiniert auf. Etwa 20 bis 30% der analinkontinenten Patienten sind auch harninkontinent (Roche et al., 2002). Umgekehrt leiden bis zu 30% der harninkontinenten Frauen auch an einer Inkontinenz für Stuhl (Khullar, Damiano, Toozs-Hobson & Cardozo, 1998).
Mit zunehmendem Alter steigen die Prävalenzzahlen von Harn- und Analinkontinenz. In geriatrischen Einrichtungen, Alters- oder Pflegeheimen ist die Zahl der inkontinenten Personen noch deutlich höher. Es lassen sich Prävalenzraten in Pflegeheimen von bis zu 72% für die Harninkontinenz (vgl. Cheater et al., 2000) und von bis zu 47% für die Analinkontinenz nachweisen (Borrie & Davidson, 1992; Nelson, Furner & Jesudason, 1998).

Vorurteil 2: Inkontinenz ist eine typische Frauenkrankheit: falsch!

An Harn- und Analinkontinenz können sowohl Frauen als auch Männer erkranken. Frauen sind jedoch im Allgemeinen häufiger von Inkontinenz betroffen. Jüngere und Frauen im mittleren Alter beispielsweise leiden etwa viermal so häufig, betagte Frauen über 60 Jahre ca. zweimal so häufig wie Männer an Harninkontinenz (vgl. Cheater et al., 2000). Bei Menschen über 75 Jahre gleichen sich die Prävalenzraten beider Geschlechter an (vgl. Cheater et al., 2000; Stenzelius et al., 2004).

Formen und Ursachen

Vorurteil 3: Inkontinenz gehört zum Älterwerden: falsch!

Durch die Bevölkerungsstruktur sind zwar mehr alte Menschen von Harn- und Analinkontinenz betroffen, aber die Inkontinenz gehört nicht zwangsweise zum Alterungsprozess. Auch jüngere Frauen, z.b. nach einer Entbindung, können inkontinent werden.

Vorurteil 4: Inkontinenz ist gleich Inkontinenz: falsch!

Harn- und Analinkontinenz liegen in verschiedenen Ursachen begründet und äußern sich auch unterschiedlich (z.B. Urinverlust mit oder ohne Harndrang). Nach der ICS (Abrams et al., 2002) lassen sich mit Ausnahme der funktionellen Harninkontinenz, die in den Klassifikationen der North American Nursing Diagnoses Association (NANDA, 2003) und dem International Council of Nursing (ICN, 2003) verankert ist, folgende Formen für Harninkontinenz unterscheiden (Tab. 1):

Tab. 1: Formen, Beschreibungen und Ursachen der Harninkontinenz

Harninkontinenzform	Beschreibung/Ursache (vgl. AWMF, 2004; Jünemann, 2004; Wakonig, 2003)
Belastungsinkontinenz (auch: Stressinkontinenz)	Unwillkürlicher Urinverlust bei körperlicher Belastung ohne Harndrang Bei physischer Anstrengung (z.B. Sport, Husten, Lachen) übersteigt der Druck in der Harnblase den Druck im Schließmuskelbereich Keine nachweisbaren Kontraktionen der Blasenwandmuskulatur (Detrusor) Ursachen: Schwächung der Beckenbodenmuskulatur bei Frauen, z.B. durch vaginale Entbindungen, hormonelle Defizite; bei Männern, z.B. durch Prostataoperationen
Dranginkontinenz • nicht-neurogene (idiopathische) Detrusorhyperaktivität • neurogene Detrusorhyperaktivität (früher Reflexinkontinenz)	Unwillkürlicher Harnverlust, der von imperativem Harndrang begleitet ist oder dem imperativer Harndrang vorausgeht [1] Urodynamisch nachweisbare Detrusorkontraktionen Ursachen: nicht bekannt [2] Ursachen: neurologisch (zerebral oder spinal; auch ohne Empfindung von Harndrang) [1] Imperativer Harndrang, Pollakisurie, Nykturie ohne Harnverlust = überaktive Blase/over-active bladder [2] Liegen konkrete Ursachen wie Entzündungen, Blasentumore oder -steine vor, bedarf diese sog. „symptomatische Dranginkontinenz" der gezielten Behandlung der Ursachen und stellt im Sinne der ICS keine Form der Dranginkontinenz dar

Tab. 1: (Fortsetzung)

Harninkontinenzform	Beschreibung/Ursache
Mischinkontinenz	Kombinationen von Belastungs- und Dranginkontinenz
Chronische Harnretention mit Harninkontinenz (früher: Überlauf- inkontinenz)	Unwillkürlicher, intermittierender oder tropfender Urinabgang durch passive Überdehnung der Blasenwand Charakterisiert durch nicht schmerzhafte Blase mit reichlich Restharn Druck in der Harnblase übersteigt den Druck in der Harnröhre Ursachen: Blasenauslassobstruktion (z.B. bei Prostataver- größerung), Kontraktionsstörung des Detrusors
Extraurethrale Harninkontinenz	Unwillkürlicher Harnverlust unter Umgehung der Harnröhre bzw. des Urethralsphinkters Ursachen: angeborene Anomalien (z.B. Fehlmündungen des Harnleiters, Fehlanlagen der Harnröhre), urogenitale Fisteln, Verletzungen des Harntraktes
Funktionelle Inkontinenz	Unbeabsichtigter Harnverlust einer normalerweise kontinenten Person auf Grund der Unfähigkeit, die Toilette rechtzeitig zu erreichen. Ursachen: Mobilitäts-, koordinationsfunktionelle und kognitive Einschränkungen, psychische Faktoren (Stefan & Allmer, 2000)

Für die Analinkontinenz lassen sich in Abhängigkeit der verschiedenen Ursachen folgende Formen klassifizieren und beschreiben (vgl. Jünemann, 2004; Probst, 2004; Staude, 1996) (Tab. 2):

Tab. 2: Formen, Beschreibungen und Ursachen der Analinkontinenz

Analinkontinenzform	Beschreibung/Ursache
Sensorische Analinkontinenz	Unwillkürlicher Abgang von Winden, Stuhl und Stuhl- schmieren durch Störung der sensiblen Wahrnehmung der Schleimhaut des Analkanals Ursachen: neurologische Erkrankungen (Demenz, Tumor), Rektumprolaps, Analatresie, operative Verletzungen
Muskuläre Analinkontinenz	Unwillkürlicher Abgang von Winden und Stuhl durch Schädigung des Schließmuskelapparates, ohne Störung der Wahrnehmung der Analschleimhaut Ursachen: vaginale Geburt mit Dammriss oder -schnitt, Senkung/Prolaps von Organen, Fisteln oder Fisteloperationen
Beckenbodeninsuffizienz- bedingte Analinkontinenz	Unwillkürlicher Stuhlverlust durch Störung des fein abge- stimmten Schließmuskelverschlusssystems Ursachen: Beckenbodeninsuffizienz, Senkung/Prolaps von Organen
Reservoirbedingte Stuhlinkontinenz	Häufiger Stuhlgang und -abgang durch Verhärtungen der Darmwand und dem Verlust der Reservoirfunktion des End- darms Ursachen: operative Eingriffe, CED

Tab. 2: (Fortsetzung)

Analinkontinenzform	Beschreibung/Ursache
Neurogene Analinkontinenz	Unfreiwilliger Verlust von Winden und Stuhl auf Grund von Nervenirritationen und -schädigungen, die den Schließmuskel-steuerungsmechanismus beeinflussen Ursachen: neurologische Erkrankungen (Multiple Sklerose, Demenz), operative Verletzungen, Bandscheibenvorfall
Paradoxe Analinkontinenz	Unkontrollierter Abgang von Stuhl oder Schleim auf Grund einer Obstipation
Psychisch bedingte Stuhlinkontinenz	Abgang von Winden und Stuhl, begründet in psychischen und psychosomatischen Aspekten (z.b. Traumata, Rentenbegehren, Umzug/Einweisung in ein Heim, Bedürfnis nach Zuwendung)
Mischformen	Kombinationen, z.b. von sensorischer und muskulärer Anal-inkontinenz

Therapie

Vorurteil 5: Inkontinenz kann nicht behandelt werden: falsch!

Zur Behandlung der Inkontinenz stehen in Abhängigkeit von Ursache und Schweregrad – welche unbedingt sorgfältig und fachkompetent diagnostisch abgeklärt werden müssen – sowie unter Beachtung des subjektiven Leidens-drucks und Belastbarkeit des Patienten/der Patientin verschiedene Therapie-maßnahmen zur Auswahl:

Konservative Therapie: Bei der Belastungsinkontinenz und der Dranginkonti-nenz wird der Einsatz physikalischer Maßnahmen wie Beckenbodentraining mit oder ohne Biofeedback und die Elektrostimulation empfohlen. Das Becken-bodentraining dient der Kräftigung der für die Blasenkontrolle mitverantwort-lichen Beckenbodenmuskulatur. Zur besseren Wahrnehmung der Muskelakti-vität wird diese gemessen und auf akustische oder visuelle Signale übertragen (Biofeedback). Bei der Elektrostimulation wird durch Anwendung elektrischer Ströme eine passive Muskelkontraktion hervorgerufen, die den Betroffenen das Gefühl der Kontraktion vermittelt. Auf diese Weise wird das Erlernen der aktiven Anspannung der Beckenbodenmuskulatur erleichtert. Verhaltensmodi-fizierende Maßnahmen wie Toilettentraining (Gewohnheitstraining) und Blasen-training sind Maßnahmen, die überwiegend bei der Dranginkontinenz zum Ein-satz kommen. Das Toilettentraining wird anhand der Auswertung eines Mik-tionstagebuches an den Patienten und die Patientin angepasst. Ist aus diesem Tagebuch ersichtlich, dass es z.B. alle 3 Stunden zum unfreiwilligen Verlust von Urin kommt, besteht die Methode darin, künftig alle 2½ Stunden zu mik-tionieren. Beim Blasentraining werden die anhand eines Miktionstagebuches ermittelten Miktionsabstände schrittweise verlängert. Die Blase wird somit auf größere Volumina konditioniert.

Eine Besserung der Stuhlinkontinenz kann häufig durch eine Ernährungs- und Flüssigkeitsberatung inklusive Anleitung zum körpergerechten Stuhlgangverhalten erreicht werden. Auch Beckenbodentraining und Elektrostimulation mit und ohne Biofeedback haben sich bei Analinkontinenz bewährt (Probst, 2004).

Medikamentöse Therapie: Wichtigste Indikation für die medikamentöse Therapie ist die Dranginkontinenz. Anticholinerge Substanzen senken die Überaktivität des Detrusors (Niederstadt & Doering, 2005; Thüroff et al., 1998). Bei Analinkontinenz gibt es Mittel zur Stuhlverfestigung. Zeitweise ist auch die gezielte Entleerung des Rektums durch Klistiere hilfreich. Sie erlauben den Betroffenen zumindest für einige Stunden, sich sicher zu bewegen (Frudinger, 2002).

Operative Therapie: Ziel der operativen Behandlung der weiblichen Belastungsinkontinenz ist die Korrektur der Hypermobilität des Blasenhalses bzw. bei hypotoner Urethra, eine adäquate Druckerhöhung der Urethra (Primus et al., 2003). Bei der Kolposuspension wird der Blasenhals operativ angehoben, näher an das Schambein gebracht und dort mit Fäden fixiert. Beim TVT-Verfahren wird eine Kunststoff-Schlinge/Band locker um die Harnröhre gelegt, wenn die Verankerung der Harnröhre am Schambein zerstört ist. Die Schlinge dient als Leitmaterial für das Einwachsen von körpereigenem Gewebe, das dann die Harnröhre wieder am Schambein befestigt.
Bei der männlichen chronischen Harnretention mit Harninkontinenz infolge Prostatavergrößerung ist die Entfernung des Prostata-Adenoms Ziel des operativen Eingriffs (Melchior, 2003).
Bei Analinkontinenz infolge einer vollständigen Zerstörung des analen Schließmuskels kann dieser durch eine dynamisierte Grazilisplastik oder einen künstlichen Analschließmuskel ersetzt werden. Bei neurogener Analinkontinenz sowie Traumen bei erhaltenem oder rekonstruiertem Schließmuskel wird die dauernde Stimulation der sakralen Nervenwurzeln seit längerer Zeit erfolgreich angewendet. Besteht keine andere Möglichkeit die Analinkontinenz zu heilen, kann ein künstlicher Darmausgang (Stoma) angelegt werden (Buchmann, 2003).

Hilfsmittelversorgung: Je nach Krankheitsursache, Krankheitsverlauf und Schweregrad der Inkontinenz dienen Inkontinenzhilfsmittel als Überbrückung, bis konservative und operative Behandlungen zur Kontinenz führen, als Ergänzung anderer Therapien oder als Langzeitbehandlung (von Siebenthal, 2003). Inkontinenzhilfsmittel sind mechanische Mittel, um den Urin- bzw. Stuhlverlust zu reduzieren oder zu verhindern (Vaginalpessare, Penisklemmen bzw. Analtampons), aufzufangen (Kondomurinale, Urinkollektoren bzw. Fäkalkollektoren), aufzunehmen (Vorlagen, Inkontinenzslips) oder abzuleiten (Selbstkatheterismus, suprapubische Drainage bei Harninkontinenz).

Scham und Inkontinenz

Beschreibung von Scham

Unter Scham, Schamgefühl oder sich schämen wird die Reaktionsform zum Erleben des Bloßgestelltseins, des Schuldigseins, des Versagthabens, des Prestigeverlustes verstanden (Dorsch, 1998). Das Sich-schämen ist nach Wurmser (1993) eine existenzielle Grunderfahrung, ein Gefühl, das sich auf den ganzen Menschen, auf sein komplettes psychisches und physisches Dasein bezieht (Pernlochner-Kügler, 2004). Wer sich schämt, will sich verstecken und möchte am liebsten im Erdboden versinken, sucht wie die Maus das Loch, schlägt die Augen nieder und/oder errötet vor Scham.

Scham entsteht, wenn unser Ich (aktuelles Selbst) von unserem eigenen Ideal (Selbstbild) abweicht und der Teil des Über-Ichs, der das Gesellschaftliche des Individuums repräsentiert, diese Diskrepanz signalisiert (Groening, 2000; Wurmser, 1993). Bei inkontinenten Personen besteht das Missverhältnis zwischen der Unfähigkeit, Urin oder Stuhl sicher halten zu können, und der erwünschten Kontrolle der Ausscheidungsfunktionen. Allein die gedankliche Beschäftigung mit einer schamauslösenden Situation, wie z.b. die Vorstellung, während eines Restaurantbesuches einzunässen, löst Scham aus. Eigenes Schamempfinden wird durch herablassende und angeekelte Blicke anderer verstärkt (fremdausgelöste Scham/Beschämung [Kalbe, 2002]).

Scham zählt zu den „ichbewussten", sekundären Emotionen. Ichbewusste Emotionen, zu denen auch Eifersucht, Neid, Mitgefühl, Verlegenheit, Stolz und Schuld subsumiert werden, erfordern die Fähigkeit zur Introspektion und implizieren eine Bezugnahme auf das Selbst (Lewis, 1992).

Physiologische Begleiterscheinungen von Scham

Das deutlichste körperliche Merkmal der Scham ist das Erröten. Das Rotwerden ist eine nicht beeinflussbare Reaktion, welche das Schamsubjekt hervorhebt und exponiert. Die dadurch hervorgerufenen Blicke oder Bemerkungen verstärken wiederum die empfundene Scham.

Die Passivität eines sich Schämenden äußert sich auch im Körperlichen: Obwohl ein sich Schämender eigentlich aus der Situation fliehen möchte, verharrt er am Ort. Der Fluchtwunsch zeigt sich im Ausweichen der schamverstärkenden Blicke durch Abwenden, Senken oder Wegdrehen des Kopfes oder des ganzen Körpers, durch unruhige Augenbewegungen und Blinzeln, sowie durch Lippeneinrollen oder Auf-die-Lippe-Beißen. Das verbale Verhalten äußert sich in Sprachlosigkeit, Stottern, unangebrachten Bemerkungen oder darin, dass auf die schamauslösende Situation mit einem Redefluss oder verlegenem Lachen reagiert wird (Izard, 1994).

Auslöser von Scham

Scham ist kein einheitliches Phänomen, sondern lässt sich über verschiedene Inhalte oder Anlässe definieren. Nach Kalbe (2002) weisen die meisten Untersuchungen im Wesentlichen auf drei Auslöser von Schamgefühlen hin:

(a) Soziale und körperliche Abweichungen sowie Persönlichkeitsmerkmale (z.b. physische Defekte, Krankheit, Nacktheit, Schmutzigsein, Schuld)
(b) Versagen und Misserfolge (z.b. Körperfunktionen nicht beherrschen, Kontrollverlust, sexuelles Versagen)
(c) Überschreitungen und grenzverletzendes Verhalten (z.b. Normbrüche, Verletzung von Regeln, erzwungene Nacktheit, Geringschätzung)

Mit allen 3 Formen von Schamauslösern sehen sich inkontinente Personen im Allgemeinen und in Pflegesituationen oder im medizinischen Setting im Besonderen konfrontiert.

So schämen sie sich, wenn sie Blähungen haben, nass oder mit Kot beschmiert sind und riechen, und sich so vor anderen zeigen müssen. Herabsetzendes Mitleid, Ekel oder Ablehnung von Nicht-Betroffenen verstärkt das Schamempfinden. Urogynäkologische, urologische, proktologische oder gastroenterologische Untersuchungen, operativ-therapeutische Eingriffe im Intimbereich und die Intimpflege durch Pflegefachkräfte – sind zwar notwendig – setzen aber Nacktsein voraus und lösen daher Scham aus bzw. verstärken sie. Das Tragen von Vorlagen oder Urinkollektoren, die Benutzung von Steckbecken, Katheter oder die Anwendung von Einläufen und Zäpfchen, Toilettengänge im Beisein anderer Personen sind schamauslösende Vorgänge (vgl. Reuschenbach, 2004).
Inkontinente leiden auch unter Scham- bzw. Schuldgefühlen auf Grund des Empfindens, Normen verletzt zu haben, wie z.b. die des Sauberkeitsgebotes der Unter- und Bettwäsche. Inkontinente empfinden Scham, wenn sie sexuelle Tabus überschreiten, wie sich nackt zeigen zu müssen, Manipulationen an den Genitalien zuzulassen, beim Waschen sexuell erregt zu werden oder weil sie sich beim Katheterisieren vergewaltigt fühlen (Grond, 1992).

Reaktionen auf Scham

Jeder Mensch ist bestrebt, schamauslösende Situationen zu vermeiden. Ist dies nicht möglich, ist die Hauptreaktion auf Scham das Verbergen dieser. In medizinischen und pflegerischen Settings, in denen inkontinente Personen Schamsituationen in besonderer Weise ausgesetzt sind, reagieren sie in unterschiedlicher Weise auf eigenes Schamempfinden. Viele versuchen das Gefühl einfach zu ertragen: „Da kann man eh nichts machen." „Das gehört halt dazu." Sie rechnen mit der professionellen Haltung der Pflegenden: „Die müssen das ja machen." „Die sehen so was ja täglich" (Reuschenbach, 2004, S. 115-116). Das Aushalten ihrer Schamgefühle gelingt den Betroffenen auch, indem sie die schamauslösende Situation „erlebnismäßig fragmentieren" (Pfau, 1998, S. 99): Die bei diagnostischen, therapeutischen oder pflegerischen Maßnahmen bloß-gestellten Köperteile werden verobjektiviert („... der Gastroenterologe unter-sucht nicht „mich", sondern meinen Darm ..." Pfau, 1998, S. 99); damit wird die Möglichkeit geschaffen, nicht in seiner ganzen Person/Persönlichkeit zum Objekt des anderen zu werden.

Andere versuchen die Scham durch Lachen zu verbergen oder durch Witze zu überspielen. Lächeln und Lachen wirkt spannungsreduzierend; die sich schä-mende Person erlangt Kontrolle über sich und die soziale Situation zurück.

Die Bereitschaft, über das Gefühl zu reden, ist auf Grund des hohen Intimitäts-charakters („Sprachlosigkeit" und Tabuisierung) bei vielen Patienten und Patien-tinnen eher gering (vgl. Reuschenbach, 2004).

Ekel und Inkontinenz

Beschreibung von Ekel

Als Ekel wird das stark unlustbetonte Gefühl des Widerwillens bezeichnet (Dorsch, 1998). Ekel zählt neben Furcht, Ärger, Traurigkeit und Freude zu den primären Emotionen. Primäre Emotionen sind universell, das heißt, sie sind in allen Kulturen gleichermaßen zu finden. Primäre Emotionen setzen keine Fähig-keit zur Introspektion oder Selbstreflexion voraus (Lewis, 1992).

Aus entwicklungspsychologischer Sicht ist Ekel schon sehr früh beim Säugling zu beobachten. Der mimische Ausdruck zu Ekel ist beim Menschen von Geburt an verfügbar, ebenso wie die dem Ekel zugehörige Reaktion, das Würgen und Erbrechen.

Physiologische Begleiterscheinungen von Ekel

Physiologische Reaktionen auf Ekel auslösende Situationen sind das Zusam-menziehen der Gaumen- und Rachenmuskulatur und die damit verbundene erhöhte Sekretion der Speicheldrüsen (Dorsch, 1998). Die nervale und hormo-nelle Reaktion des Körpers kann einen Würge- und Brechreiz (Schutzfunktion des Körpers gegen Vergiftungen) auslösen. Eine absinkende Herzrate kann eine Ohnmacht verursachen. Außerdem wird die Kopfdurchblutung verstärkt. Gleichzeitige Überraschung, Schockiertheit oder Erschrecken des/der sich Ekelnden lässt die Pulsfrequenz, den Blutdruck und den Hautwiderstand anstei-gen und verhindert somit eine Ohnmacht (Roth, 2001). Bei einigen Menschen kommen Schweißausbrüche hinzu (Pernlochner-Kügler, 2004). Der Ekel-erregung folgt der Impuls des Sich-Abwendens. Folge ist eine erhöhte Stressbe-lastung, die verstärkt wird, wenn der/die sich Ekelnde (z.B. der Pflegende bei der Säuberung des kotverschmierten Körpers) bemüht ist, den Ekel nicht zu zei-gen, um die Interaktionspartner nicht zu verletzen (Krey, 2004).

Neben dem körperlichen Zustand können sich auch Stimme (wird höher) und Mimik ändern. Beim Ausdruck von Ekel wird die Oberlippe hochgezogen und die Nase gerümpft, das verleiht den Augen den Anschein des Schielens (Izard, 1994).

Auslöser von Ekel

Das Ekelgefühl dient dem Menschen, sich davor zu bewahren, Verdorbenes und Schlechtes aufzunehmen. Nach Kolnai (1974) ist der „Urgegenstand" des Ekels all das, was zum „Erscheinungskreis der Fäulnis", also zum Übergang vom Lebendigen zum Toten gezählt werden kann. Bei den Substanzen, die in fast allen Kulturen Ekel auslösen, handelt es sich typischerweise um organische Substanzen und ihre Zersetzung (Pernlochner-Kügler, 2004). Universelle Ekelgefühle scheint es gegenüber Ausscheidungen, Faulem, Verdorbenem und Verwesendem zu geben.

Zu den Dingen, die der Köper abstößt, gehören Urin, Stuhl, Schweiß, Erbrochenes, Speichel, Auswurf und Blut (Kirsch, 1995; Pernlochner-Kügler, 2004). Dieses Innerste wird aber erst dann als eklig empfunden, wenn deutlich ist, dass der Körper es ausgesondert hat (Lockot, 1983). Je älter und damit fremder diese Substanz wird, desto heftigere Ekelgefühle treten auf. Auch wenn körpereigene Ekelstimuli sehr starken Ekel auslösen können, sind sie im Allgemeinen weniger Ekel erregend als fremde Ausscheidungen (Pernlochner-Kügler, 2004). So ekeln sich inkontinente Personen zwar auch vor den eigenen Ausscheidungen, oder gravierender vor dem eigenen Körper, was zu Selbstverachtung und -ablehnung führen kann (Izard, 1994), – bedeutender aber ist die Rolle des Ekels auf Seiten der Pflegenden, die mit fremden Ausscheidungen konfrontiert werden, wie z.B. bei der Intimpflege oder Hilfsmittelversorgung.

Das Ekelhafte wird durch die Sinne Sehen, Riechen, Hören, Tasten und Schmecken wahrgenommen. Neben Fremdheit, Riechweite, Konsistenz, Farbe, Alter, Grad der Verwesung, Anschein von Krankheit der Substanz, sowie der Ort, an dem die Substanz sich befindet, sind Geräusche und Wahrnehmbarkeit ausschlaggebend für das Auftreten und die Stärke von Ekelgefühlen (Pernlochner-Kügler, 2004). Zweifelsohne ist die Einverleibung des Ekelhaften die intensivste Form im Erleben des Ekels: Erfahrungsberichte von Pflegekräften zeigen, dass diese den Kontakt mit Ausscheidungen sehr eklig finden (Hanft, 1996), vor allem dann, wenn diese nicht mehr gesund riechen oder nicht mehr gesund aussehen, oder wenn sie außerhalb der dafür vorgesehenen Orte wie Toilette oder Schüssel im Bett oder im Zimmer stattfinden. Besonders eklig finden sie, wenn demenziell erkrankte Heimbewohner Kot nicht mehr als solchen erkennen und ihn essen. Die Reinigung des kotbeschmierten Mundes erleben die Pflegekräfte als besonders belastend (Sowinski, 1991). Die Intensität der Ekelempfindung variiert in Abhängigkeit der Erfahrungen vor und während der Ausbildung, der Beziehungsqualität zum Patienten sowie der Tagesform des Pflegenden (Hanft, 1996; Krey, 2004; Pernlochner-Kügler, 2004). Ressourcen auf Seiten der Pflegenden sind essenziell, um die Handlungsfähigkeiten beim Erleben von Ekel zu erhalten (Krey, 2004) und professionelle Pflege zu gewährleisten.

Reaktionen auf Ekel

Erlebt ein Mensch Ekel, so ist er bestrebt, der Ekel erregenden Situation unweigerlich zu entfliehen. Er wendet sich ab, versucht Distanz zu schaffen oder flüchtet aus der Situation. Im pflegerischen Alltag, in dem ein Flüchten aus ekligen Situationen nicht möglich ist, entwickeln Pflegende eigene Reaktionsformen und Strategien, dem Ekel zu begegnen und so ihre Handlungsfähigkeit zu erhalten (Übersicht in Ringel, 2003). Dazu gehören zum Beispiel Atmungsveränderungen wie „Luftanhalten" oder das flache Atmen, eine Erhöhung des Arbeitstempos oder übertriebener Aktionismus, Flucht in hauswirtschaftliche Tätigkeiten, kurzzeitiges Verlassen des Zimmers unter einem Vorwand, übermäßiger Gebrauch von Pflegehilfsmitteln, wie Handschuhe, Desinfektionsmittel oder Raumsprays. Andere (indirekte) Reaktionsformen bestehen in der Versachlichung der Ekel erregenden Situation oder sprachlichen Intellektualisierung. Auch finden sich in diesem Kontext Vermeidung der Auseinandersetzung mit Ekel bzw. die Verdrängung des Gefühls oder schlicht die Hoffung auf Gewöhnung wieder.

Einige dieser Reaktionsformen wirken einer positiven Beziehungspflege jedoch entgegen: Sie können zu Kommunikationsschwierigkeiten, Verstärkung von Scham- und Ekelgefühlen und psychischer und physischer Vernachlässigung des/der Gepflegten sowie zur langfristigen Gefahr eines Burnouts des/der Pflegenden führen (Ringel, 2003).

Beschreibungen, physiologische Begleiterscheinungen, Auslöser von und Reaktionen auf Scham- und Ekelgefühle sind in Tab. 3 zusammengefasst und gegenübergestellt.

Tab. 3: Gegenüberstellung von Scham und Ekel

	Scham	Ekel
Beschreibung	Sekundäre, ichbewusste Emotion	Primäre Emotion
	Reaktionsform zum Erleben des Bloßgestellseins, Schuldigseins, Versagthabens	Stark unlustbetontes Gefühl des Widerwillens
Begleiterscheinungen	Erröten, Abwenden, Senken oder Wegdrehen des Kopfes/Körpers Sprachlosigkeit, Stottern, unangebrachte Bemerkungen, Redefluss, verlegenes Lachen	Würge- und Brechreiz, Impuls des Sich-Abwendens

Tab. 3: (Fortsetzung)

	Scham	Ekel
Auslöser	(erzwungene) Nacktheit, Krankheit, schmutzig sein, Schuld Verlust der Kontrolle über Körperfunktionen, sexuelles Versagen Normbrüche, Verletzung von Regeln	Verwesendes, Verdorbenes, Faules, Ausscheidungen wie Urin, Stuhl, Schweiß, Erbrochenes, Speichel, Auswurf, Blut
Reaktionen	Vermeiden Verbergen Ertragen, Aushalten	Abwenden, Flucht, Distanz

Inkontinenz, Scham, Ekel – ein Teufelskreis

Aus den vorangegangenen Ausführungen wird deutlich, dass Scham und Ekel zwei bedeutende Emotionen sind. Scham dient der Bewahrung von Intimität, Ekel schützt vor ungesunden Substanzen. Scham- und Ekelgefühle sind in engster Weise miteinander verbunden; sie bedingen sich gegenseitig: Wir schämen uns besonders für jene Körperbereiche und deren Ausscheidungen, von denen bekannt ist, dass sie für den anderen Ekel erregend sind. Dieser Zusammenhang kann vor allem in Pflegesituationen, in denen die Gepflegten sich schämen und die Pflegenden sich ekeln – durch Fehlen adäquater Bewältigungsstrategien auf beiden Seiten – zu „gewaltigen" Problemen (vgl. Ringel, 2003) führen.

Erleidet eine Person häufig und unkontrolliert Schamsituationen, können Scham abwehrende Mechanismen in unterschiedlicher Intensität zum Tragen kommen: Verleugnung, Verdrängung und Flucht äußern sich z.B. im Verheimlichen, Verleugnen oder Bagatellisieren der Inkontinenz, in Gleichgültigkeit, in der Verweigerung von Hilfe oder Flucht in Suchtmittel. Aggressive Schamabwehr ist gekennzeichnet durch aggressive Ausbrüche oder Entwerten der therapeutischen Arbeit. Depressive Reaktionsformen sind geprägt von eingeschränkter Kommunikation, Isolation und Selbstentwertung bis hin zu selbstverletzenden Handlungen (Stadelmann, 1999). Abwehrende Mechanismen können, kurzfristig gesehen, schmerzlichen Gefühlen und beunruhigenden Vorstellungen sowie einer extremen Bedrohung des Selbstwertgefühls entgegenwirken. Jedoch hat das Abwehrsystem da seine Grenzen, wo es einer bewussten Krankheitsbewältigung – geprägt durch die aktive Auseinandersetzung mit der Erkrankung, durch die Suche nach Information und sozialer Unterstützung – zuwiderläuft oder sie erschwert.

Schamabwehrende Reaktionsformen strapazieren die Pflegebeziehung. Pflegende fühlen sich überfordert. Sie reagieren mit Gleichgültigkeit, Wut/Hass,

Hilflosigkeit, Schuld- oder ebenfalls mit Schamgefühlen (vgl. Hanft, 1996; Stadelmann, 1999).

Aber auch die Abwehr von Ekelgefühlen belastet die Pflegebeziehung. Denn mit dem Gefühl von Ekel sind immer auch Aspekte anderer Gefühle und Kognitionen verbunden. Ekel, Zorn und Geringschätzung gehören zum Muster der so genannten „Feindseligkeitstriade" (Izard, 1994).

Einzelne oder mehrere Emotionen der „Feindseligkeitstriade" und die daraus hervorgegangenen Vorstellungen und Gedanken können feindseliges und aggressives Verhalten auslösen.

Ringel (2003, S. 48-49) hat dies wie folgt beschrieben:

„Ein Pflegebedürftiger wollte sich nach Benutzung des Steckbeckens dieses selbst entfernen und verschüttete dabei versehentlich seinen Inhalt im Bett. Das gesamte Bettzeug ist nun mit Kot und Urin beschmutzt und bedarf der Reinigung. Die Pflegekraft kommt hinzu und reagiert spontan mit Ekelgefühlen. Sie wird nicht nur von einem Brechreiz befallen, sie hat auch den starken Wunsch nach Distanzvergrößerung, denn der Effekt des Ekels ist die Ablehnung. Die Pflegekraft befindet sich nun aber in einem Umfeld, in dem es ihr nicht möglich ist, die Distanz zu vergrößern. Sie muss dem Bedürftigen helfen und sich der Ekel auslösenden Situation stellen. Ihrem Wunsch nach Veränderung der Objektbeziehung, nämlich nach Distanz, kann sie aus ethischen, praktischen und rechtlichen Gründen nicht nachgehen und muss das Gegenteil tun: die Distanz verringern und das Bettzeug säubern. Sie wird also von dem, was sie intensiv zu tun wünscht, abgehalten, was Zorn (Wut) bei ihr auslöst, denn die Ursache von Zorn ist das Abgehaltenwerden von einem persönlichen Ziel. Nun steht sie dem Objekt des Ekels mit einem Emotionsgemisch aus Ekelgefühlen und Zorn gegenüber. Der Effekt von Zorn ist Beseitigung und Zerstörung des Objektes."

Feindseliges und aggressives Verhalten bei Pflegenden kann sich in schnellem, ungeduldigem, gereiztem oder inadäquatem Arbeiten (höhervolumige Hilfsmittelversorgung [Kuno et al., 2005]) sowie in verbalen Entgleisungen und Diskriminierungen ausdrücken. Aggressives Verhalten kann aber auch zu verdeckter (und offener) Gewalt führen: Patienten und Patientinnen werden in Kot oder Urin liegen gelassen, Ganzkörperwaschungen werden ohne Verdeckung der Schamzonen oder ohne Sichtschutz vor anderen Patienten vorgenommen, Ausscheidungsorgane werden mit Waschlappen gewaschen, die eigentlich fürs Gesicht sind; Verbände, Katheter und Infusionen werden unsanft entfernt (Pernlochner-Kügler, 2004).

Ein solches Verhalten wiederum kann für einen inkontinenten Menschen, der auf die Hilfe fremder Personen in dieser für ihn demütigenden Situation angewiesen ist, Scham hervorrufen bzw. seine eigene schon vorhandene Scham verstärken (Kirsch, 1995).

Auswege

Um hartnäckige Vorurteile ausräumen und aus dem Teufelskreis Inkontinenz/Scham/Ekel und seinen gravierenden Folgen ausbrechen zu können, ist es notwendig, die Enttabuisierung des Themas Inkontinenz bewusst voranzutreiben. Denn nur das bewusste Brechen von Tabus begünstigt auch ihr Verschwinden (Balle, 1990).

Information und Aufklärung

Das Krankheitsbild Inkontinenz muss in der Öffentlichkeit, ähnlich wie andere Krankheiten auch, eine angemessene Betrachtung hinsichtlich Prävalenz, Formen und Ursachen, diagnostischen sowie therapeutischen Maßnahmen erfahren, um Unwissen, Vorurteile und Stigmatisierung, welche zum Verschweigen und zur Nichtbehandlung der Inkontinenz führen, für immer auszuräumen. Ärzte und Ärztinnen, Pfleger und Pflegerinnen sollten schon während ihrer Ausbildung mit ausreichendem Fachwissen ausgestattet und für den Umgang mit inkontinenten Personen sensibilisiert werden. Nur dadurch wird gewährleistet, Patienten und Patientinnen gezielt nach möglichen Symptomen zu befragen bzw. Signale von Betroffenen, die sich schämen, über ihre Inkontinenz zu sprechen, besser zu erkennen, um eine angemessene Diagnostik durchführen und eine geeignete Therapie einleiten zu können.

Scham- und Ekelmanagement

Gerade Pflegekräfte, die sehr oft mit ekligen und schambesetzten Situationen konfrontiert werden, müssen in die Lage versetzt werden, Scham- und Ekelgefühle auszuhalten und sie zu bewältigen (Scham- und Ekelmanagement [Pernlochner-Kügler, 2004]). Dies sollte einen besonderen Schwerpunkt in der Ausbildung ausmachen.

Scham- und Ekelmanagement beginnt mit der Akzeptanz von Scham und Ekel als menschliche Emotionen, die man nicht abstellen, abgewöhnen oder verlernen kann. Das Zulassen von Scham- und Ekelgefühlen in Pflegebeziehungen und die Thematisierung, z.B. in Supervisionsgruppen, trägt zur psychischen Entlastung des Pflegepersonals bei.

Die Intimsphäre des Patienten und der Patientin sollte grundsätzlich so gut es geht bewahrt werden, da der Schutz von Intimität Scham auslösende Situationen vermeidet bzw. reduziert. Ist ein Eingriff in die Intimsphäre notwendig, gilt es, folgende Dinge zu beachten (vgl. Menche, 2004):

- Intimpflege sollte nur mit einem Sichtschutz oder in Abwesenheit von Mitpatienten oder Angehörigen durchgeführt werden.

- Bei der Benennung von Geschlechtsteilen sollte man keine Ausdrücke aus der Umgangssprache („unten herum") verwenden, sondern von Penis oder Scheide/Vagina, etc. sprechen.
- Wenn es möglich ist, sollte dem Wunsch des Patienten und der Patientin nach Wahl einer gleichgeschlechtlichen oder gegengeschlechtlichen Pflege entsprochen werden (Ahnis & Kummer, im Druck). In jedem Fall ist diskretes, taktvolles und empathisches Verhalten geboten und die Selbstständigkeit des Betroffenen (konservative Therapiemaßnahmen!) zu bewahren.

Ekelgefühle können nicht verlernt werden, aber es ist möglich, durch die Schaffung und Aktivierung von Ressourcen die „Lage" der Ekelschwelle (Krey, 2004) zu beeinflussen und damit die Handlungsfähigkeit in Ekel erregenden Situationen zu bewahren (vgl. Hanft, 1996; Krey, 2004; Ringel, 2003; Sowinski, 1999):

- Sinnvoll ist das Erlernen mentaler Techniken, die dazu beitragen können, unangenehme Gefühle während der Arbeitszeit zu verarbeiten.
- Für medizinisches und pflegerisches Personal sollte jederzeit die Möglichkeit bestehen, sich in Ruheräume zurückziehen zu können.
- Der Gebrauch von Handschuhen und Schutzkitteln schützt vor bzw. reduziert Ekelgefühle(n).
- Das nicht übertriebene Verwenden von Reinigungssubstanzen wie Pflegeschaum verhindert unangenehme Gerüche.
- Die Farbgebung in Pflegeräumen sollte nicht an Ausscheidungen erinnern, hingegen sollten die Arbeitsplätze in hellen, frischen Farben gehalten werden.
- Ekel erregende Arbeiten können getauscht werden, denn nicht jeder ekelt sich im gleichen Maße vor denselben Dingen.
- Eine positive Atmosphäre und ausreichend Zeit, die Arbeit zu erledigen, helfen ebenfalls, die Ekelschwelle zu verschieben.
- Pflegefachkräften und Pflegekräften sollten Mentoren und auch Psychologen zur Seite stehen.

Fazit

Inkontinenz, Scham, Ekel – es muss darüber gesprochen werden!
Die Sprachlosigkeit in der Gesellschaft im Allgemeinen und in medizinisch-pflegerischen Settings im Besonderen muss beendet werden, um das Tabu „Inkontinenz" zu brechen.

Dies setzt voraus, das Wissen über Ursachen und Therapiemöglichkeiten von Inkontinenz und der damit verbundenen Scham- und Ekelgefühle sowohl an das medizinische und pflegerische Fachpersonal, als auch an Betroffene und deren Bezugspersonen mit geeigneten Methoden und Formen zu vermitteln. Letztendlich gilt es, daraus wirksame Handlungsweisen im Umgang mit Scham- und Ekelgefühlen zu entwickeln und anzuwenden.

Literatur

Abrams, P., Cardozo, L., Fall, M., Griffiths, D., Rosier, P., Ulmsten, U. et al. (2002). The standardisation of terminology of lower urinary tract function: report from the Standardisation Sub-committee of the International Continence Society. *Neurourology and Urodynamics, 21*(2), 167-178.

Ahnis, A., & Kummer, K. (im Druck). Pflegerische und ärztliche Kommunikation am Beispiel Inkontinenz. Das Geschlecht spielt eine doppelte Rolle. *Pflegezeitschrift.*

Ashworth, P. D., & Hagan, M. T. (1993). The meaning of incontinence: a qualitative study of non-geriatric urinary incontinence sufferers. *Journal of Advanced Nursing, 18*(9), 1415-1423.

AWMF (Hrsg.). (2004). *Urologische Diagnostik bei Blasenfunktionsstörungen der Frau* [Online]. Verfügbar unter http://www.uni-duesseldorf.de/AWMF/ll/043-038.htm [27.06.2005].

Balle, C. (1990). *Tabus in der Sprache*. Frankfurt: Lang.

Blasenschwäche: Die fünf häufigsten Vorurteile (1999). *Magazin Stoma und Inkontinenz 1*, 42.

Borrie, M. J., & Davidson, H. A. (1992). Incontinence in institutions: costs and contributing factors. *Canadian Medical Association Journal, 147*(3), 322-328.

Brown, J. S., Subak, L. L., Gras, J., Brown, B. A., Kuppermann, M., & Posner, S. F. (1998). Urge Incontinence: The patient's perspective. *Journal of Womens' Health, 7*(10), 1263-1269.

Buchmann, P. (2003). Operative Therapie der Stuhlinkontinenz. *Therapeutische Umschau, 60*(5), 289-295.

Cheater, F. M., & Castleden, C. M. (2000). Epidemiology and classification of urinary incontinence. *Baillière's Clinical Obstetrics and Gynaecology, 14*(2), 183-205.

Cohen, S. J., Robinson, D., Dugan, E., Howard, G., Suggs, P., Pearce, K. F. et al. (1999). Communication between older adults and their physicans about urinary incontinence. *The Journal of Gerontology: Series A: Biological Sciences & Medical Sciences, 54*(1), M34-M37.

Dorsch, F. (1998). *Dorsch Psychologisches Wörterbuch* (13. Aufl.). Bern: Hans Huber.

Dugan, E., Roberts, C. P., Cohen, S. J., Preisser, J. S., Davis, C. C., Bland, D. R. et al. (2001). Why older community-dwelling adults do not discuss urinary incontinence with their primary care physicians. *Journal of American Geriatrics Society, 49*(4), 462-465.

Frudinger, A. (2002). Anale Inkontinenz. *Gynäkologisch Geburtshilfliche Rundschau, 42*(3), 153-157.

Groening, K. (2000). *Entweihung und Scham: Grenzsituationen in der Pflege alter Menschen* (2. Aufl.). Frankfurt am Main: Mabuse.

Grond, E. (1992). Psychosoziale Aspekte der Inkontinenz. In: I. Füsgen (Hrsg.), *Der inkontinente Patient* (1. Aufl., S. 45-84). Bern: Hans Huber.

Hanft, A. (1996). Zum Umgang mit Ekelgefühlen während der Krankenpflegeausbildung. *Pflege Aktuell, 2*, 112-115.

Hunskaar, S., Lose, G., Sykes, D., & Voss, S. (2004). The prevalence of urinary incontinence in women in four European countries. *British Journal of Urology, 93*(3), 324-330.

ICN (2003). *ICNP – Internationale Pflegeklassifikation für die Pflegepraxis*. Bern: Hans Huber.

Izard, C. E. (1994). *Die Emotionen des Menschen: eine Einführung in die Grundlagen der Emotionspsychologie* (2. Aufl.). Weinheim: Beltz.

Jünemann, K.-P. (2002). Inkontinenz im Alter. *Urologe [A], 41,* 338-341.

Jünemann, K.-P. (2004). *Harn- und Stuhlinkontinenz (Blasen- und Darmschwäche)*. Kassel: Deutsche Kontinenz Gesellschaft e.V.

Kalbe, W. (2002). *Scham – Komponenten, Determinanten, Dimensionen*. Diss., Psychologisches Institut der Universität Hamburg.

Khullar, V., Damiano, R., Toozs-Hobson, P., & Cardozo, L. (1998). Prevalence of faecal incontinence among women with urinary incontinence. *British Journal of Obstetrics and Gynaecology, 105*(11), 1211-1213.

Kirsch, M. (1995). Umgang mit Emotionen: Ekelgefühle in der Krankenpflege. *Pflegezeitschrift, 5,* 264-268.

Kolnai, A. (1974). *Der Ekel* (2. Aufl.). Tübingen: Max Niemeyer.

Krey, H. (2004). Gefühlsregulierung in der Pflegeausbildung – Eine Untersuchung zum Ekelempfinden von Auszubildenden in der Pflege im 3. Ausbildungsjahr. *Forum Qualitative Sozialforschung* [Online]. Verfügbar unter http://www.qualitative-research.net/fqstexte/1-04/1-04krey-d.htm [23.12.04].

Lewis, M. (1992). *Shame: the exposed self*. New York: The Free Press.

Lockot, R. (1983). Zur Medizinpsychologie der Intimität. In: R. Lockot & H. P. Rosemeier (Hrsg.), *Ärztliches Handeln und Intimität: eine medizinisch psychologische Perspektive* (S. 3-17). Stuttgart: Enke.

McClish, D. K., Wyman, J. F., Sale, P. G., Camp, J., & Earle, B. (1999). Use and costs of incontinence pads in female study volunteers. Continence Program for Women Research Group. *Journal of Wound, Ostomy & Continence Nursing, 26*(4), 207-213.

Melchior, H. (2003). *GIH-Manual: Harninkontinenz & Miktionsstörungen*. Melsungen: Bibliomed.

Menche, N. (2004). *Pflege Heute* (3. Aufl.). München: Urban & Fischer.

NANDA (Hrsg.). (2003). *Nursing Diagnoses: Definitions & Classifications 2003-2004*. Philadelphia: NANDA.

Nelson, R., Furner, S., & Jesudason, V. (1998). Fecal incontinence in Wisconsin nursing homes: prevalence and associations. *Diseases of the Colon and Rectum, 41*(10), 1226-1229.

Niederstadt, C., & Doering, T. (2005). *DEGAM-Leitlinie Nr. 5: Harninkontinenz* [Online]. Verfügbar unter http://www.degam.de/leitlinien/05_inkont/LL_Harninkontinenz.pdf [27.06.2005].

Norton, C., Christiansen, J., Butler, U., Harari, D., Nelson, R. L., Pemberton, J. et al. (2002). Anal Incontinence. In: P. Abrams, L. Cardozo, S. Khoury & A. Wein (Hrsg.), *Incontinence* (2. Aufl., S. 987-1043). Plymouth: Plymbridge Distributors.

Pernlochner-Kügler, C. (2004). *Körperscham und Ekel – wesentlich menschliche Gefühle*. Münster: LIT.

Pfau, B. (1998). *Scham und Depression: ärztliche Anthropologie eines Affektes*. Stuttgart: Schattauer.

Primus, G., Heidler, H., Bliem, F., Budinsky, M., Dietersdorfer, F., Ebner, M. et al. (2003). Leitlinien Blasenfunktionsstörungen. *Journal für Urologie und Urogynäkologie, 4,* 19-44.

Probst, M. (2004). *Stuhlinkontinenz – Ursachen, Diagnostik und Therapie* [Online]. Verfügbar unter http://www.gih.de/stuhl_inko.html [06.09.2004].

Reuschenbach, B. (2004). Scham auslösende Situationen in der Pflege: Manchmal fehlen die Worte... *Pflegezeitschrift, 2,* 113-116.

Ringel, D. (2003). *Ekel in der Pflege – eine „gewaltige" Emotion.* Frankfurt am Main: Mabuse.

Roche, B., Chautems, R., Rakotoarimanana, R., Berclaz, O., & Marti, M. C. (2002). Epidemiologie der Analinkontinenz. *Chirurgische Gastroenterologie, 18,* 282-285.

Rosemeier, H. P. (1993). Intimität – Umgang mit Scham, Peinlichkeit und Sexualität. In: H. P. Rosemeier, H.-W. Hoefert & W. Göpfert (Hrsg.), *Intimität und Sexualität* (S. 45-52). München: Quintessenz.

Schlenger, R. (2003). *Das Tabu bei Patienten und Ärzten brechen* [Online]. Verfügbar unter http://aerztlichepraxis.de/aktuell/artikel/0175298634/gynaekologie/urogynaekologie [14.06.2005].

Sowinski, C. (1991). Stellenwert der Ekelgefühle im Erleben des Pflegepersonals. *Pflege, 4*(3), 178-187.

Sowinski, C. (1999). Nähe und Distanz – Schamgefühl und Ekel: Pflege, eine intime grenzüberschreitende Dienstleistung. *Dr.med.Mabuse, 24*(121), 43-46.

Stadelmann, W. (1999). *... und möchte am liebsten im Boden versinken. Pflege Aktuell, 1,* 20-23.

Staude, G. (1996). Die Stuhlinkontinenz. Ursachen und therapeutische Möglichkeiten. *Medizinische Monatsschrift für Pharmazeuten, 19*(4), 99-105.

Stefan, H., & Allmer, F. (2000). *Praxis der Pflegediagnosen.* Wien: Springer.

Stenzelius, K., Mattiasson, A., Hallberg, I. R., & Westergren, A. (2004). Symptoms of urinary and faecal incontinence among men and women 75+ in relations to health complaints and quality of life. *Neurourology and Urodynamics, 23*(3), 211-222.

Stojsic, E.-K., Egger, J. W., & Bacher, H. (2002). Fäkale Inkontinenz – Biofeedback als verhaltensmedizinische Intervention zur Beeinflussung von krankheitsspezifischen Kontrollüberzeugungen und Bewältigungsformen sowie zur Förderung der subjektiven Lebensqualität. *Verhaltenstherapie und Verhaltensmedizin, 23*(3), 341-356.

Thüroff, J. W., Chartier-Kastler, E., Corcus, J., Humke, J., Jonas, U., Palmtag, H. et al. (1998). WHO Konsensus Konferenz: Harninkontinenz im Alter. Pharmakotherapie und Medikamentennebenwirkungen. *Urologe [B] Supplement 2, 38,* S23-S36.

von Siebenthal, M. (2003). Inkontinenzhilfen. *Therapeutische Umschau, 60*(5), 296-304.

Wakonig, J. (2003). *Harninkontinenz. 12. Geriatriesymposium* [Online]. Verfügbar unter http://www.topmed.at/show.php?id=87 [18.06.2005].

Wurmser, L. (1993). *Die Maske der Scham: die Psychoanalyse von Schamaffekten und Schamkonflikten* (2. erw. Aufl.). Berlin: Springer.

Tabu Gewalt

Tatort Familie: Gewalt gegenüber alten Menschen in der häuslichen Pflege

Adelheid Kuhlmey

1. Einleitung

Ist das Thema „Gewalt gegen Ältere" enttabuisiert? Das Thema Gewalt gegen alte Frauen und Männer bewegt sich in einem Spannungsfeld zwischen wissenschaftlichem sowie praktischem Sensibilisierungsanspruch und öffentlicher Skandalisierungsgefahr. Einerseits musste angesichts einer wachsenden Zahl alter und hochbetagter Menschen, die in privaten Haushalten gepflegt werden, dem Thema endlich Aufmerksamkeit geschenkt werden. So gibt es einen Trend zur Enttabuisierung, der sich in spezifischen Hilfsangeboten für Betroffene wie zum Beispiel Krisentelefonen, aber auch in der zunehmenden Zahl medialer Publikationen ausdrückt. Andererseits dürfen weder die alten Menschen stigmatisiert noch die pflegenden Familien der Gefahr falscher Beschuldigungen ausgesetzt werden. So findet das Tabu nach wie vor seinen Ausdruck in einer verschwindend kleinen Zahl wissenschaftlicher (deutschsprachiger) Veröffentlichungen und die Sprachlosigkeit bleibt insbesondere gegenüber dem Sachverhalt Gewalt in der familialen Pflege alter Menschen bestehen. Ursachen dafür liegen in den Besonderheiten der Familie: In ihr leben verschiedene Geschlechter und Generationen. Der Gegensatz von Alt und Jung, von Mann und Frau kann zu einer unheilvollen Eskalation von Gewalt führen. Familiale Beziehungen sind immer emotionalisiert. Liebe, Vertrauen und Dankbarkeit liegen stets eng beieinander mit Eifersucht und Hass, mit Misstrauen. Darüber hinaus ist die Familie der Gegenwart durch eine besonders enge Beziehung ausgewiesen und Körperkontakte sind im Familienkontext selbstverständlich. Und dennoch: Es ist und bleibt eine tragische Paradoxie, dass die Familie ein Ort ist, an dem Menschen einerseits Liebe, Fürsorge, Geborgenheit und Hilfe finden, und es andererseits kaum ein soziales Gebilde gibt, das so viel an Unterdrückung, Hass und Gewalt beinhaltet. Gewalt, die meist gegen den weiblichen Teil der Familie gerichtet ist oder als Misshandlung des Kindes in die Öffentlichkeit dringt. Erst im Kontext der gestiegenen Zahl alter Frauen und Männer, die auf Unterstützungsleistungen der Familien angewiesen sind, wurden auch die Fragen danach aktuell, ob im hohen Alter eine besondere Gefahr, von Gewalt betroffen zu sein, liegt und wie häufig Gewalt gegen alte Menschen in der Familie ist.

2. Familiale Pflege alter Menschen

2.1 Das Zustandekommen einer familialen Pflegesituation

Für das Zustandekommen der Pflegesituation gibt es zwei Wege. Familiale Pflege beginnt entweder als schleichender Prozess (z.b. bei chronischen Krankheitszuständen, auf Grund langsamen Fortschreitens von Autonomieverlust) oder die Pflegenotwendigkeit wird durch ein plötzliches Ereignis verursacht wie akute Krankheit, Unfall, Verwitwung oder Ausscheiden bzw. Tod der bisherigen Pflegeperson.

In den meisten Fällen entwickelt sich die Pflegebeziehung durch den zunehmenden Funktionsverlust und den sich langsam verschlechternden Gesundheitszustand des alten Angehörigen. Häufig lässt sich nicht feststellen, zu welchem Zeitpunkt die Pflege genau begonnen hat. Eher selten haben pflegende Angehörige von sich das Selbstbild, eine „Pflegeperson" zu sein, und können sich mit dem Status der Pflegenden identifizieren. Sowohl bei plötzlicher als auch bei schrittweiser Pflegebedürftigkeit ist es nicht untypisch, dass die Verantwortung für Pflege eher unreflektiert und unvorbereitet übernommen wird. Die meisten Pflegepersonen können zu Beginn der Pflegesituation kaum überschauen, welche Folgen die Entscheidung für sie und ihre Familien haben wird. Aus einer Übergangsregelung werden pflegeintensive Jahre, die die bisherigen Beziehungen zwischen dem Hilfebedürftigen und den übrigen Familienmitgliedern verändern.

Von den über zwei Millionen Leistungsempfängern der Pflegeversicherung ist ca. die Hälfte im Alter von 80 und mehr Jahren. Drei Viertel dieser Pflegebedürftigen werden zu Hause versorgt. Nahezu 90 Prozent aller pflegebedürftigen alten Menschen in Privathaushalten werden dort von Angehörigen aus dem engen Familienkreis gepflegt. Dies sind weit mehr als eine Million Menschen, die ohne Unterstützung formeller Dienste zu Hause versorgt werden (BMFSFJ 2002).

Familiäre Pflege beginnt häufig als Partnerpflege und wird mit zunehmendem Alter der Kranken immer mehr auf die Kinder verlagert.

2.2 Die Merkmale der Hauptpflegepersonen

Bei einem Drittel der privat betreuten alten Menschen ist die Hauptpflegeperson die Partnerin (20 Prozent) oder der Partner (12 Prozent), bei einem weiteren Drittel eine Tochter (23 Prozent) oder Schwiegertochter. Etwa 80 Prozent der pflegenden Angehörigen sind Frauen. Gut die Hälfte der Pflegepersonen ist zwischen 40 und 64 Jahren alt, ein Drittel 65 Jahre und älter (BMFSFJ 2002).

Merkmal der Hauptpflegeperson	Anteil (in %)
Geschlecht	
Weiblich	80
Männlich	20
Alter (in Jahren)	
unter 40	15
40 – 64	53
65 – 79	27
80 und älter	5
Verwandtschaftsbeziehung zur pflegebedürftigen Person	
(Ehe-)Partnerin	20
(Ehe-)Partner	12
Mutter	11
Vater	2
Tochter	23
Sohn	5
Schwiegertochter	10
Schwiegersohn	0
Sonstige Verwandte	10
Nachbar/Bekannte(r)	7
Wohnort	
Gleicher Haushalt wie Pflegebedürftige(r)	73
Getrennter Haushalt	27

Abb.: Geschlecht, Alter, Verwandtschaftsbeziehung und Wohnort der privaten
Hauptpflegepersonen von Pflegebedürftigen in Privathaushalten, 1998 (Quelle: BMFSFJ
2002)

2.3 Die Pflege- und Hilfeleistungen

Der zeitliche Aufwand für die Pflege und Versorgung eines bedürftigen Familienmitglieds ist außerordentlich hoch. Durchschnittlich stehen 80 Prozent der
Hauptpflegepersonen rund um die Uhr zur Verfügung. Die reine Pflegezeit be-

trägt zwischen drei und sechs Stunden täglich. Etwa die Hälfte der Pflegenden muss den Nachtschlaf wegen Hilfs- und Pflegetätigkeiten unterbrechen, davon 76 Prozent mehr als einmal pro Nacht (Boeger & Pickartz 1998; Gräßel 1998). Die täglichen oder fast täglichen Pflege- bzw. Hilfeleistungen werden in den Bereichen der Körperpflege, Haushaltsführung, behandlungspflegerischen Maßnahmen, der persönlichen Betreuung wie Gespräche und Spaziergänge sowie der Unterstützung beim Essen erbracht. Zu den sonstigen Hilfen zählen die Förderung bzw. Aufrechterhaltung der Sozialkontakte, die Erledigung von Behördengängen, Schriftverkehr mit Versicherungen oder Beihilfestellen, die Organisation von Hilfspersonal für die Hilfeabhängigen sowie die Unterstützung bei wichtigen Entscheidungen. Darüber hinaus fühlen sich pflegende Angehörige aufgefordert, den Pflegeabhängigen emotionalen Beistand, Zuspruch oder zwischenmenschliche Nähe zu vermitteln.

2.4 Die Belastungen für die pflegenden Familienmitglieder

Ein wesentliches Problem der Pflegebeziehung ist die Umkehrung von Rollen und der damit verbundenen Verantwortlichkeiten, beispielsweise wenn eine pflegende Ehefrau traditionelle Rollenanforderungen des Mannes auf Grund seiner Pflegebedürftigkeit übernehmen muss oder die Tochter in eine mütterlich versorgende Position überwechseln muss. Die Übernahme der Versorgung eines pflegebedürftigen Familienmitglieds vollzieht sich vor dem Hintergrund lebenslanger Beziehungen. Es kann deshalb nicht davon ausgegangen werden, dass die familiäre Solidarität ausschließlich harmonisch und konfliktfrei verläuft: So klagen viele Angehörige über ein mittleres bis hohes Ausmaß an Spannungen in der Beziehung.

Belastungen verändern das Leben pflegender Angehöriger. Als Belastungsquellen werden immer wieder das Angebundensein, die erlebte Angst, den Angehörigen zu verlieren, Verwirrtheit des Betreuten, Einschränkungen des Engagements in anderen Lebensbereichen, die Auswirkungen auf das sonstige Familienleben und die Veränderung der eigenen Lebensplanung genannt. Für die Mehrzahl pflegender Ehefrauen ist die Belastung durch körperliche schwere Pflegeaufgaben ein relevanter Problembereich. Dabei bestehen häufig eigene manifeste gesundheitliche Beschwerden, vor allem Schmerzen, sowie Sorgen um die zukünftige Verschlechterung der eigenen Gesundheit, verbunden mit der Befürchtung, den Ehemann dann nicht mehr versorgen zu können (BMFSFJ 2002).

2.5 Die besonderen Belastungen in der familialen Pflege Demenzkranker

Wenn Demenzkranke zu Hause gepflegt werden, zeigt sich eine höhere Belastung dieser pflegenden Angehörigen im Vergleich zu Pflegenden Nichtdemenzkranker. Pflegende Angehörige erleben nicht nur persönliche Einschränkungen, sondern vor allem emotionale und physische Belastungen auf

Grund der Persönlichkeitsveränderungen des Kranken. Sie leiden am „Auslöschen" der gemeinsamen Biografie, sind hilflos gegenüber den Angstkrisen der Gepflegten, grübeln über potenzielle Gefährdungen, erleben einen Verlust an Zuneigung zum Gepflegten, wissen nicht, wie lange sie noch durchhalten und schämen sich bei dem Gedanken, dass nur noch der Umzug ins Heim als Ausweg bleibt. Mit dem Fortschreiten der Demenz steigt die Angst vor dem aggressiven Verhalten des Pflegebedürftigen. Belastende Situationen, wie die Kontrolleinbußen der Angehörigen über das Verhalten der Erkrankten oder die Mehrarbeit der Angehörigen durch die wachsende Unfähigkeit der Erkrankten, alltägliche Aufgaben zu erledigen, nehmen zu. Pflegende Angehörige sind mit einer grundlegenden Veränderung ihrer Beziehung zur gepflegten Person konfrontiert. Das Voranschreiten des demenziellen Prozesses erschwert immer mehr die Kommunikation mit der erkrankten Person. In der Vergangenheit etablierte Beziehungs- und Familienregeln verlieren ihre Gültigkeit. Angehörige sind gezwungen, neue Funktionen und Rollen zu übernehmen, da die erkrankte Person auf Grund neurodegenerativer Prozesse ihre Eigenständigkeit verliert (BMFSFJ 2002).

Die Einschränkung der persönlich verfügbaren Zeit wird von pflegenden Angehörigen demenziell Erkrankter als weitere Ursache für Belastungserleben genannt. Ruhestörungen in der Nacht haben dabei auf das Belastungsempfinden der pflegenden Angehörigen einen besonderen Einfluss. Etwa 41 Prozent der pflegenden Angehörigen gaben an, ein- bis zweimal nachts geweckt zu werden; 32 Prozent gaben an, bis zu viermal; neun Prozent fünf- bis sechsmal; 18 Prozent mehr als sechsmal nächtlich geweckt zu werden (Gräßel 1998a).

2.6 Auswirkungen der Pflege auf die Gesundheit der Familienangehörigen

Konsequenzen tragen die pflegenden Angehörigen in Bezug auf ihre eigene Gesundheit. Im Verhältnis zur Gesamtbevölkerung haben pflegende Angehörige auffällig mehr oder ausgeprägtere körperliche Beschwerden. Drei Viertel aller pflegenden Frauen sind an mindestens einer Krankheit erkrankt. Dabei handelt es sich häufig um Rückenschmerzen/Bandscheibenschäden, Schilddrüsenerkrankung und Osteoporose. Etwa 40 Prozent aller Pflegenden leiden an Krankheiten des Herz-/Kreislauf- und des Muskel-/Skelettsystems. Besonders ausgeprägt sind Symptome allgemeiner Erschöpfung, Magenbeschwerden, Gliederschmerzen und Herzbeschwerden (Adler et al. 1996; Gräßel 1998). Die Erschöpfung äußert sich in psychosomatischen Beschwerden wie Schlafstörungen, Nervosität, Kopfschmerzen und depressiven Verstimmungen.

Pflegende Angehörige von Demenzkranken bilden eine Hochrisikogruppe für Erschöpfung, Schlaf- und Appetitstörungen, Nervosität sowie für vermehrte Einnahmen von Psychopharmaka, vor allem gegen Anspannung. Körperliche Beschwerden, wie Gliederschmerzen, Herz- und Magenbeschwerden, Erschöpfung werden häufiger von Pflegenden eines Demenzkranken im Vergleich zu Personen, die ältere Menschen pflegen, deren kognitive Leistungsfähigkeit weitgehend unbeeinträchtigt ist; genannt. Etwa 36 Prozent männlicher und 28 Prozent weiblicher Pflegender eines Nichtdemenzkranken leiden an keiner Erkrankung; bei Pflegenden eines Demenzkranken sind es nur 17 Prozent der männlichen und 24 Prozent der weiblichen Pflegepersonen. Gräßel (1998a) konnte nachweisen, dass der durchschnittliche Beschwerdenumfang von pflegenden Angehörigen eines Demenzpatienten signifikant über den alters- und geschlechtsspezifischen Normwerten der Allgemeinbevölkerung liegt. Adler et al. (1996) beobachten, dass es vielen Pflegenden von Demenzkranken besonders schwer fällt, ihre eigenen Bedürfnisse wahrzunehmen und zu befriedigen. Die Autoren führen dieses Verhalten auf eine mangelnde emotionale Autonomie gegenüber den Pflegebedürftigen zurück.

3. Gewalt gegenüber alten Menschen in der familialen Pflegesituation

3.1 Die Definitionen des Begriffs „Gewalt"

Es gibt kein einheitliches Verständnis darüber, was unter Gewalt zu verstehen ist. Eng gefasste Begriffsbestimmungen, die Gewalt auf konkrete körperlich schädigende Handlungen reduzieren, stehen weit gefassten Ansätzen gegenüber, die auch verbal-emotionale Beschimpfungen, Vernachlässigung und Unterlassung oder finanzielle Ausbeutung unter den Begriff subsumieren. Die am weitesten reichende Differenzierung von Gewalt nimmt Galtung (1975) vor, wenn er zwischen physischer und psychischer Gewalt, zwischen negativer und positiver Einflussnahme, zwischen objektbezogener und objektloser, zwischen personaler und struktureller Gewalt, zwischen manifester und latenter sowie intendierter und nicht-intendierter Gewalt unterscheidet und definiert, dass Gewalt vorliegt, wenn Menschen so beeinflusst werden, dass ihre aktuelle körperliche und geistige Verwirklichung geringer ist als ihre potenzielle Verwirklichung.

Die gerontologischen Veröffentlichungen beziehen sich meist auf die von Dieck (1987) eingeführte Definition von Gewalt als „eine systematische, nicht einmalige Einwirkung auf die Befindlichkeit des Adressaten". Gewalt gegen alte Menschen umfasst dabei jene Handlungen und Unterlassungen, die gravierende negative Auswirkungen auf die Lebenssituation und Befindlichkeit des älteren Menschen haben (BMFSFJ 1996). In jüngeren Arbeiten folgt Hirsch (2000) wiederum dem Verständnis von Galtung (1975) und sieht in Gewalt eine vermeidbare Beeinträchtigung von grundlegenden menschlichen Bedürfnissen wie etwa Wohlbefinden, Überleben und Identität durch personale und/oder kulturelle und/oder strukturelle Determinanten und unterscheidet drei Faktoren von Gewalt: personell, strukturell und kulturell. Die personale Gewalt (z.B. Beschämen, Nahrung vorenthalten) stellt eine direkte Handlung dar, während strukturelle (z.b. mangelhafte Lebensräume, unzureichende Durchsetzung von Gesetzen) und kulturelle (z.b. Altersstereotyp, Pflegeverpflichtung für Frauen) Faktoren nur indirekt wirken.

Ebenfalls auf das von Dieck (1987) entwickelte Schema gehen die Unterscheidungen von Gewaltformen zurück, wie Brendebach (2000) sie vornimmt. Zunächst wird zwischen Vernachlässigung und Misshandlung getrennt. Unter Vernachlässigung lässt sich die passive Vernachlässigung (Unterlassung von Handlungen infolge des Nichterkennens von Bedarfssituationen) und die aktive Vernachlässigung (bewusstes Verweigern von Handlungen) subsumieren. Zu Misshandlungen zählen körperliche (aktiv beigebrachte Beeinträchtigungen, sexueller Missbrauch) und psychische Misshandlung (z.b. Beschimpfung, Drohungen, Isolierung) sowie finanzielle Exploitation und Einschränkung des freien Willens (z.b. Behinderung in der Ausübung der Zivilrechte wie Abfassung des Testaments).

In einigen internationalen Studien wird außerdem Selbstvernachlässigung (self neglect) und „Im Stich lassen" (abandonment) als Gewaltform berücksichtigt, andere plädieren darüber hinaus dafür, die Gewalt, die alte Menschen gegen sich selbst richten, als eine weitere Form von Gewalt aufzunehmen (Suizidalität im Alter) (Hagen 2001).

3.3 Das Ausmaß und die Formen von Gewalt gegen alte Menschen

Über das Ausmaß von Gewalt gegen alte Menschen im familialen und privaten Nahraum ist bislang wenig bekannt. Einerseits erschwert der uneinheitliche Gebrauch des Gewaltbegriffs die Festlegung auf genaue Prävalenz- und Inzidenzraten. Andererseits beruht die wissenschaftlich unbefriedigende Befundung auf der Brisanz des Themas. Familiale Ereignisse werden in der Regel als Privatangelegenheit betrachtet, so dass Befragte – und zwar sowohl Täter als auch Opfer – sich scheuen, über möglicherweise peinliche oder entwürdigende Zustände zu berichten. Scham- und Schuldgefühle auf Seiten der Gewaltbetroffenen wie der Gewaltausübenden führen dazu, dass keine Hilfe gesucht wird und die den Gewalthandlungen zu Grunde liegenden Probleme gegenüber Dritten (auch gegenüber Forschern) möglichst verdeckt werden. Weiterhin fürchten Opfer von Misshandlung und Vernachlässigung die „Nebenfolgen" einer Offenbarung der ihnen widerfahrenen Viktimisierung bisweilen mehr als den Fortbestand der Beziehung zu der Gewalt ausübenden Person. Zu diesen Nebenfolgen gehören vor allem der Verlust sozialer Unterstützung und sozialer Beziehungen (oftmals inklusive der Beziehung zu der Gewalt ausübenden Person), der Verlust des privaten Wohnumfeldes und die Übersiedlung in eine Einrichtung der stationären Altenhilfe, schließlich auch befürchtete Repressalien seitens des Gewaltausübenden oder seines Umfeldes. Dabei ist zu beachten, dass Gewalt innerhalb von familialen Pflegebeziehungen in der Regel vor dem Hintergrund langjähriger Beziehungsstrukturen entsteht. Gewaltprovozierende

Situationen sind durch eine Vielzahl persönlicher, materieller und beziehungs-
bezogener Bedingungen gekennzeichnet. Hinzu kommt, dass die mutmaßlich
stark gefährdete Gruppe der dementen Hochbetagten für sozialwissenschaftliche
Opferbefragungen wie für polizeiliche und staatsanwaltschaftliche Verneh-
mungen nur sehr eingeschränkt zur Verfügung steht (Görgen et al. 2002).
Des Weiteren können von medizinischer und pflegerischer Seite Fälle von
Gewalteinwirkung häufig nicht aufgedeckt werden. Bei dem Vorliegen von
physischer Gewalt gibt es für Ärzte, Pflegekräfte oder andere Helfer wenige
Erkenntnisse darüber, welche körperlichen Symptome Indizien darstellen
(Hirsch & Nikolaus 2005). Krankheitsfolgen und Erscheinungsformen von
Alterungsprozessen sind vielfach nicht eindeutig von Misshandlungs- und
Vernachlässigungssymptomen zu unterscheiden; Gewalteinwirkungen werden
bei multimorbiden Personen nicht bemerkt, da sie quasi im Gesamtbild der
Krankheitssymptomatik „untergehen"(Görgen et al. 2002).

Das Bundesministerium für Familie, Senioren, Frauen und Jugend veröffentlichte – trotz der oben genannten Schwierigkeiten der Befundung – im Jahr
2001 in einer Pressemitteilung folgende erste Anhaltspunkte zum möglichen
Ausmaß von Gewalt und zu den Gewaltformen:
- Gewalt tritt oft in engen sozialen oder privaten Beziehungen auf, dabei über
  zwei Drittel der Fälle von Gewalt in familiären Beziehungen. Nur ein
  Bruchteil davon wird bekannt.
- Ca. 600.000 ältere Menschen oder 6,6 Prozent der 60- bis 75-Jährigen
  werden Opfer innerfamiliärer Gewalt; rund 340.000 erleiden körperliche
  Gewalt.
- Eine klare Rangordnung der Gewaltformen ist nicht zu erkennen, feststeht
  lediglich, dass die offene, körperliche Gewalt nur eine und wahrscheinlich
  nicht die häufigste Spielart von Gewalt darstellt. Das Spektrum der Gewalt
  reicht von Vernachlässigung und seelischer Misshandlung über finanzielle
  Ausnutzung, Freiheitseinschränkung bis hin zu körperlicher Gewalt.
- Psychische und physische Misshandlungen treten vor allem im Kontext von
  Ehe und Partnerschaft auf, während Formen wie finanzielle Ausbeutung und
  Einschränkungen des freien Willens vor allem durch Kinder und Enkel
  ausgeübt werden.
Selten wird nur eine Gewaltform praktiziert (z.B. körperliche oder psychische),
sondern es muss von Vielfachmisshandlungen ausgegangen werden (Hirsch
2001; Hirsch & Nikolaus, 2005). Im Zeitraum eines Jahres wurde von den
Älteren, die ein Beratungstelefon wegen einer Gewaltproblematik in Anspruch
nahmen, in zwei Dritteln der Fälle psychische Misshandlung angegeben, etwa
ein Drittel berichtete von körperlicher Gewalt. Finanzielle Ausbeutung und
Einschränkung des freien Willens spielten zu jeweils etwa 20 Prozent eine Rolle
(Mehrfachnennungen waren möglich). Über Vernachlässigung – so ist zu
vermuten – wurde deshalb selten berichtet, weil die Betroffenen in der Regel

kaum mehr in der Lage sind, sich an derartige Einrichtungen zu wenden (Görgen & Nägele 2005).

Zwei klare Ergebnisse zeichnen sich in der methodisch sorgfältigen Studie des Kriminologischen Forschungsinstituts Niedersachsen (KFN-Studie) ab: (1) Die Prävalenz physischer Gewalt im sozialen Nahraum nimmt mit dem Alter ab: Bei den unter 60-Jährigen berichteten mehr Personen, Opfer schwerer körperlicher Gewalt geworden zu sein als bei den über 60-Jährigen. (2) Trotz des mit dem Alter abnehmenden Risikos, Opfer von körperlicher Gewalt im sozialen Nahraum zu sein, sind die Zahlen dennoch bedeutsam: 3,4 Prozent der über 60-Jährigen haben im Befragungsjahr (1991) physische Gewalt erlebt, 2,7 Prozent erlitten Vernachlässigung oder den Missbrauch von Medikamentengabe, 0,8 Prozent waren von chronischer verbaler Aggression betroffen und 1,3 Prozent Opfer wirtschaftlicher Ausnutzung (Wetzels & Greve 1996). In einer brieflichen Befragung einer regionalen Stichprobe wurde eine noch höhere Prävalenzquote für Gewalterfahrung ermittelt (10,8 Prozent), wobei hier auf Grund des nur geringen Rücklaufs mit erheblichen Selektivitätsproblemen zu rechnen ist (Brendebach & Hirsch 1999).

In einer Untersuchung von Thoma, Zank & Schacke (2005) gaben 68 Prozent der befragten Angehörigen von demenziell Erkrankten an, während der letzten zwei Wochen mindestens eine Form von Gewalt mindestens einmal angewendet zu haben.

Im Vergleich zu Deutschland ist die Forschungssituation zu Gewalt gegen ältere Menschen im häuslichen Bereich in anderen europäischen Ländern, vor allem aber im angloamerikanischen Bereich, deutlich besser. Nach den vorliegenden englischen und US-amerikanischen Studien werden 4 bis 5 Prozent der Alten, die in Familien leben, von Gewaltakten betroffen (Görgen et al. 2002), wobei die Angaben über das Vorkommen von Misshandlungen im sozialen Nahraum methodenabhängig zwischen 1,2 und 10,8 Prozent schwanken (Brendebach 2000; Hagen 2001; Hirsch 2001). Auch der internationale Vergleich bestätigt, dass, empirisch betrachtet, älteren Menschen gerade dort Gewalt droht, wo sie sich am sichersten fühlen, d.h. im eigenen Haushalt und in Familie und Partnerschaft (Klie 2001).

3.4 Die Risikofaktoren und Entstehungsbedingungen von Gewalt gegen alte Menschen

Eine einheitliche, allgemein akzeptierte Theorie zu den Entstehungsbedingungen und Risikofaktoren von Gewalt gegen alte Menschen gibt es nicht. Vielfalt und Vielzahl der Risikofaktoren legen es nahe, dass sehr unterschiedliche Begleitumstände an einer Misshandlungssituation beteiligt sein können und ein multifaktorielles Erklärungsmodell erforderlich ist.

Von Görgen et al. (2002) werden zum Beispiel vier gängige Erklärungsmodelle für das Entstehen von häuslicher Gewalt gegen alte Menschen angeführt:

(1) Ansatz „Pflegestress": Die Gewalt wird auf die mit der Pflege verbundenen Belastungen zurückgeführt.

(2) Ansatz „Pathologische Täterpersönlichkeit": Das Ausmaß der Hilfs- und Pflegebedürftigkeit eines alten Menschen steht nicht im ursächlichen Zusammenhang mit dem Auftreten von Gewalt, vielmehr handelt es sich bei Gewaltausübenden um gestörte und auch in anderen Handlungsfeldern deviante Personen.

(3) Ansatz „Transgenerationale Gewalt": Hierbei handelt es sich um die Weitergabe von gewaltförmigen Handlungsmustern über Generationen hinweg.

(4) Ansatz „Gewalt gegen Ältere als geschlechtsspezifische Gewalt": Dieses Erklärungsmodell basiert auf der Annahme, dass Gewalt gegen Ältere meistens Gewalt gegen ältere Frauen heißt, die u.a. von Lebens- und Ehepartnern begangen wird. Somit ist sie nicht in erster Linie Gewalt gegen Ältere, sondern Gewalt von Männern gegenüber Frauen in engen Beziehungen und damit eine Fortsetzung früherer Beziehungsmuster.

Solche Erklärungsansätze sind in der aktuellen Diskussion. So gelangen Lachs und Pillemer (2004) zu der Aussage, dass sich im Allgemeinen kaum Belege dafür fänden, dass hohe Pflegebelastungen ein erhöhtes Gewaltrisiko in sich berge. Dagegen halten sie die Transmission von Gewalt über Generationen hinweg für einen plausiblen Erklärungsansatz, der bislang allerdings noch selten einer empirischen Untersuchung unterzogen wurde. Allerdings geben andere Autoren zu bedenken, dass die These des „intergenerationellen Gewaltkreislaufes" eher geeignet zu sein scheint, Gewalt gegen Kinder zu erklären als Gewalt gegen alte Menschen (BMSG 2001). Zunehmende Abhängigkeit des Pflegebedürftigen von der Pflegeperson und erschwerte Kommunikation zwischen den Beteiligten scheinen Prädiktoren für das Auftreten von Gewalthandlungen zu sein. Es zeigte sich an Hand objektiver wie subjektiver Gesundheitsmaße, dass das Gewaltrisiko mit abnehmenden körperlichen Kräften und zunehmender Hilfs- und Pflegebedürftigkeit steigt (Brendebach 2000). Allerdings weisen Gegenpositionen einschränkend darauf hin, dass der Gesundheitszustand und die Abhängigkeit des Gewaltempfängers nicht von vornherein Risikofaktoren darstellen, sondern nur insofern determinierend sein können, als sie in wechselseitiger Abhängigkeit mit anderen Variablen stehen. Es ist derzeit noch unklar, inwiefern es sich bei den Variablen „Gesundheitszustand" und „Funktionsstatus" des Opfers tatsächlich um Risikofaktoren für Gewalterfahrungen handelt. Damit scheint das Ausmaß der körperlichen Pflegebedürftigkeit keinen Risikofaktor per se darzustellen, vielmehr ist das Opfer dadurch weniger gut in der Lage, sich zur Wehr zu setzen und der Situation aus dem Weg zu gehen (Lachs & Pillemer 2004; BMSG 2001).

3.5 Die Merkmale der Gewaltempfänger und Gewaltanwender

In erster Linie sind die Gewaltausübenden nahe stehende Familienmitglieder, die täglichen Kontakt zum alten Menschen haben. Die Gewalt gegenüber Pflegebedürftigen wird überwiegend von Frauen ausgeübt, Frauen, die zum großen Teil im mittleren Lebensalter sind. Sie sind es auch, die den Großteil der pflegenden Angehörigen repräsentieren.

Die „Täterinnen" bzw. „Täter" im sozialen Nahraum leben überwiegend im gleichen Haushalt als Ehepartner, Kinder, Schwieger- oder Enkelkinder. Studien konnten vorwiegend Partner als Gewaltanwender identifizieren, mit deutlichem Abstand folgten Töchter, dann Söhne. Meist befinden sie sich in einer schwierigen sozialen Situation. So steigt das Gewaltrisiko bei sozial isolierten Personen häufig an. Dabei können sowohl die umfassende Einbindung in eine Pflegesituation als auch gering entwickelte soziale Kompetenzen die soziale Isolation verursachen (Brendebach 2000). Das heißt, Isolation ist entweder ein Resultat von Gewalt in der Familie oder aber ein indirekter Bedingungsfaktor für die Entstehung von Gewalt. Wenn ein soziales Netz zum Auffangen und Stützen der pflegenden Angehörigen fehlt, kann sich bei ihnen das Bewusstsein für die Einhaltung bestimmter sozialer Normen abschwächen und es kann wegen der fehlenden sozialen Kontrolle leichter Gewalt entstehen (BMSG 2001).

Gewaltanwender weisen nicht selten eine von Gewalt geprägte Familien-biografie, aber auch ungeklärte Eltern-Kind-Beziehungen und eine mangelnde Fähigkeit zur Kommunikation auf. Sie sehen keine Möglichkeiten zur Verringe-rung der bestehenden Überforderung. Es mangelt ihnen an Selbstwertgefühl, was sie besonders empfänglich für die von den hilfebedürftigen älteren Men-schen vermittelten Versagungsgefühle und Kränkungen macht (Wienken 2001). Gewaltbegünstigend sind psychische Störungen und Alkoholmissbrauch sowie Dependenzbeziehungen zum Gewaltempfänger, die psychischer, finanzieller und materieller Natur sein können (Brendebach 2000; Lachs & Pillemer 2004).

Von den Opfern ist bekannt, dass sie zum überwiegenden Teil ebenfalls Frauen sind. Das Alter der Betroffenen scheint allein kein ausreichender Indikator zur Erklärung von Gewaltvorkommnissen zu sein. Alter ist eine moderierende Vari-able, die sich z.B. auf die physische und psychische Situation alter Menschen auswirken kann (Brendebach 2000).

In einer von der „Bonner Initiative gegen Gewalt im Alter" durchgeführten Studie besaß die Variable „Schulbildung" keine aufklärende Potenz, d.h. im Grad der Schulbildung unterschied sich die Gruppe der Gewaltempfänger nicht von der Gruppe, die keine Gewalterfahrung hatte (Brendebach 2000). Diese Er-gebnisse decken sich mit einer von Shugarman et al. (2003) durchgeführten Studie, in der Menschen ab 60, die ambulante Dienste in Anspruch nahmen, untersucht wurden. Diejenigen, bei denen Anzeichen eines potenziellen Missbrauchs bzw. einer Vernachlässigung vorlagen, unterschieden sich weder im Alter, im Geschlecht, im Familienstand noch in der Schulbildung von denen, bei denen es diese Indizien nicht gab. Dagegen waren die Nutzer einer allgemeinen Beratung für ältere Menschen, bei denen eine Gewaltproblematik vorlag, zu fast 75 Prozent weiblich (Görgen & Nägele 2005).

Gewaltempfänger schätzen die Kontakte außerhalb ihrer Familie deutlich schlechter ein als Personen ohne Gewalterfahrungen. So zeigt sich eine auffällige Verbindung zwischen dem Ausmaß außerfamiliärer Beziehungen und den Gewalterfahrungen (Brendebach 2000).
Demenzkranke, Schwerstpflegebedürftige, Personen mit eingeschränkter Mobilität und mit eingeschränkten kommunikativen Fähigkeiten gelten als Gruppen mit besonderen Viktimisierungsrisiken (vgl. Görgen & Nägele 2005; Lachs & Pillemer 2004). Es wird vielfach die Meinung vertreten, dass es weniger im Zusammenhang mit körperlich pflegebedürftigen als vielmehr bei dementen alten Angehörigen zu Gewalt in der Pflege kommt (BMSG 2001). Weiterhin scheinen Kurzzeitgedächtnisstörungen, das Vorliegen von psychiatrischen Diagnosen, Alkoholabusus sowie Defizite im sozialen Umgang (Interaktionsschwierigkeiten, Konflikte, Einsamkeit) signifkante Prädiktoren für einen potenziellen Missbrauch zu sein (Shugarman et al. 2003).

Häufig bestehen zwischen den Opfern und Tätern wechselseitige Abhängigkeiten. In vielen Fällen sind die Täter vom Opfer finanziell oder emotional abhängig und kompensieren das Gefühl der eigenen Machtlosigkeit mit Gewaltverhalten. Gewalt entsteht meist dort, wo sich Opfer wie Täter in einer zusätzlich zur Pflege belastenden Situation befinden, die nicht selten mit sozialer Isolierung und gegenseitiger Abhängigkeit verbunden ist. Pflegende und Gepflegte bekommen unzureichende soziale Unterstützung und befinden sich oftmals in einer Verstrickung gegenseitiger Gewalt („Gewaltkreislauf"), die sich als eine gestörte Interaktion zwischen den Partnern interpretieren lässt. Gewaltausübende können Täter und Opfer zugleich sein. So scheinen beim Phänomen der Gewalt gegen alte Menschen in familiären Pflegebeziehungen die einseitigen Bezeichnungen „Opfer" und „Täter" nicht angebracht zu sein. Die Rolle des „Opfers" und des „Täters" können in einer Beziehung wechseln. Mancher „Täter" fühlt sich auch als „Opfer". Hinzu kommt, dass insbesondere im häuslichen Bereich die Trennung zwischen „Opfer" und „Täter" oft nicht möglich ist, da es sich um eine „Täter-Opfer"-Symbiose mit vielfältigen destruktiven historisch gewachsenen Beziehungsstrukturen handelt (Blum 2002; Hirsch & Nikolaus 2005).Verstrickt in gegenseitige Machtdemonstrationen entwickeln sich die Beziehungen zwischen Gepflegten und Pflegenden zunehmend zu einer Abfolge von Bestrafungen, indem z.B. der Pflegende durch Inkontinenz zur Anwesenheit und Fürsorge gezwungen wird oder Pflege-bedürftige durch Anbinden, Einsperren, Essensentzug oder körperliche Gewalt diszipliniert werden. Ist diese Gewaltspirale erst einmal in Gang gesetzt, kann der Pflegende kaum mehr differenzieren zwischen beabsichtigten Kränkungen von Seiten des Pflegebedürftigen und krankheitsbedingten Verhaltensauffälligkeiten (Wienken 2001).

Letztendlich muss mit dem Mythos aufgeräumt werden, dass es sich beim Gewaltanwender um einen sadistischen Quäler handelt. Es handelt sich vielmehr fast immer um einen Menschen in der Ausweglosigkeit von Ängsten und Überforderung. Ein zentraler Faktor in der häuslichen Pflegesituation alter Menschen ist die Diskrepanz zwischen Erwartung und Realität. Häufig wird die Pflege des alten Menschen übernommen, weil ein Familienmitglied der Meinung ist, es sei sozial verantwortlich und habe seinem Partner oder seinen Eltern einen Dank anzutragen. Es kann auch sein, dass man in die Pflege hineingedrängt wurde, weil sie kein anderer übernahm. Die Pflegenden gehen mit der Erwartung in die Situation, die Anforderungen bestehen zu können, eine Erwartung, die fast immer enttäuscht wird. Dieser Prozess führt nicht selten zu der Erkenntnis, ausweglos in einer Falle zu sitzen. Dazu kommt noch der Ausblick auf die Zukunft und die Feststellung, dass die Bürde der Pflege kein absehbares Ende nimmt. Gewalt ist in einer solchen Lage eine mögliche Form der Zukunftsabwehr oder zur Beendigung der Überlastungssituation.

4. Der Ausblick

Das Thema Gewalt gegen alte Menschen im familialen Umfeld wird heute nicht mehr totgeschwiegen. Aber ist deshalb das Tabu in der geriatrischen oder (alten)pflegerischen Routine gebrochen? Sind Helfer alter Menschen mit dem Thema vertraut und so ausgebildet, dass sie im Falle einer vermuteten Gewaltanwendung für ihre Patienten Verantwortung übernehmen können? Oder müssen sie nach wie vor wegschauen? Sind Familienangehörige gut und ausreichend beraten und bekommen sie Hilfen in der Not? Ist die Öffentlichkeit wirklich bereit, Gewalt gegen alte Menschen im Privatbereich wahrzunehmen und es nicht bei Betroffenheit und Empörung zu belassen? Von einer letztendlichen Enttabuisierung des Themas Gewalt gegen alte Frauen und Männer im privaten Raum kann nicht ausgegangen werden, nicht zuletzt deshalb, weil gesellschaftliche Bedingungen das Auftreten von Gewaltereignissen im persönlichen Nahraum begünstigen. So wirkt – um nur ein Beispiel zu nennen – die sozialpolitische Idealisierung der häuslichen Versorgung alter Menschen zumindest nicht gewaltpräventiv. Der Pflegebedürftige verliert den halböffentlichen Raum und die soziale Kontrolle. Die häusliche Pflege erfolgt auch in Situationen, in denen die personalen Kompetenzen der Familienangehörigen den Pflegeanforderungen nicht entsprechen. Zur Unterstützung pflegender Angehöriger und zur Bewahrung der Ressource Familie als beachtlicher Versorgungsinstanz sollten Familien vom moralischen Druck befreit werden. Sie brauchen mehr Entscheidungsfreiheiten für den Generationenaustausch.

Gewaltprävention bedeutet beides: Einerseits dürfen Gewalthandlungen gegen alte Menschen im familialen Nahraum nicht bagatellisiert oder entschuldigt werden. Andererseits müssen soziale Strukturen so gestaltet sein, dass Gewalt-entstehung vorgebeugt wird und Hilfen für Betroffene auf beiden Seiten vorhanden sind.

Die perspektivische Versorgung alter Menschen wird auch davon abhängen, ob es gelingt, Familien durch sozialpolitische und institutionelle Maßnahmen, aber auch durch persönliches Umdenken – dies betrifft zum Beispiel die Ge-schlechter-Solidarität bei der Übernahme der Pflege eines alten Familien-angehörigen – so zu stärken, dass sie der neuen Aufgabe Pflege alter Menschen gewachsen bleiben und nicht vor Überlastung in Situationen kommen, deren vermeintlicher Ausweg die Gewaltausübung ist. Familien sollten mehr öffent-liche Anerkennung für die Leistungen bei Versorgung alter Angehöriger bekommen. Eine öffentliche Diskussion ihrer Probleme – auch die, die das Thema Gewalt betreffen - würde den betroffenen Familien zeigen, dass sie nicht allein gelassen werden.

Literatur

Adler, C., Wilz, G., & Gunzelmann, T. (1996). „Frei fühle ich mich nie" – Frauen pflegen ihren an Demenz erkrankten Ehemann, Vater, Mutter. *Gesundheitswesen, 58*(Sonderheft 2), 125-131.

Blum, M. (2002). Wenn aus Hilfe Rache wird. *Forum Sozialstation, 114,* 36-39.

Brendebach, C., & Hirsch, R. D. (1999). Gewalt gegen alte Menschen in der Familie. *Zeitschrift für Gerontologie und Geriatrie, 32*(6), 449-455.

Brendebach, C. M. (2000). *Gewalt gegen alte Menschen in der Familie. Bonner Schriftenreihe „Gewalt im Alter"* (Bd. 6). Bornheim-Sechtem: Chudeck.

Bundesministerium für soziale Sicherheit und Generationen (2001). *Gewalt in der Familie.* Wien.

Boeger, A., & Pickartz, A. (1998). Die Pflege chronisch Kranker in der Familie. Psychosoziale Beeinträchtigungen und Wohlbefinden bei pflegenden Frauen. *Pflege, 11,* 319-323.

Bundesministerium für Familie, Senioren, Frauen und Jugend (BMFSFJ) (1996). *Gewalt gegen Ältere zu Hause.* Stuttgart: Kohlhammer.

Bundesministerium für Familie, Senioren, Frauen und Jugend (BMFSFJ) (2002). *Vierter Bericht zur Lage der älteren Generation.* Bonn.

Dieck, M. (1987). Gewalt gegen ältere Menschen im familialen Kontext – Ein Thema der Forschung, Praxis und der öffentlichen Information. *Zeitschrift für Gerontologie, 20,* 305-313.

Galtung, J. (1975). *Strukturelle Gewalt.* Reinbek: Rowohlt.

Gräßel, E. (1998a). *Belastungen und gesundheitliche Situation der Pflegenden. Querschnittsuntersuchung zur häuslichen Pflege bei chronischem Hilfs- und Pflegebedarf im Alter.* Deutsche Hochschulschriften 1134. Egelsbach.

Gräßel, E. (1998c). Häusliche Pflege dementiell und nicht dementiell Erkrankter. Teil II: Gesundheit und Belastungen der Pflegenden. *Zeitschrift für Gerontologie und Geriatrie, 31*(1), 57-62.

Görgen, T., Kreuzer, A., Nägele, B., & Krause, S. (2002). *Gewalt gegen Ältere im persönlichen Nahraum: Wissenschaftliche Begleitung und Evaluation eines Modellprojekts.* Schriftenreihe des Bundesministerium für Familie, Senioren, Frauen und Jugend (Bd. 217). Stuttgart: Kohlhammer.

Görgen, T., & Nägele, B. (2005). Nahraumgewalt gegen alte Menschen. *Zeitschrift für Gerontologie und Geriatrie, 38*, 4-9.

Hagen, B. P. (2001). *Gewalt gegen alte Menschen aus sozialökologischer Perspektive.* Regensburg: S. Roderer.

Hirsch, R. D. (2000). Gewalt gegen alte Menschen. In: T. Nikolaus (Hrsg.), *Klinische Geriatrie* (S. 848-854). Berlin: Springer.

Hirsch, R. D. (2001). Gewalt gegen alte Menschen: Fakten – Hilfen – Prävention. *Theorie und Praxis der Sozialen Arbeit, 7*, 257-264.

Hirsch, R. D., & Nikolaus, T. (2005). Aspekte zur Gewalt im häuslichen Bereich und in Institutionen. *Zeitschrift für Gerontologie und Geriatrie, 38*, 1-3.

Klie, T. (2001). Gewalt gegen alte Menschen. *Recht & Psychiatrie, 19*(3), 128-131.

Lachs, M. S., Pillemer, K. (2004). Elder abuse. *Lancet, 364*, 1263-1272.

Shugarman, L. R., Brant, E. F., Wolf, R. S., & Morris, J. N. (2003). Identifying older people at risk of abuse during routine screening practice. *Journal of the American Geriatrics Society, 51*, 24-31.

Thoma, J., Zank, S., & Schacke, C. (2004). Gewalt gegen demenziell Erkrankte in der Familie: Datenerhebung in einem schwer zugänglichen Forschungsgebiet. *Zeitschrift für Gerontologie und Geriatrie, 37*, 349-350.

Wetzels, P., & Greve, W. (1996). Alte Menschen als Opfer innerfamiliärer Gewalt. Ergebnis einer kriminologischen Dunkelfeldstudie. *Zeitschrift für Gerontologie und Geriatrie, 29*(3), 191-200.

Wienken, C. (2001). Die alltäglichen Facetten der Gewalt gegen Frauen im Alter. *Zeitschrift für Frauenforschung und Geschlechterstudien, 19*(3), 72-87.

Häusliche Gewalt. Gesundheitliche Folgen und Möglichkeiten der Intervention

Heike Mark und Martina Rauchfuß

Häusliche Gewalt – Grundlagen, Ausmaß und Folgen

Definition

Häusliche Gewalt bezeichnet (Gewalt-)Straftaten zwischen erwachsenen Personen in einer partnerschaftlichen Beziehung, die derzeit besteht, die sich in Auflösung befindet oder die aufgelöst ist oder zwischen Personen, die in einem Angehörigenverhältnis zueinander stehen (Der Polizeipräsident in Berlin/ Berliner Initiative gegen Gewalt gegen Frauen 2001). In der Regel handelt es sich bei Beziehungstaten nicht um einmalige Übergriffe, sondern um wiederholte Gewalttätigkeiten.

Formen von Gewalt

Häusliche Gewalt gegen Frauen beinhaltet nicht nur Körperverletzungen, sondern kann verschiedenste Formen annehmen: Körperliche Gewalt bezeichnet alle körperlichen Angriffe auf die Person wie Schlagen, Stoßen, Treten, Würgen, Fesseln, mit Gegenständen oder Waffen Verletzen oder Bedrohen. Sexuelle Gewalt bedeutet, sexuelle Handlungen an ihr vorzunehmen oder sie zu sexuellen Handlungen zu zwingen, die sie nicht möchte, aber auch die Weigerung, Kondome zu benutzen zum Schutz vor sexuell übertragbaren Erkrankungen und vor unerwünschten Schwangerschaften. Mit psychischer/emotionaler Gewalt sind Einschüchterungen, Drohungen, Beleidigungen oder Demütigungen gemeint. Unter sozialer Gewalt versteht man alle Handlungen, die die sozialen Beziehungen beeinträchtigen wie ihre Handlungen kontrollieren, Kontakte einschränken, Isolation, Einsperren, sie im sozialen Umfeld herabwürdigen, die Kinder als Druckmittel benutzen oder sie am Arbeitsplatz terrorisieren. Ökonomische Gewalt bezeichnet alle Handlungen, die zur ökonomischen Abhängigkeit der Frau führen wie Verbot oder Zwang zu arbeiten, Verweigern oder Zuteilen von Geld oder Einkassieren des Lohnes. Die verschiedenen Formen von Gewalt gehen häufig miteinander einher, die Übergänge sind fließend und die Abgrenzungen eher theoretisch. So kann soziale Kontrolle, z.B. sie am Arbeitsplatz zu kontrollieren bzw. zu terrorisieren, ökonomische Folgen haben bis hin zum Verlust des Arbeitsplatzes. Sexuelle Übergriffe sind mit Erniedrigung und Demütigung verbunden, also mit psychischer Gewalt, sehr häufig auch mit körperlicher Gewalt.

Warum verlassen die Frauen ihren Misshandler nicht?

Die Psychotherapeutin Leonore Walker hat bei ihren Klientinnen ein sich
wiederholendes Muster erkannt und im Misshandlungszyklus dargestellt: Es
beginnt mit der Phase des Spannungsaufbaus (tension building phase), während
der es immer wieder zu verbalen Attacken oder kleineren Übergriffen kommt,
bis sich die Spannung in einem akuten Gewaltausbruch (violent phase) entlädt.
Diese Situation bedeutet höchste Gefahr für die Frau, denn die Gewalt gerät
völlig außer Kontrolle. Dem Misshandler wird schließlich bewusst, was er getan
hat und er zeigt Reue und liebevolle Zuwendung (honeymoon phase). Der Misshandler verspricht, nie wieder gewalttätig zu werden und die Frau schöpft Hoffnung auf Besserung in der Beziehung. Diese Phase ist aber nicht von Dauer,
sondern es kommt erneut zum Spannungsaufbau und die Spirale dreht sich
weiter bis zum nächsten Gewaltausbruch. Beziehungsgewalt zeigt die Tendenz
zur Eskalation, d.h. die gewalttätigen Phasen werden häufiger und die Tätlichkeiten schwerwiegender. Diese Art der Gewalt wird von Johnson (1995) als
Partnerterrorismus (intimate terrorism) bezeichnet. Er setzt eine leichtere Form
von Beziehungsgewalt dagegen, die er „common couple violence" nennt. Anhaltende Frustrationen und Ärger führen zu gelegentlichen krisenhaften Gewalt-
ausbrüchen, die in der Regel keine Tendenz zur Eskalation zeigen.
Weitere Gründe, aus denen Frauen bleiben, sind:
- Scham- und Schuldgefühle
- Drohungen des Misshandlers (Nachstellungen und Drohungen mit Mord,
  Selbstmord oder den Kindern etwas anzutun, kommen vor allem während der
  Trennungsphase vor und müssen unbedingt ernst genommen werden.)
- Gefühle von Angst und Ohnmacht
- materielle Abhängigkeit
- Verlust des Lebensumfeldes für die Betroffene und ihre Kinder (neue
  Wohnung, neue Schule, neuer Arbeitsplatz, Verlust von Freundes- und
  Bekanntenkreis)
- Verlust familiärer Kontakte
- traditionelles Partnerschafts- und Familienbild („den Kindern nicht den Vater
  wegnehmen", „die Familie nicht zerstören").
Einer amerikanischen Studie zufolge verlassen misshandelte Frauen ihren
Misshandler sechs- bis achtmal bevor es zu einer endgültigen Trennung kommt,
und die Trennung bedeutet nicht notwendigerweise das Ende der Gewalt. In der
Phase der Trennung sind Frauen am stärksten gefährdet, Opfer schwerwiegender
Gewalt zu werden.

Ausmaß von Gewalt

Im Gegensatz zu Männern, die Gewalt eher im öffentlichen Raum erfahren,
erleiden Frauen Gewalt hauptsächlich im sozialen Nahbereich. Die weltweit
vorliegenden Prävalenzdaten sind nicht direkt vergleichbar, denn die Schwan-

kungen der Raten spiegeln nicht nur wahre Prävalenzunterschiede wider, sondern auch unterschiedliche Gewaltdefinitionen, Arten der Fragestellung, Bezugszeiträume, Befragungskontexte, oder sie sind durch die Auswahl der Stichprobe beeinflusst. Prozentangaben beziehen sich teilweise auf die Gesamtstichprobe, teilweise nur auf Frauen, die jemals einen Partner hatten oder auf Frauen, die derzeit in einer Partnerschaft leben.

Die 1992 durchgeführte Opferbefragung des Kriminologischen Forschungsinstitutes Niedersachsen (KFN) war bislang die einzige repräsentative bevölkerungsbezogene Untersuchung in Ost- und Westdeutschland. Sie zeigte, dass 17,3% der Frauen ab 16 Jahren im Fünfjahreszeitraum von 1987-1991 Opfer körperlicher Gewalt wurden (einfache und schwere Körperverletzung), 93,1% (16,1% aller Befragten) davon in Familie und Haushalt. 8,6% waren im Laufe ihres Lebens mindestens einmal Opfer einer schweren sexuellen Gewalttat (Vergewaltigung oder sexuelle Nötigung im strafrechtlichen Sinn), 65,9% von ihnen (5,7% aller Befragten) im innerfamiliären Bereich. Die Mehrheit der Opfer sexueller Gewalt wurde gleichzeitig Opfer physischer Gewalt (Wetzels/Pfeiffer, 1995).

Die erste deutsche repräsentative Studie zu Gewalt und Gesundheit fand, dass 37% der Frauen ab 16 Jahren Opfer körperlicher Gewalt oder Bedrohungen wurden, 13% wurden Opfer strafrechtlich relevanter sexueller Übergriffe und 25% Opfer von körperlicher und/ oder sexueller Gewalt durch ihren derzeitigen oder einen ehemaligen Partner (Müller et al., 2004).

Studien in Gesundheitseinrichtungen zeigen im Allgemeinen höhere Prävalenzraten als bevölkerungsbezogene Untersuchungen, insbesondere was die Lebenszeitprävalenzen angeht. Bei der Befragung von 806 Patientinnen einer Berliner Rettungsstelle im Rahmen der Begleitforschung des S.I.G.N.A.L.-Interventionsprojektes gaben 36,6% häusliche Gewalt nach dem 16. Lebensjahr an, bei 26,6% handelte es sich um körperliche Gewalt, bei 12,7% um sexuelle Gewalt und 10,7% waren von körperlicher und sexueller Gewalt betroffen (Hellbernd et al., 2004).

Gesundheitliche Folgen

Zahlreiche Studien geben Hinweise auf ein breites Spektrum an somatischen, psychosomatischen und psychischen Symptomen sowie auf gesundheitsgefährdende Bewältigungsstrategien als Folgen körperlicher und sexueller Gewalt. Diese äußern sich kurzfristig als direkte Verletzungen oder als mittel- und langfristige Symptome und bilden sich unter Umständen erst längere Zeit nach dem Ende der Gewalttätigkeiten aus, so dass ein Zusammenhang mit Gewalterfahrungen nicht mehr unmittelbar zu erkennen ist. Zudem zeigen Frauen, die Gewalt erlebt haben, einen schlechteren allgemeinen Gesundheitszustand und ein höheres Maß an Beschwerden.

Verletzungen aller Arten und Lokalisationen können als direkte Folgen körperlicher Gewalt auftreten. Häufig sind Hämatome, Schwellungen, Verstauchungen und Zerrungen, aber auch Frakturen, offene Wunden, ausgeschlagene Zähne oder Trommelfellrisse. Die Verletzungen misshandelter Frauen sind häufiger als bei anderen Verletzten am Kopf, vor allem im Gesicht, am Thorax oder am Abdomen lokalisiert, oder es handelt sich um multiple Verletzungen (Buehler et al., 1998; Spedding et al., 1999).

Schmerzen können direkte Misshandlungsfolgen oder psychosomatische Reaktionen sein, wobei Kopfschmerzen, Rückenschmerzen, Schmerzen im Brustkorb, chronische Bauchschmerzen oder uncharakteristische, wechselnde Schmerzen auftreten können (Drossman et al., 1995; Golding, 1999; Campbell, 2002). In der Literatur werden außerdem funktionelle Herzbeschwerden, Atembeschwerden, Schwindelgefühle (Coker et al., 2000), die Fibromyalgie oder das chronische Erschöpfungssyndrom (CFS) im Zusammenhang mit Gewalterfahrungen genannt (Coker et al., 2000; Van Houdenhove et al., 2001).

Bei gynäkologischen Symptomen wie Scheideninfektionen, Harnwegsinfekten, sexuell übertragbaren Erkrankungen, HIV-Infektionen und Sexualstörungen zeigen sich große Unterschiede zwischen misshandelten und nicht-misshandelten Frauen (Kovac et al., 2003; John et al., 2004). Auch unerwünschte Schwangerschaften, Schwangerschaftskomplikationen, Fehl-, Früh- und Mangelgeburten sowie eine erhöhte Säuglings- und Müttersterblichkeit wurden im Zusammenhang mit Gewalt gefunden (McFarlane et al., 1992; Krug et al., 2002).

Häufige psychische Folgen körperlicher und sexueller Gewalt, die zudem jahrelang anhalten können, sind Depressionen, Angst- und Panikattacken, der Verlust von Selbstachtung und Selbstwertgefühl, Schlafstörungen, Alpträume, Suizidgedanken und -versuche sowie einzelne Symptome oder das Vollbild einer posttraumatischen Belastungsstörung (McCauley et al., 1995; Abbott et al., 1995; Kovac et al., 2003).

In engem Zusammenhang mit psychischen Störungen stehen gesundheitsgefährdende Bewältigungsstrategien wie Nikotin-, Alkohol- und Drogenmissbrauch, aber auch selbstverletzendes Verhalten oder ein risikoreiches Sexualverhalten (ebd.). Sie dienen häufig der Abwehr von Ängsten oder überwältigenden Erinnerungen, oder sie sind der Versuch, Kontrolle herzustellen.

Kosten im Gesundheitswesen

Neben den gesundheitlichen Beschwerden und dem persönlichen Leiden der Betroffenen hat Gewalt, insbesondere auch häusliche Gewalt, erhebliche ökonomische Auswirkungen. Kosten entstehen durch Polizeieinsätze und Gerichtsverfahren, durch die Diagnostik und Therapie von Verletzungen und von somatischen und psychischen Langzeitfolgen, die Unterbringung der betroffenen Frauen und ihrer Kinder in Zufluchtseinrichtungen, ihre psychosoziale Betreuung und durch Arbeitsunfähigkeit bis hin zur Erwerbsunfähigkeit. International existieren hierzu einige Studien, die unterschiedliche Faktoren in die Berechnungen einbeziehen. Das amerikanische National Center for Injury Prevention and Control (2003) schätzt die direkten Kosten für die Gesundheitsversorgung von Frauen, die von Partnergewalt betroffen sind, in den USA auf jährlich 4,1 Milliarden Dollar. Eine andere amerikanische Untersuchung fand, dass die Versorgungskosten für gewaltbetroffene Frauen um ca. 1.775 Dollar pro Jahr höher sind als für nicht betroffene Frauen (Wisner et al., 1999).

Die finnische Studie summiert die Kosten auf 6,8 Millionen Euro pro Jahr für Finnland (Piispa/Heiskanen, 2001). Für die Bundesrepublik liegen zu ökonomischen Auswirkungen von Gewalt keine vergleichbaren Daten vor.

Berliner Patientinnenstudie „Gewalt und Gesundheit"

Während weltweit, vor allem in den USA, zahlreiche Studien zur Prävalenz von Gewalt und zu gesundheitlichen Folgen vorliegen, wird die Bedeutung von Gewalterfahrungen für die Gesundheit betroffener Frauen im medizinischen Versorgungssystem in Deutschland erst seit wenigen Jahren thematisiert (Jundt et al., 2001; Hellbernd et al., 2004). Untersuchungen zu gesundheitlichen Auswirkungen wurden vorwiegend an Gewaltopfern in Frauenhäusern oder Zufluchtswohnungen durchgeführt, Studien im medizinischen und psychosozialen Bereich bezogen sich vorwiegend auf sexuellen Missbrauch und Vergewaltigung oder sie wurden in speziellen Therapieeinrichtungen wie z.B. in Suchtkliniken durchgeführt.

Die Studie „Gewalt und Gesundheit. Eine Untersuchung zu körperlichen und sexuellen Gewalterfahrungen und deren Auswirkungen auf die Gesundheit erwachsener Frauen" ist die erste deutsche Untersuchung zu Ausmaß und gesundheitlichen Folgen von Gewalt bei Patientinnen niedergelassener Ärztinnen und Ärzte. Sie war an der Charité - Universitätsmedizin Berlin angesiedelt und wurde vom Berliner Programm zur Förderung der Chancengleichheit für Frauen in Forschung und Lehre gefördert.

Ziel war einerseits, körperliche und sexuelle Gewalterfahrungen der Patientinnen differenziert zu beschreiben und andererseits, Zusammenhänge von Gewalterfahrungen mit soziodemografischen Faktoren sowie mit somatischen, psychischen und psychosomatischen Beschwerdebildern aufzudecken.

Hypothesen waren unter anderem, dass Frauen, die körperliche und/oder sexuelle Gewalt erlebt haben, ein höheres Beschwerdeniveau, einen schlechteren allgemeinen Gesundheitszustand und ein gehäuftes Vorkommen bestimmter Beschwerden und Symptome zeigen.

Methode

In einer Querschnittsuntersuchung wurden von Juni 2002 bis April 2003 in sechs gynäkologischen und sieben allgemeinmedizinischen Praxen in verschiedenen Berliner Bezirken 730 Patientinnen mit Hilfe eines umfangreichen Fragebogens zu körperlichen und sexuellen Gewalterfahrungen in verschiedenen Lebensphasen befragt. Gleichzeitig wurden Daten zu aktuellen und früheren Beschwerden und Diagnosen erhoben. Eingeschlossen wurden Frauen mit deutscher Staatsangehörigkeit zwischen 18 und 65 Jahren. Das Erhebungsinstrument enthielt differenzierte Fragen zu körperlichen und sexuellen Gewalterfahrungen sowie zu Gewalt in der Herkunftsfamilie. Zudem wurden soziodemografische und lebensgeschichtliche Daten, Daten zur aktuellen Partnerschaft, zu sozialer Unterstützung, zum aktuellen Gesundheitszustand und zur Anamnese erhoben.

Realisierte Stichprobe

Die Responserate lag bei 43,5%, bezogen auf die 1.716 ausgegebenen Fragebogen bzw. bei 38,4%, bezogen auf alle 1.941 angesprochenen Frauen, die die Einschlusskriterien erfüllten. 730 Datensätze (37,6%) enthielten ausreichende Angaben, um sie in die Auswertung einzubeziehen.

Die Altersspanne der Responderinnen reichte von 18 bis 65 Jahren, das Durchschnittsalter betrug 35,7 Jahre. Es antworteten überwiegend Frauen mit mittlerem (28,4 %) und höherem (63,9%) Schulabschluss, nur 7,2% hatten einen Hauptschulabschluss (6,8%) oder keinen Schulabschluss (0,4%). Zum Vergleich: 2002 hatten 25,0% der Berlinerinnen einen Hauptschulabschluss, 28,7% einen mittleren Schulabschluss und 21,4% die Fachhochschul- oder Hochschulreife (Statistisches Landesamt Berlin, 2003). Die befragten Frauen hatten somit einen deutlich höheren formalen Bildungsstatus.

Ergebnisse

Ausmaß und Schweregrade körperlicher und sexueller Gewalt

Körperliche und sexuelle Gewalterfahrungen wurden jeweils mit einer Liste unterschiedlich schwerwiegender Übergriffe erhoben. Insgesamt berichteten 594 Frauen (81,9%, n=725) über körperliche Übergriffe im Laufe ihres Lebens. In diesen Angaben sind alle Schweregrade eingeschlossen, von Drohungen oder seltenen Ohrfeigen bis zu schweren, wiederholten Misshandlungen.

365 Befragte (51,3%, n=712) hatten sexuelle Übergriffe jeglichen Schweregrades von seltenem Exhibitionismus bis hin zu mehrfachen Vergewaltigungen im Laufe ihres Lebens angegeben. Fast 90% dieser Frauen hatten auch körperliche Gewalt erlebt.

Abb. 1 zeigt körperliche Gewalt differenziert nach dem maximal erlebten Schweregrad. Mit „leichterer Gewalt" sind Ohrfeigen, hartes Anpacken, Stoßen oder heftiges Schütteln gemeint. Übergriffe wie Faustschläge, Fußtritte, verprügelt oder zusammengeschlagen werden, mit einer Waffe bedroht oder verletzt werden, werden hier als „Misshandlung" bezeichnet.

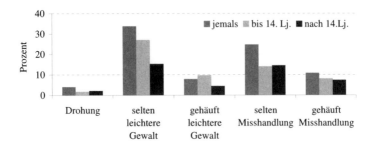

Abb. 1: Schwerste Ausprägung körperlicher Gewalt (n=730)

Etwa 34% der befragten Patientinnen hatten lediglich selten leichtere Tätlichkeiten erlebt, die meisten vor dem 14. Lebensjahr. Andererseits berichteten 35,5% der Befragten über verschiedene Formen von Misshandlungen im Laufe ihres Lebens.
Abb. 2 stellt die jeweils erlebte schwerste Ausprägung sexueller Gewalt dar.

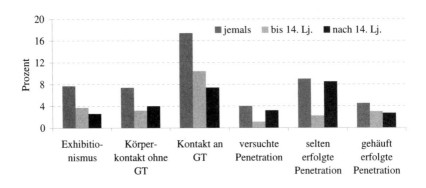

Abb. 2: Schwerste Ausprägung sexueller Gewalt (n=730); GT: Geschlechtsteile

47,5% der Frauen hatten keine sexuellen Übergriffe angegeben, 7,7% Exhibitionismus und weitere 7,4% seltene oder gehäufte Übergriffe ohne Kontakt an den Geschlechtsteilen (GT). Übergriffe mit Kontakt an den Geschlechtsteilen bedeutet, die Frauen wurden am Genitale, an der Brust oder am After berührt oder aufgefordert, jemanden an dessen Geschlechtsteilen zu berühren. Derartige Übergriffe gaben 17,4% der Frauen an. Weitere 17,5% der Frauen berichteten über sexuelle Übergriffe mit erfolgter (13,5%) oder versuchter (4%) genitaler,

oraler oder analer Penetration, bei 6,3% fand ein derartiger Missbrauch vor dem
14. Lebensjahr statt, davon bei knapp der Hälfte (3%) gehäuft.

Täterinnen und Täter

Die persönliche Nähe zu Täter oder Täterin ist von Bedeutung für die weitere
Verarbeitung eines Traumas. Kriminologische Untersuchungen zeigen immer
wieder, dass das Dunkelfeld umso größer ist, je näher Täter und Opfer bekannt
sind. Zielstellung der Studie war daher auch zu differenzieren, ob es sich bei den
Täterinnen und Tätern um Personen aus dem nahen sozialen Umfeld oder um
Fremde handelte.
Körperliche Gewalt nach dem 14. Lebensjahr hatten 328 Frauen angegeben, von
denen 324 Angaben zu Täterinnen und Tätern machten. Von 213 Frauen, die
sexuelle Gewalt erlebt hatten, machten 205 Angaben zur Täterschaft. Abb. 3
zeigt die Häufigkeitsverteilungen der verschiedenen Tätergruppen an den insgesamt 652 Nennungen für körperliche und 290 Nennungen für sexuelle Gewalt
(s. Abb. 3).

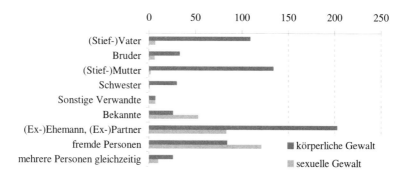

Abb. 3: Täter/innen körperlicher und sexueller Gewalt nach dem 14. Lebensjahr (Anzahl der
Nennungen, Mehrfachnennungen möglich)

Körperliche Gewalt nach dem 14. Lebensjahr war überwiegend Gewalt im sozialen Nahbereich: 31,1% der Täter waren der derzeitige oder ein ehemaliger
Ehe-/Partner. Die Eltern, die vor dem 14. Lebensjahr den Hauptanteil an Tätlich-
keiten gegenüber den befragten Patientinnen ausübten, waren auch danach noch
in hohem Ausmaß an körperlicher Gewalt beteiligt (20,6% Stief-/Mütter, 15,9%
Stief-/Väter). Geschwister wurden noch zu 9,7% genannt (Brüder 5,1%,
Schwestern 4,6%). 1,1% der Nennungen bezeichneten Verwandte und 3,8% Be-
kannte, zu denen Mitschüler, Freunde, Arbeitskollegen oder Bekannte aus dem
Wohnumfeld gehörten. Fremde Personen waren zu 12,9% für die körperliche
Gewalt verantwortlich.

Sexuelle Übergriffe wurden zu 28,6% von aktuellen oder früheren Ehe-/Partnern und zu 18,3% von Bekannten aus dem sozialen Umfeld (z.b. Bekanntschaft, Affäre, Bekannter der Familie, Kollegen) verübt. Mit 41,7% war auch der Anteil an Fremdtätern in der Stichprobe hoch.

Gynäkologische Symptome im Zusammenhang mit körperlicher und sexueller Gewalt

In der Erhebung wurden die Häufigkeiten einer Reihe klinisch relevanter Beschwerden erfragt. Die Nennungen „einmal" und „zwei- bis dreimal" wurden zu „selten" zusammengefasst, „viermal oder häufiger" und „dauernd/chronisch" zu „häufiger oder chronisch".

Beispielhaft werden hier die Zusammenhänge von Zyklusstörungen sowie von der Regel unabhängigen Unterbauchschmerzen mit körperlichen bzw. sexuellen Gewalterfahrungen gezeigt. Zyklusstörungen hatten insgesamt 29,6% der Frauen „häufiger oder chronisch" und weitere 26,3% „selten" genannt, Unterbauchschmerzen, unabhängig von der Regelblutung hatten 16,7% „häufiger oder chronisch" und 18,2% „selten" angegeben. Die Abbildungen 4 bis 7 zeigen die Verteilungen der Beschwerdehäufigkeiten dieser beiden Symptome in den unterschiedlich mit Gewalt belasteten Gruppen von Frauen. Frauen, die lediglich von Drohungen bzw. von Exhibitionismus oder sexuellen Übergriffen ohne Kontakt an Geschlechtsteilen betroffen waren, wurden nicht in die Darstellung einbezogen.

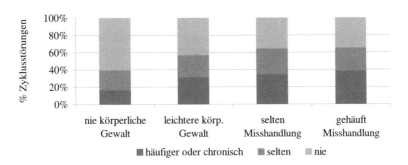

Abb. 4: Zyklusstörungen im Zusammenhang mit körperlicher Gewalt (n=688)

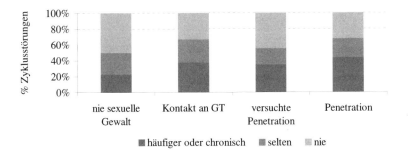

Abb. 5: Zyklusstörungen im Zusammenhang mit sexueller Gewalt (n=597)

Während 39% der Frauen, die gehäuft misshandelt worden waren, häufiger oder chronisch unter Zyklusstörungen litten, waren es von den Frauen, die nie körperliche Gewalt erlebt hatten, nur 17%. 43% der vergewaltigten Frauen klagten über häufige oder chronische Zyklusstörungen, aber nur knapp 23% der Frauen, die nie von sexueller Gewalt betroffen waren.

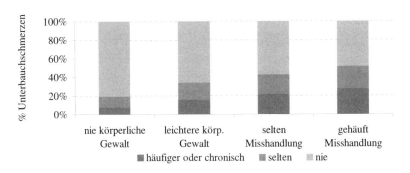

Abb. 6: Unterbauchschmerzen, unabhängig von der Regelblutung, im Zusammenhang mit körperlicher Gewalt (n=676)

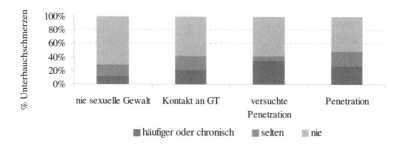

Abb. 7: Unterbauchschmerzen, unabhängig von der Regelblutung, im Zusammenhang mit sexueller Gewalt (n=588)

28% der jemals misshandelten Frauen litten häufiger oder chronisch unter Unterbauchschmerzen, aber nur 8% der Frauen, die nie körperliche Gewalt erlebt hatten und 26% der vergewaltigten Frauen hatten häufige oder chronische Unterbauchschmerzen angegeben, jedoch nur 12% derer, die nie sexuelle Übergriffe erlebt hatten.

Die Unterschiede in den Häufigkeitsverteilungen waren für beide Symptome sowohl im Zusammenhang mit körperlicher als auch mit sexueller Gewalt höchst signifikant.

Beschwerdeniveau gewaltbetroffener Frauen

Internationale Studien kommen zu dem Ergebnis, dass Frauen, die Gewalt erlebt haben, mehr Beschwerden äußern als Frauen ohne Gewalterfahrungen. Mit der seit den 1970er Jahren verwendeten standardisierten Beschwerdenliste nach von Zerssen sollte diese Hypothese untersucht werden. 718 Frauen machten ausreichende Angaben, um das Beschwerdeniveau zu bestimmen. Die erreichten Werte lagen zwischen null und 56 mit einem Mittelwert von 18,46 (SD=11,21). Die Mittelwertunterschiede zwischen Frauen, die von verschiedenen Formen von Gewalt betroffen bzw. nicht betroffen waren, wurden mit dem t-Test auf Signifikanz geprüft. Es zeigten sich jeweils höchst signifikante und relevante Mittelwertdifferenzen, wobei die Unterschiede bei häuslicher Gewalt höher lagen als bei Gewalt durch Fremde.

Beschwerdeniveau nach von Zerssen: Mittelwertvergleiche verschiedener Gruppen gewaltbetroffener Frauen mit nicht Betroffenen (t-Test)		N	Mittelwert	Mittlere Differenz	95%-KI
Partnergewalt, jemals	Nein	449	16,06	6,92***	4,97-8,87
	Ja	179	22,98		
Körp. Gewalt,	Nein	211	14,09	6,67***	4,97-8,38
Familie, jemals	Ja	438	20,76		
Sex. Gewalt, Familie,	Nein	531	17,08	7,24***	4,21-10,27
jemals	Ja	79	24,32		
Körp. Gewalt,	Nein	347	15,97	5,08***	2,90-7,27
Fremde, jemals	Ja	137	21,06		
Sex. Gewalt, Fremde,	nein	464	16,73	4,39***	2,42-6,36
jemals	Ja	178	21,12		
Gesamtstichprobe n=718, Range 0-56; Mittelwert 18,46 unterschiedliche n durch fehlende Angaben ***: höchst signifikant					

Möglichkeiten der Intervention

Sowohl internationale Studien als auch die Berliner Patientinnenstudie zeigen, dass Gewalterfahrungen in der Vorgeschichte von Patientinnen häufig sind und Einfluss auf die Gesundheit der Betroffenen haben. Mitarbeiter/-innen im Gesundheitswesen, insbesondere auch niedergelassene Ärztinnen und Ärzte, können ein niedrigschwelliges Angebot für betroffene Frauen anbieten, vor allem nach akuten Traumatisierungen und in Fällen anhaltender häuslicher Gewalt. Sie sind unter Umständen die einzigen neutralen Personen, zu denen die Patientin näheren Kontakt hat.

Ziel der Intervention ist dabei nicht, die Frau unter allen Umständen zum Verlassen des Partners zu bewegen, sondern ihr einen geschützten Raum für vorurteilsfreie Gespräche sowie Schutz- und Hilfsmöglichkeiten anzubieten, damit sie neue Perspektiven jenseits der Gewaltbeziehung entwickeln kann. Die folgenden Empfehlungen basieren auf internationalen Leitlinien und Standards sowie auf den Ergebnissen der Begleitforschung des S.I.G.N.A.L.-Interventionsprojektes, des ersten deutschen Interventionsprogramms im Gesundheitswesen in Deutschland (Hellbernd et al. 2004).

Für eine erfolgreiche Intervention sind einige Grundsätze zu beachten. Diese gelten nicht nur für Behandelnde im Gesundheitswesen, sondern ganz allgemein im Umgang mit traumatisierten Menschen.
- Sicherheit und Schutz der betroffenen Frau und ggf. ihrer Kinder sind oberstes Gebot.

- Voraussetzung für einen vertrauensvollen Kontakt ist eine Atmosphäre, die Sicherheit und Unterstützung vermittelt. Das bedeutet, dass die Patientin alleine, insbesondere ohne Partner, Angehörige oder Kinder, sein muss. Zur Verständigung mit Migrantinnen sind neutrale weibliche Personen geeignet, Partner, Verwandte oder Kinder können das Dolmetschen nicht übernehmen. In Anwesenheit der Kinder wird die Frau nicht über ihre Gewalterfahrungen sprechen, um diese nicht zu belasten. Der Misshandler darf keinesfalls in das Gespräch einbezogen, denn wenn er selbst oder Angehörige erfahren, dass die Betroffene die Gewalttätigkeiten öffentlich macht, besteht eine erhöhte Gefährdung für die Patientin.
- Die Erfahrung von Gewalt, insbesondere von sexueller Gewalt stellt eine massive Grenzverletzung dar und ist durch Ohnmacht und Kontrollverlust des Opfers geprägt. Ein wesentlicher Schritt zur Unterstützung einer Betroffenen ist daher, ihr möglichst viel Kontrolle über die Situation zu geben. Dazu gehört, ihre Entscheidungen zu respektieren, auch wenn sie nicht über die Gewalterfahrungen sprechen möchte, wenn sie mit den vorgeschlagenen Maßnahmen nicht einverstanden ist oder wenn sie Hilfsangebote nicht annimmt. Sie selbst kann ihre Situation und ihre Gefährdung am besten einschätzen und sie wird zu gegebener Zeit auf die Angebote zurückkommen.

Interventionsschritte

1. Gewalt ansprechen

Patientinnen sprechen meist nicht von sich aus über Gewalterfahrungen. Gründe dafür sind Scham- und Schuldgefühle, emotionale, soziale oder materielle Abhängigkeiten, Druck oder Drohungen durch den Misshandler, Gefühle der Ohnmacht oder die Angst vor einer Eskalation der Gewalt. Betroffene haben häufig die Erfahrung gemacht, dass ihnen nicht geglaubt wurde oder dass ihre Probleme bagatellisiert wurden.

Wenn der Verdacht besteht, Verletzungen oder Beschwerden, könnten im Zusammenhang mit Gewalt stehen, sollten Patientinnen konkret danach gefragt werden. Es fällt vielen leichter, eine direkte Frage zu bejahen oder mit einem Kopfnicken zu beantworten als die Gewalttätigkeiten selbst anzusprechen. Um das Vertrauen der Betroffenen zu stärken, ist es wichtig, zuzuhören, ohne zu urteilen und ihre Aussagen nicht in Frage zu stellen. Ihr sollte versichert werden, dass vielen Frauen Ähnliches geschieht, dass der Misshandler Schuld und Verantwortung für sein Handeln trägt und dass widersprüchliche Gefühle wie Angst, Hass, Liebe, Hoffnung und Verwirrung normal in einer solchen Situation sind. Bagatellisierende oder dramatisierende Kommentare sind ebenso zu vermeiden wie Schuldzuweisungen, auf die Betroffene häufig mit Rückzug reagieren.

Die Anamnese soll zwar die Gewalttätigkeiten zur Sprache bringen und bei akuter Gewalt auch Informationen zu Täter und Tathergang enthalten, dezidierte

Nachfragen und detaillierte Schilderungen können jedoch zu einer Retraumatisierung führen. Wesentlich ist es, der Frau Zeit zu lassen und sie selbstbestimmen zu lassen, worüber sie sprechen möchte.

2. Gründliche Untersuchung

Eine gründliche Untersuchung soll alte und neue Verletzungen aufdecken. Eine Ganzkörperuntersuchung ist wünschenswert, da Spuren von Gewaltanwendungen häufig an bedeckten Körperstellen zu finden sind; die Patientin sollte jedoch nicht dazu gedrängt werden. Gerade bei der Untersuchung nach akuten Gewalttätigkeiten ist ein sensibles Vorgehen ohne Zeitdruck nötig. Wenn Ablauf und Zweck der Untersuchungsschritte vorher erklärt werden und wenn die Patientin die Möglichkeit hat, unangenehme Maßnahmen zu unterbrechen oder abzubrechen, fühlt sie sich weniger ausgeliefert und die Gefahr der Retraumatisierung wird gering gehalten. Dies ist von besonderer Bedeutung, wenn es um die Sicherung von Spuren, z.B. nach einer Vergewaltigung, geht. Die Patientin muss auf die Bedeutung der Maßnahmen für ihre rechtliche Position und auf das eingeschränkte Zeitfenster, in dem die Beweissicherung möglich ist, hingewiesen werden. Selbstverständlich müssen auch bei Patientinnen, die Gewalt erlebt haben, andere Ursachen für ihre Beschwerden sorgfältig ausgeschlossen werden.

3. Dokumentation

Die gerichtsverwertbare Dokumentation ist ein wesentlicher Beitrag, den Ärztinnen und Ärzte zur Unterstützung gewaltbetroffener Frauen leisten können. Häufig möchten Betroffene erst sehr viel später davon Gebrauch machen. Zur Dokumentation gehört die detaillierte und leserliche Aufnahme der Anamnese, der körperlichen und psychischen Symptome, der Untersuchungsbefunde sowie relevanter Aspekte bezüglich der sozialen Situation. Die Angaben der Frau zur Verletzungsursache sollen in ihren Worten notiert werden und die Einschätzung des Untersuchenden, ob diese Erklärung zum Verletzungsmuster passt oder nicht. Lokalisationen von Verletzungen können auf einer Körperskizze markiert und mit dem Einverständnis der Patientin durch Fotos dokumentiert werden. Die Einschätzung der Situation durch die Untersuchenden, die ergriffenen Maßnahmen und die angebotenen Hilfen sollten ebenso schriftlich fixiert werden wie die Institutionen, die außerdem in den Vorgang involviert sind (Notarzt, Polizei, Notruf). Wenn die Patientin eine Misshandlung verneint, sollte dennoch auch der Verdacht dokumentiert werden.

4. Sicherheit abklären

Wie bereits betont, steht die Sicherheit der Patientin neben der Behandlung akuter Symptome im Vordergrund. Wenn die Frau Schritte zur Trennung unternehmen möchte, ist sie besonders gefährdet und ihre Ängste dürfen nicht bagatellisiert werden. In der Regel können die Betroffenen selbst ihre Situation am besten einschätzen, und sie sollten deshalb direkt gefragt werden, ob es sicher für sie ist, nach Hause zu gehen.

Die Bejahung folgender Fragen gibt Hinweise auf eine erhöhte Gefährdung:
- Haben Sie Angst, nach Hause zu gehen?
- Sind die Gewalttätigkeiten in der letzten Zeit häufiger oder schwerwiegender geworden?
- Hatten Sie Gedanken an Selbstmord oder haben Sie schon einmal einen Selbstmordversuch unternommen?
- Hat Ihr Ehe-/Partner gedroht, Ihnen, den Kindern, sich selbst oder einem Haustier etwas anzutun?
- Wie verhält sich der Ehe-/Partner, wenn er alkoholisiert ist/Drogen genommen hat?
- Gibt es Waffen in Ihrem Haushalt?

Mit der Patientin zusammen können Fragen ihrer Sicherheit besprochen werden: Kann sie vorübergehend bei einer Freundin bleiben oder möchte sie in ein Frauenhaus? Soll die Polizei verständigt werden? Mit dem Gewaltschutzgesetz hat die Polizei heute erweiterte Möglichkeiten, Gewalttäter der Wohnung zu verweisen und Näherungsverbote auszusprechen. Auch die Sensibilität der Polizei für Betroffene häuslicher Gewalt ist in den letzten Jahren deutlich gestiegen, worauf die Patientinnen ebenfalls hingewiesen werden sollten.

Schwierigkeiten bei der Unterbringung und Versorgung von Kindern können für betroffene Frauen Gründe sein, zu ihrem Misshandler zurückzukehren. Umgekehrt ist aber die Mitbetroffenheit der Kinder ein häufiger Anlass für die Frauen, den Misshandler endgültig zu verlassen. Hier Lösungsmöglichkeiten zu vermitteln, kann von entscheidender Bedeutung sein.

Des Weiteren ist es hilfreich, wenn der Patientin ein Telefon zur Verfügung gestellt wird, von dem aus sie alleine und ungestört telefonieren kann.

5. Informationen anbieten

Untersuchungen zeigen immer wieder, dass betroffene Frauen die Hilfeeinrichtungen trotz deren offensiver Öffentlichkeitsarbeit nicht kennen. Informationsmaterialien von Frauenhäusern, Beratungsstellen und anderen örtlichen Unterstützungseinrichtungen bereitzuhalten, ist nur mit geringem Aufwand verbunden. Vielerorts sind die Telefonnummern der wichtigsten Anlaufstellen (Hotline, Frauenhäuser, Beratungsstellen, Krisendienste) auf so genannten Notfallkarten zusammengefasst. Diese können zum Beispiel auf der Toilette ausgelegt werden, damit Frauen sie unbemerkt mitnehmen können.

In vielen Städten und Gemeinden existieren Notrufdienste für gewaltbetroffene Frauen wie in Berlin die BIG-Hotline oder der Krisendienst, der rund um die Uhr zu erreichen ist. Teilweise bieten diese Dienste auch mobile Einsätze und können so vor Ort beraten, oder sie können eine Sprachmittlung für Migrantinnen organisieren. Wer sich über diese Dienste informiert oder sogar persönliche Kontakte aufnimmt, kann sich ein besseres Bild von deren Angeboten machen und betroffenen Frauen gezielt Hilfe vermitteln.

Gewaltbetroffene Frauen zu begleiten, erfordert einen langen Atem, denn viele gehen immer wieder zu ihrem Misshandler zurück, und Erfolge zeigen sich meist nur in kleinen Schritten. Die Möglichkeiten einer Intervention, die durch ein vertrauensvolles Arzt-Patienten-Verhältnis und den besonderen Schutz der Schweigepflicht gegeben sind, sollten aber nicht unterschätzt werden und nicht ungenutzt bleiben.

Literatur

Abbott, J., Johnson, R., Koziol-McLain, J., & Lowenstein, S. R. (1995). Domestic violence against women. Incidence and prevalence in an emergency department population. *Journal of the American Medical Association, 273*(22), 1763-1767.

Buehler, J., Dixon, B., & Toomey, K. (1998). Lifetime and annual incidence of intimate partner violence and resulting injuries, Georgia, 1995. *Morbidity and Mortality Weekly Report 47*(40), 849-853.

Campbell, J. C. (2002). Health consequences of intimate partner violence. *The Lancet, 359*(9314), 1331-1336.

Coker, A. L., Smith, P. H., Bethea, L., King, M. R., & McKeown, R. E. (2000). Physical health consequences of physical and psychological intimate partner violence. *Archives of Family Medicine, 9*(5), 451-457.

Der Polizeipräsident in Berlin, Berliner Initiative gegen Gewalt gegen Frauen BIG e.V. (Hrsg.). (2001). *Polizeiliches Handeln in Fällen häuslicher Gewalt.* Leitlinien. Berlin

Drossman, D. A., Talley, N. J., Leserman, J., Olden, K. W., & Barreiro, M. A. (1995). Sexual and physical abuse and gastrointestinal illness. Review and recommendations. *Annals of Internal Medicine, 123*(10), 782-794.

Golding, J. M. (1999). Sexual assault history and headache: five general population studies. *Journal of Nerval Mental Diseases, 187*(10), 624-629.

Hellbernd, H., Brzank, P., Wieners, K., & Maschewsky-Schneider, U. (2004). *Häusliche Gewalt gegen Frauen: gesundheitliche Versorgung. Das S.I.G.N.A.L.-Interventionsprogramm.* Handbuch für die Praxis. Wissenschaftlicher Bericht. BMFSFJ (Hrsg.). Berlin.

John, R., Johnson, J. K., Kukreja, S., Found, M., & Lindow, S. W. (2004). Domestic violence: prevalence and association with gynaecological symptoms. *British Journal of Obstetrics and Gynecology, 111*(10), 1128-1132.

Johnson, M. P. (1995). Patriarchal terrorism and common couple violence: two forms of violence against women. *Journal of Marriage and the Family, 57,* 283-294.

Jundt, K., Peschers, U., Pfürtner, M., & Kindermann, G. (2001). Zur sexuellen Gewalt im frauenärztlichen Alltag – Ergebnisse einer Umfrage. In: G. Kindermann & T. Dimpfl (Hrsg.), *Vielfalt und Einheit – Wissenschaft und Gewissen.* Berichtsband des 53. Kongresses der DGGG, 13.-16. Juni 2000 in München (S. 43-45). Stuttgart: Thieme.

Kovac, S. H., Klapow, J. C., Kroenke, K., Spitzer, R. L., & Williams, J. B. (2003). Differing symptoms of abused versus nonabused women in obstetric-gynecology settings. *American Journal of Obstetrics and Gynecology, 188*(3), 707-713.

Krug, E. G., Dahlberg, L. L., Mercy, J. A., Zwi, A. B., & Lozano, R. (2002a). *World report on violence and health.* Geneva: World Health Organisation.

McCauley, J., Kern, D. E., Kolodner, K., Dill, L., Schroeder, A. F., DeChant, H. K., Ryden, J., Bass, E. B., & Derogatis, L. R. (1995). The „battering syndrome": prevalence and clinical characteristics of domestic violence in primary care internal medicine practices. *Annals of Internal Medicine, 123*(10), 737-746.

McFarlane, J., Parker, B., Soeken, K., & Bullock, L. (1992). Assessing for abuse during pregnancy. Severity and frequency of injuries and associated entry into prenatal care. *Journal of the American Medical Association, 267*(23), 3176-3178.

Müller, U., Schröttle, M., & Glammeier, S. (2004). *Lebenssituation, Sicherheit und Gesundheit von Frauen in Deutschland. Eine repräsentative Untersuchung zu Gewalt gegen Frauen in Deutschland.* In: Bundesministerium für Familie, Senioren Frauen und Jugend (Hrsg.). Berlin.

National Center for Injury Prevention and Control (Hrsg.). (2003). *Costs of intimate partner violence against women in the United States.* Centers for Disease Control and Prevention. Atlanta.

Piispa, M., & Heiskanen, M. (2001). *The Price of Violence. The Costs of Men`s Violence against Women in Finland.* Statistics Finland & Council for Equality. Ministry of Social Affairs and Health. Helsinki.

Spedding, R. L., McWilliams, M., McNicholl, B. P., & Dearden, C. H. (1999). Markers for domestic violence in women. *Journal of Accident & Emergency Medicine, 16*(6), 400-402.

Van Houdenhove, B., Neerinckx, E., Lysens, R., Vertommen, H., van Houdenhove, L., Onghena, P., Westhovens, R., & D`Hooghe, M.-B. (2001). Victimization in chronic fatigue syndrome and fibromyalgia in tertiary care. A controlled study on prevalence and characteristics. *Psychosomatics, 42*(1), 21-28.

Wetzels, P., & Pfeiffer, C. (1995). *Sexuelle Gewalt gegen Frauen im öffentlichen und privaten Raum. Ergebnisse der KFN-Opferbefragung 1992.* Kriminologisches Forschungsinstitut Niedersachsen e.V. (Hrsg.). KFN Forschungsberichte (37). Hannover.

Wisner, C. L., Gilmer, T. P., Saltzman, L. E., & Zink, T. M. (1999). Intimate partner violence against women: do victims cost health plans more? *Journal of Family Practice, 48*(6), 439-443.

Autodestruktive Syndrome in Medizin und Pflege

Rüya-Daniela Kocalevent

Einleitung

Autodestruktive Syndrome erlangen zunehmend fachliches Interesse. Bis dato finden sich diagnostische Leitlinien zu autodestruktivem Verhalten nur ausschnitthaft mit differierender Schwerpunktsetzung. Artifizielle Störungen bzw. indirekt oder heimlich ausagiertes autodestruktives Verhalten, sind schwer zu diagnostizieren auf Grund der Verheimlichungs- und Täuschungstendenzen der Patienten. Direktes autodestruktives Verhalten wird sowohl offen als auch heimlich ausagiert und kann als eigenständiges Syndrom oder auch als Symptom eines anderen Störungsbildes auftreten (im Rahmen von Impulskontroll-störungen, Essstörungen, Persönlichkeitsstörungen, depressiven Störungen oder auch bei artifiziellen Störungen).

Bemerkenswert ist das Überwiegen kasuistischer oder anekdotischer Dar-stellungen, während weniger als ein Viertel der Publikationen empirische Studien repräsentieren. Die theoretische Erörterung erfolgt überwiegend aus psychoanalytischer Blickrichtung. Verhaltenstheoretische Ansätze leisten derzeit nur wenige und thematisch oft auf den Bereich geistiger Behinderung begrenzte Beiträge. Die Vielfalt der medizinalen Felder, in denen die Patienten primär in Erscheinung treten, das breite Spektrum an Morbidität und Komorbidität sowie ungeklärte Fragen der Klassifikation verweisen darauf, dass der aktuelle Kenntnisstand unzureichend ist. In der vorliegenden Arbeit wird davon aus-gegangen, dass autodestruktives Verhalten ein umfassenderes Störungsspektrum beinhaltet, als es derzeit in den gängigen Klassifikationssystemen abgebildet wird. Gegeben wird eine Übersicht zu autodestruktivem Verhalten in Medizin und Pflege außerhalb von psychotischen, substanzinduzierten oder hirnorga-nischen Störungen. Im Anschluss an eine konzeptuelle Übersicht werden Epi-demiologie und Manifestationsformen beschrieben. Allgemeine Behandlungs-probleme werden aufgezeigt und Empfehlungen aus der einschlägigen Literatur resümiert.

Klassifikation

Autodestruktive Syndrome können mittels direkter, indirekter oder kombinierter Manipulationsmethoden seitens der Patienten imponieren (Eisendrath and Feder, 1996; Eckhardt-Henn, 1999; Freyberger et al., 1993; Sachsse, 1999; Plassmann, 1994) und sind in zahlreichen medizinischen Bereichen zu finden (Freyberger et al., 1994; Eckhardt, 1994a; Gieler, 1994; Paar, 1994). Direkt autodestruktives Verhalten umfasst die direkte, äußere Verletzung der Haut (Willenberg et al., 1997a), wie z.b. sich selbst kratzen, schneiden oder verbrennen (Winchel and Stanley, 1991; Teegen and Wiem, 1999; Suyemoto, 1998; Simeon and Hollander, 2001; Stirn, 2003). Direkt selbstschädigendes Verhalten ist die verbreitetste Manifestationsform autodestruktiven Verhaltens und wird in der Regel nicht verheimlicht, sondern offen ausagiert (Cadotsch and Eichmann, 1984; Fliege, 2002; Eckhardt, 1997; Evans et al., 1996; Hung et al., 2000). Unter indirekten Formen autodestruktiven Verhaltens verstehen wir selbstinduzierten körperlichen Schaden durch a) Applikation von Medikamenten, Chemikalien, infektiösem oder anderem Material (Blut, Urin etc.) und/oder b) delegierte Selbstschädigung; das Medizinalsystem wird durch Vortäuschen von Symptomen oder pseudologia phantastica zu invasiven und riskanten Maßnahmen veranlasst (Kocalevent et al., 2005). Die Intention des Patienten bleibt verdeckt. Die schwerste und chronische Form ist auch bekannt als Münchhausen-Syndrom (Plassmann, 1994; Eckhardt-Henn, 1999; Feldman et al., 2001; Dilling et al., 1993; Wittchen et al., 2003). Bis zur Erstdiagnose können 6 bis 15 Jahre vergehen, so dass sich nur abschätzen lässt, in welchem Maße personelle und finanzielle Ressourcen in Anspruch genommen werden (Kinsella, 2001; Solyom and Solyom, 1990).

Heimlich ausagiertes, autodestruktives Verhalten wird meist als artifizielle Störung und somit als eigenständige Diagnose begriffen. Wohingegen offen ausagiertes autodestruktives Verhalten als Symptom einer Persönlichkeitsstörung abgebildet wird (Paar, 1996; Eckhardt, 1997; Herpertz and Saß, 1994; Simeon et al., 1992; Winchel and Stanley, 1991; Simeon and Hollander, 2001). Überschneidungen zwischen direkten und indirekten Manifestationsformen autodestruktiven Verhaltens werden an verschiedenen Stellen postuliert (Hirsch, 1994; Fliege, 2002; Klapp and Danzer, 1996), so dass eher von Störungstypen bzw. Syndromen als von abgegrenzten Kategorien auszugehen ist (Paar, 1996; Willenberg et al., 1997b; Herpertz et al., 1998; Herpertz, 1995; Kapfhammer et al., 1998b; Fliege et al., 2002).

Autodestruktive Syndrome in den gängigen Klassifikationssystemen (ICD und DSM)

Autodestruktive Syndrome finden in den gängigen Klassifikationssystemen (ICD-10, DSM-IV TR) Berücksichtigung als eigenständige Kategorie, als diagnostisches Kriterium einer Störung sowie als Zusatzkodierung. Tab. 1 zeigt autodestruktive Syndrome und deren Abbildung in den gängigen Klassifikationssystemen.

Tab. 1: Autodestruktive Syndrome in den Standard-Klassifikationssystemen

Selbstschädigendes Verhalten als	ICD-10	DSM-IV
Störung	(F68.1) Artifizielle Störung	(300.16, 300.19) Vorgetäuschte Störungen
Diagnostisch-klassifikatorisches Kriterium	(F60.31) emotional-instabile Persönlichkeitsstörung des Borderline-Typus (Band „Forschungskriterien")	(300.83) Borderline Persönlichkeitsstörung
Symptom	(F63.8) Impulskontrollstörung, nicht näher bezeichnet	(312.30-312.34) Impuls-kontrollstörung, nicht näher bezeichnet
Reaktion	(F43) auf schwere Belastungen und Anpassungsstörungen + zusätzliche Kodierung aus Abschnitt X des Kapitels XX	–
L-Kodierung	L98.1 Dermatitis factitia	–
X-Kodierung	X60 – X84 Vorsätzliche Selbstbeschädigung	–
Z-Kodierung	Z91.5 Selbstbeschädigung in der Eigenanamnese	–

Im Rahmen der ICD-10 Research Criteria Study (Freyberger et al., 1993; Jantschek et al., 1995) konnte eine Beurteilerübereinstimmung von 54% für die Diagnose artifizielle Störung nachgewiesen werden. Angaben zur Interrater-Reliabilität für direktes bzw. offen ausagiertes autodestruktives Verhalten existieren bislang nicht. Das liegt mitunter daran, dass direktes bzw. offen ausagiertes autodestruktives Verhalten bislang nicht als eigenständige nosologische Entität in den gängigen Klassifikationssystemen abgebildet wird.

Orientiert man sich an den Forschungskriterien der ICD-10, ist autodestruktives Verhalten ein Kriterium für die emotional-instabile Persönlichkeitsstörung des Borderline Typs (S. 155): „... wiederholt Drohungen oder Handlungen mit Selbstbeschädigung ..." (Dilling et al., 1994). Im Kapitel V der ICD-10 findet sich direktes autodestruktives Verhalten als Zusatzkodierung. Es bleibt jedoch anzumerken, dass die dort genannten Zusatzkodierungen nicht als eigenständige nosologische Entität zu werten sind.

Das DSM-IV TR bildet autodestruktives Verhalten als diagnostisches Kriterium der Borderline Persönlichkeitsstörung ab (S. 486): „... wiederholte suizidale Handlungen, Selbstmordandeutungen oder -drohungen oder Selbstverletzungsverhalten, ..." (Wittchen et al., 2003). Gemeint ist zumeist die direkte Schädigung der Haut (z.B. Schneiden, Kratzen, Ritzen u.a.).

Ätiopathogenetische Modelle

Direkt ausagiertes autodestruktives Verhalten wird in der Literatur teils nosologisch und terminologisch unterschieden vom Störungsbild der artifiziellen Störungen (Feldman et al., 1996; Eckhardt-Henn, 1999; Sachsse, 1994). Medizinische Fälle unklarer Genese werden auf einem Kontinuum angeordnet als artifizielles Krankheitsverhalten. Gemeint ist, dass solche Patienten kein Interesse daran haben bzw. nicht motiviert sind, physische oder psychische Gesundheit wiederherzustellen (Schuepbach et al., 2002; Nadelson, 1986). An der Stelle stellt sich auch die Frage, inwieweit potenzielle Fälle einer artifiziellen Störung eindeutig als solche zu identifizieren und insbesondere leichtere Fälle klar von der Simulation abzugrenzen sind (Feldman, 2001). Schwierig erscheint auch eine Abgrenzung zu somatoformen Störungen, insbesondere zur anhaltenden somatoformen Schmerzstörung, da es unklar bleiben kann, inwieweit die Symptomatik vorgetäuscht wird, um die Krankenrolle einnehmen zu können (Grabe et al., 2003).

Direkt autodestruktives Verhalten, das durch ein Spannungsgefühl initiiert wird und nach dem Ausagieren eine Spannungsreduktion zur Folge hat und das nicht im Rahmen einer Persönlichkeitsstörung zu begreifen ist, wird in der Literatur auch als offene Selbstschädigung bezeichnet (Paar, 1996; Simeon and Hollander, 2001; Sachsse, 1994). Einhergehend beschrieben werden Störungen der Impulskontrolle, der Affektregulation und dissoziative Störungen. Ein Zusammenhang zwischen offener Selbstschädigung und Impulskontrollstörungen ist empirisch nachgewiesen (Herpertz et al., 1997) und zeigt sich als unmittelbarer Kontrollverlust oder als aufgeschobener Impuls, der sich später in heimlicher Selbstschädigung äußern kann. Störungen der Affektregulation werden als Defizite in Emotionswahrnehmung und -ausdruck (Teegen and Wiem, 1999), als erhöhte Sensibilität gegenüber emotionalen Reizen und als erhöhte Bereitschaft zu heftigen, rasch wechselnden emotionalen Reaktionen verstanden (Herpertz et al., 1997).

Die teilweise groteske Schmerztoleranz bei Patienten mit autodestruktivem Verhalten lässt sich nicht allein nur aus einer psychologisch bedingten „Variabilität" der Schmerzempfindung erklären. Die Aktivierung endogener Opioide könnte durch das autodestruktive Verhalten hervorgerufen, für Analgesie und den „tranceartigen" Bewusstseinszustand verantwortlich sein sowie als positiven Verstärker das wiederholte suchtartige Verhalten nach Selbstverletzung begünstigen (Paar, 1996). Serotonerge Dysfunktionen können als ein psychobiologischer Parameter impulsiver autodestruktiver Verhaltensweisen gewertet werden (Winchel and Stanley, 1991; Herpertz et al., 1997).

In verschiedenen psychiatrischen bzw. psychosozialen Störungsbildern finden sich zudem obzessive Anteile. Kringlen (1965) konnte zeigen, dass Patienten mit zwanghaftem Verhalten oft somatische Symptome entwickeln; besonders häufig werden Kopf- und Schmerzen im Bereich des Brustkorbes genannt (Kringlen, 1965). Lewis (1966) postulierte schon früh einen Zusammenhang zwischen obzessivem Verhalten und Phobien (Lewis, 1966). Er betonte, dass Störungsbilder wie Depersonalisation, Essstörungen und Depressionen oft anteilig ein obzessives Verhalten zeigten. Auch bei autodestruktiven Syndromen lassen sich obzessive Anteile finden. Autodestruktives Verhalten tritt in der Regel mehr als einmal auf (Evans et al., 1996; Paar, 1996). Wenn es beispielsweise zu einem Gefühl der Unruhe, Angst oder Einsamkeit kommt oder sich gar Zustände der Depersonalisation oder Dissoziation einstellen, besteht eine Funktion autodestruktiven Verhaltens darin, die Anspannung zu mindern (s. auch Tab. 2). Die ebenda genannte Funktion autodestruktiven Verhaltens findet sich in den diagnostischen Kriterien der Zwangsstörung wieder: „... die Verhaltensweisen oder die gedanklichen Handlungen dienen dazu, Unwohlsein zu verhindern oder zu reduzieren oder gefürchteten Ereignissen oder Situationen vorzubeugen, ...". Im Folgenden soll gezeigt werden, wie vielschichtig Funktionen autodestruktiven Verhaltens in der Literatur diskutiert werden. Unterschieden werden innerpsychische von intrapersonellen Funktionen autodestruktiven Verhaltens.

Funktionen autodestruktiven Verhaltens

Kapfhammer et al. (1998a) bezeichnen autodestruktives Verhalten als „globales Ventil" (S. 51) für verschiedene dysphorische Zustände wie Spannung, Einsamkeit, Angst oder Aggression (Sachsse, 1999). Patientenberichten zufolge wird Selbstverletzung gefolgt von Erleichterung, Befreiung und Beruhigung und dient so der Spannungsminderung (Favazza and Conterio, 1988). Klonoff et al. (1983) heben hervor, dass körperlicher Schmerz hilft, eine belastende äußere und innere Welt auszublenden.

Eine weitere Funktion liegt in der Bewältigung von Derealisation, Depersonalisation und Dissoziation. Autodestruktives Verhalten soll dazu dienen, den entfremdeten Körper wieder zu spüren und sich der eigenen Grenzen zu vergewissern (Eckhardt-Henn, 1999). Alltagspsychologisch wird dies durch den Brauch illustriert, sich zu kneifen, um zu prüfen, ob man wach ist oder träumt.

Justus et al. (1980) verweisen auf eine Selbstbestrafungsfunktion. Schuldgefühle würden vermindert, was wiederum Spannung reduziere. Hintergrund könnten körperbezogene Fehlkognitionen sein (Beispiel: „Mein Körper war Schuld daran, dass ich missbraucht wurde").

Schließlich wird eine selbstwertstabilisierende Funktion postuliert (Danzer, 1997; Ehlers and Plassmann, 1994; Sachsse, 1987; Linehan, 1996; Danzer and Klapp, 1996). Ein besonders rätselhafter oder schwieriger Patient zu sein, könne Stolz hervorrufen. Die Selbstschädigung könne ein Gefühl der Macht über den Körper bewirken (Eckhardt, 1994b).

Auswirkungen auf die soziale Interaktion hängen davon ab, ob das autodestruktive Verhalten offen gezeigt oder verheimlicht wird. Erstem wird eine Appellfunktion zugeschrieben. Die Folge ist Aufmerksamkeit, insbesondere durch das medizinale System (Sachsse, 1987). Die Krankenrolle kann dazu dienen, belastenden Beziehungen zu entkommen. Eine stationäre Behandlung kann ein neues, in einer nie erlebten Klarheit strukturiertes Beziehungsgefüge mit sich bringen. Aus Interviews mit traumatisierten Selbstverletzerinnen schließen Sonne et al. (1996), dass Wunden dazu dienen können, sich vor konkreten weiteren Übergriffen zu schützen. Ferner dienten sie der Anklage gegenüber dem Täter (Hamann, 1998).

Die Funktionen autodestruktiven Verhaltens sind vielschichtig. Therapeutische Ansätze sollten den individuell relevanten Funktionen nachgehen, um wirksame Verhaltensalternativen entwickeln zu können.

Tab. 2: Funktionen autodestruktiven Verhaltens

Innerpsychisch

→ Spannungsminderung
    - Reduktion von Unruhe, Unsicherheit, Angst, Einsamkeit
    - Ausagieren von Aggression
    - Erleichterung, Befreiung, Beruhigung
→ Ausblendung der belastenden Außenwelt durch Schmerzreiz
→ Unterbrechung von Derealisation, Depersonalisation, Dissoziation
→ Selbstbestrafung, Minderung von Schuldgefühlen, „Selbstreinigung"
→ Selbstkontrolle
→ Selbstwerterhöhung, Machtgefühl
    - Macht über den Körper
    - Erhabenheit über Schmerz
    - Macht über die Ärzte
    - Stolz darüber, ein „rätselhafter Fall" zu sein

Interpersonell
→ Appell → Flucht aus belastenden Beziehungen → Schutz vor realen Übergriffen → verdeckte Anklage gegenüber einem Aggressor → spezifisch medizinale Beziehungsaufnahme

Engt man sich nicht ein auf scheinbar neue Krankheitseinheiten wie artifizielle Erkrankungen, Mimikri- oder Münchhausen-Syndrome, sondern fokussiert auf verlaufsbestimmende autodestruktive Phänomene in Krankheits- und Behandlungsprozessen, dann ist das Spektrum hier einzubeziehender Störungen bzw. Erkrankungen sehr weit: So sind hier Erkrankungen mit dem Charakter von Impulsneurosen sowie Erkrankungen mit obzessiven Anteilen einzuordnen.

Prävalenz und soziodemographische Variablen

Empirische Studien zu autodestruktivem Verhalten und/oder entsprechende Therapieansätze finden sich nur vereinzelt. Bis zum heutigen Tag gibt es keine exakten Angaben zur Prävalenz von artifiziellen Störungen und Münchhausen-Syndromen. Schätzungen gehen von 1% bis 5% aller Patienten in Großkliniken aus und einer durchschnittlichen Prävalenzrate in der Allgemeinbevölkerung von 1,8% (Freyberger and Stieglitz, 2000; Favazza and Conterio, 1988). Die ermittelten Prävalenzraten empirischer Studien (Minimum: 0,032%, Maximum: 9,3%) dieses Störungskomplexes dürften mindestens beeinflusst sein durch: 1) die speziellen medizinischen Felder, 2) das Ausmaß der Geheimhaltung, 3) die jeweilige Aufmerksamkeitszuwendung auf Seiten der Diagnostiker, 4) die verwendeten diagnostischen Kriterien und 5) historische Veränderungen des Vorkommens (Kocalevent et al., 2005). Das durchschnittliche Alter untersuchter Patienten lag bei 31,5 Jahren (SD: 9,3 Jahre; Altersspanne: 11-65 Jahre). Bei autodestruktiven Syndromen handelt es sich um einen heterogenen Störungskomplex, bei dem es beispielsweise bei der schwersten und chronischen Manifestationsform (Münchhausen-Syndrom) zu einer Umkehrung des Geschlechterverhältnisses kommt. Sieht man vom Münchhausen-Syndrom ab, sind Frauen doppelt so häufig betroffen wie Männer (2:1). Das Überwiegen des weiblichen Geschlechts bei autodestruktiven Syndromen wird mit der Tendenz männlicher Patienten erklärt, ihre bewussten oder unbewussten Selbstschädigungstendenzen eher im dissozialen Bereich auszuagieren (Eckhardt-Henn, 1999).

In den gesichteten Arbeiten wurden keine standardisierten Messinstrumente oder Dokumentationsschemata zur Erhebung der Daten verwendet. In der jüngsten Zeit wurden im anglo-amerikanischen Raum Selbstauskunftverfahren zu direktem autodestruktiven Verhalten entwickelt (Sansone and Wiederman, 1998; Keuthen et al., 2000; Gratz, 2001; Gutierrez et al., 2001), wenngleich bis dato noch keine standardisierten Erhebungsinstrumente zu indirektem autodestruktiven Verhalten (z.B. artifizielle Störung) existieren. So erscheint es nur folgerichtig, dass Angaben zu soziodemographischen Daten, Verlaufsdaten und zur Komorbidität stark differieren, da sie nach unterschiedlichen Schwerpunkten dokumentiert worden sind.

Inwieweit sich die Inzidenz der Störung tatsächlich erhöht hat oder eine verstärkte öffentliche Zuwendung – wie sie etwa für die (bulimischen) Essstörungen zu beobachten war – die Wahrnehmung schärft, ist unklar. Zu denken wäre an eine Zunahme der Störung im Zuge einer wachsenden sozio-kulturellen Akzeptanz automanipulativer Verhaltensweisen, wie sie auch in bestimmten Modeströmungen (Piercing, Tätowierungen) zum Ausdruck kommt (Stirn, 2003).

Psychosoziale Komorbidität

In einer Metaanalyse empirischer Studien zu autodestruktiven Syndromen konnte gezeigt werden, dass bei 65,1% der untersuchten Patienten zusätzlich eine Persönlichkeitsstörung diagnostiziert wurde (Kocalevent et al., 2005). Dabei handelt es sich bei 37,6% um eine emotional-instabile Persönlichkeitsstörung des Borderline-Typus. Ein Drittel der Patienten (33,8%) wiesen zusätzlich Abhängigkeiten und/oder Missbrauch von nicht abhängigkeitserzeugenden Substanzen auf. Anpassungsstörungen wurden etwa gleich häufig diagnostiziert (30,9%). Depressive Syndrome fanden sich bei 23,7% der Patienten. Somatoforme Störungen wurden in 17,9% der Fälle vergeben; 15,5% litten zusätzlich unter einer Angststörung. Die Co-Diagnose Essstörung wurde bei 15,1% der Patienten vergeben. Vergleicht man Patienten mit indirekten und direkten Manifestationsformen, findet sich eine hohe Übereinstimmung im Hinblick auf die Co-Diagnose Persönlichkeitsstörung (indirekt: 62,1%; direkt: 70,3%) und Abhängigkeiten/Substanzmissbrauch (indirekt: 27,4%; direkt: 28,8%).

Signifikante Unterschiede über alle entsprechenden Studien zeigen sich bei folgenden Co-Diagnosen: Anpassungsstörungen, depressive Syndrome, somatoforme Störungen, Angststörungen, Essstörungen.

Therapieansätze

Ein grundlegendes Problem, vor allem bei heimlich ausagierter Autodestruktion, ist die fehlende psychotherapeutische Behandlungsmotivation (Klonoff et al., 1983; Spivak et al., 1994; Sonne et al., 1996). Eine Funktion autodestruktiven Verhaltens liegt darin, medizinisch behandelt zu werden. In einigen Fällen wird es daher als notwendig erachtet, den medizinalen Behandlungskontext zunächst beizubehalten (Sonne et al., 1996) und erst allmählich zu einer interdisziplinären psychosomatischen Weiterbehandlung zu motivieren, wobei es unabdingbar erscheint, auf die Grenzen des Reinszenierens und Agierens hinzuweisen (Danzer and Klapp, 1996).

Ein zweites Problem ist, wann und wie ein Patient auf die Selbstschädigung angesprochen werden soll. Die Empfehlungen gehen auseinander. Herpertz et al. (1997) halten Konfrontation nicht für zielführend. Sie bedrohe eine notwendige Abwehrstrategie und sei auf eine „objektive" Realität beschränkt. Vorrangig sei indes, dass der Therapeut die subjektive Leidenserfahrung des Patienten glaube (Eisendrath, 1989). Mitunter kann der Patient sein Verhalten erst nach längerer Behandlungsdauer offen thematisieren. Von einem Vorgehen, das zu früh auf Einsicht setzt, ist nachdrücklich abgeraten worden (Fras und Coughlin, 1971; Klonoff et al., 1983; Justus et al., 1980). Empfohlen wird, in dieser Phase nicht auf Offenbarungen zu drängen, gleichzeitig aber selbst die Grenzen zwischen Realität und Fiktion klar zu wahren.

Drittens wird Therapeuten und ärztlichen Behandlern geraten, die eigenen Reaktionen zu reflektieren und supervidieren zu lassen (Linehan, 1996). Ansonsten können Reaktionen, wie Unmut darüber, getäuscht zu werden, Kränkung, wenn umfangreiche somatische Behandlungsbemühungen „umsonst" waren, oder Abscheu gegenüber abstoßenden Verhaltensweisen den Erfolg der Behandlung gefährden.

Für schwere Fälle wird ein stationäres Setting empfohlen (Kernberg, 1996; Linehan, 1996; Danzer und Klapp, 1996; Linehan, 1996), das durch klare Strukturen, Grenzen und Behandlungsvereinbarungen gekennzeichnet ist (Eckhardt-Henn, 1999). Von einem regressionsförderlichen, klassisch psychoanalytischen Setting wird abgeraten (Eckhardt, 1994b). Pharmokologisch rechtfertigen die Studien keine generellen Empfehlungen, die Fallserien sind widersprüchlich (teilweise auch negativ), das gilt auch für Natrexon (Roth et al., 1996; Sonne et al., 1996).

Zusammenfassend lässt sich sagen, dass folgende Merkmale charakteristisch zu sein scheinen für autodestruktive Syndrome: 1. Unabhängig vom klinischen Setting sind Frauen doppelt so häufig betroffen – ausgenommen Patienten mit Münchhausen-Syndrom, wo sich das Geschlechterverhältnis umkehrt, 2. eine breite Altersspanne, 3. autodestruktive Syndrome gehen einher mit einer Vielzahl an Co-Diagnosen – in 2/3 der Fälle handelt es sich um die Co-Diagnose Persönlichkeitsstörung, 4. es kommt zu Überschneidungen zwischen ‚direkten' und ‚indirekten' Manifestationsformen autodestruktiven Verhaltens.

Insbesondere der letztgenannte Punkt bekräftigt die Annahme, dass es sich um verschiedene Facetten eines Syndromkomplexes handelt.

Bevor adäquate Behandlungskonzepte (weiter)entwickelt werden können, müssen auf der Basis einer einheitlichen Nomenklatur, ergänzt um operationalisierte diagnostische Kriterien, standardisierte Erhebungsinstrumente entwickelt werden, die dieses heterogene Störungsbild ausreichend abbilden, um Aussagen über die Häufigkeit im medizinalen Kontext – sowie in der Bevölkerung – treffen zu können.

Literatur

Cadotsch, A., & Eichmann, A. (1984). Die kutane Artefaktkrankheit – eine Übersicht mit Fallbeispielen. *Praxis Schweiz Rundschau Med, 73*, 1235-1241.

Danzer, G., & Klapp, B. F. (1996). Zur Anthropologie und Tiefenpsychologie der Aggression: Modelle und Konzepte. In: H. H. Studt (Hrsg.), *Aggression und Autoaggression* (S. 9-19). Leipzig-Heidelberg: Barth.

Danzer, G. (1997). Vom Sinn und Unsinn offener Selbstbeschädigung. In: A. Lévy (Hrsg.), *Haut und Seele – ein Lehrbuch der Dermatologischen Psychosomatik* (S. 119-134). Würzburg: Königshausen & Neumann.

Dilling, H., Mombour, W., & Schmidt, M. H. (1993). *Internationale Klassifikation psychischer Störungen: ICD-10 Kapitel V (F) Klinisch-diagnostische Leitlinien.* Bern: Huber.

Dilling, H., Mombour, W., Schmidt, M. H., & Schulte-Markwort, E. (1994). *Internationale Klassifikation psychischer Störungen. ICD-10 Kapitel V (F) Forschungskriterien.* Bern: Huber.

Eckhardt, A. (1994a). Factitious disorders in the field of neurology and psychiatry. *Psychotherapy and Psychosomatics, 62,* 56-62.

Eckhardt, A. (1994b). *Im Krieg mit dem Körper – Autoaggression als Krankheit.* Reinbek: Rowohlt.

Eckhardt, A. (1997). Offene und heimliche Selbstbeschädigung. In: U. Egle, S. Hoffmann & P. Joraschky (Hrsg.), *Sexueller Mißbrauch, Mißhandlung, Vernachlässigung* (S. 259-270). Stuttgart: Schattauer.

Eckhardt-Henn, A. (1999). Artifizielle Störungen und Münchhausen-Syndrom: Gegenwärtiger Stand der Forschung. *Psychotherapie, Psychosomatik, medizinische Psychologie, 49,* 75-89.

Ehlers, W., & Plassmann, R. (1994). Diagnosis of narcissistic self-esteem regulation in patients with factitious illness (Munchausen syndrome). *Psychotherapy and Psychosomatics, 62,* 69-77.

Eisendrath, S. J. (1989). Factitious physical disorders: treatment without confrontation. *Psychosomatics, 30,* 383-387.

Eisendrath, S. J., & Feder, A. (1996). Management of factitious disorders. In: M. D. Feldman & S. J. Eisendrath (Hrsg.), *The spectrum of factitious disorders* (S. 195-213). Washington: American Psychiatric Press.

Evans, J., Platts, H., & Liebenau, A. (1996). Impulsiveness and deliberate self-harm: a comparison of „first-timers" and „repeaters". *Acta psychiatr scand, 93,* 378-380.

Favazza, A. R., & Conterio, K. (1988). The plight of chronic self-mutilators. *Community Mental Health Journal, 24,* 22-30.

Feldman, M. D. (2001). A Critical Analysis of Factitious Disorders. In: K. A. Philipps (Hrsg.), *Somatoform and Factitious Disorders* (S. 129-159). Washington, DC: American Psychiatric Press.

Feldman, M. D., Eisendrath, S. J., & Stuart, J. (1996). *The spectrum of factitious disorders. Clinical practice No 40.* Washington, DC: American Psychiatric Press.

Feldman, M. D., Hamilton, J. C., & Deemer, H. A. (2001). Factitious disorder. In: K. A. Philipps (Hrsg.), *Somatoform and factitious disorders. Review of psychiatry, Vol. 20* (S. 129-159). Washington, DC: American Psychiatric Press.

Fliege, H. (2002). Pathological self-destructive behaviour and behaviour therapy: a review [Pathologisch autodestruktives Verhalten und Verhaltenstherapie]. *Psychotherapeut, 47,* 193-203.

Fliege, H., Scholler, G., Rose, M., Willenberg, H., & Klapp, B. F. (2002). Factitious disorders and pathological self-harm in a hospital population: an interdisciplinary challenge. *General Hospital Psychiatry, 24,* 164-171.

Fras, I., & Coughlin, B. E. (1971). The treatment of factitial disease. *Psychosomatics, 12,* 117-122.

Freyberger, H., & Stieglitz, R. D. (2000). Artifizielle Störungen. In: M. Berger (Hrsg.), *Psychiatrie und Psychotherapie* (S. 881-888). München: Urban & Fischer.

Freyberger, H., Nordmeyer, J. P., Freyberger, H. J., & Nordmeyer, J. (1994). Patients suffering from factitious disorders in the clinico-psychosomatic consultation liaison service: psycodynamic processes, psychotherapeutic initial care and clinicointerdisciplinary cooperation. Psychother Psychosom, 62, 108-122.

Freyberger, H. J., Jantschek, G., & Schneider, W. (1993). Die Klassifikation artifizieller Störungen in der ICD-10: Ergebnisse der Forschungskriterienstudie. In: W. Schneider, H. J. Freyberger, A. Muhs & G. Schüßler (Hrsg.), *Diagnostik und Klassifikation nach ICD-10 Kap. V* (S. 210-224). Göttingen: Vandenhoeck & Ruprecht.

Gieler, U. (1994). Factitious Disease in the field of dermatology. *Psychother Psychosom, 62,* 48-55.

Grabe, H. J., Meyer, C., Hapke, U., Rumpf, H. J., Freyberger, H. J., Dilling, H., & John, U. (2003). Somatoform pain disorder in the general population. *Psychotherapy and Psychosomatics, 72,* 88-94.

Gratz, K. L. (2001). Measurement of deliberate self-harm: preliminary data on the deliberate self-harm inventory. *Journal of Psychopathology and Behavioral Assessment, 23,* 253-263.

Gutierrez, P. M., Osman, A., Barrios, F. X., & Kopper, B. A. (2001). Development and initial validation of the self-harm behavior questionnaire. *Journal of Personality Assessment, 77,* 475-490.

Hamann, R. (1998). *Selbstverletzendes Verhalten bei Frauen. Eine qualitative Studie.* Diss., Freie Universität Berlin.

Herpertz, S. (1995). Self injurious behaviour. *Acta Psychiatrica Scandinavica, 91,* 57-68.

Herpertz, S., Gretzer, A., Steinmeyer, E. M., & Saß, H. (1998). Experimenteller Nachweis mangelnder Affektregulation bei Patientinnen mit selbstschädigendem Verhalten. *Nervenarzt, 69,* 410-418.

Herpertz, S., & Saß, H. (1994). Offene Selbstschädigung. *Nervenarzt, 65,* 296-306.

Herpertz, S., Saß, H., & Favazza, A. (1997). Impulsivity in self-mutilative behavior: Psychometric and biological findings. *Journal of Psychiatric Research, 31,* 451-465.

Hirsch, M. (1994). Syndromes related to factitious diseases. *Psychotherapy and Psychosomatics, 62,* 63-68.

Hung, C.-I., Liu, C.-Y., Liao, M.-N., Chang, Y.-H., Yang, Y.-Y., & Yeh, E.-K. (2000). Self-destructive acts occuring during medical general hospitalization. *General Hospital Psychiatry, 22,* 115-121.

Jantschek, G., Rodewig, K., v. Wietersheim, J.,& Muhs, A. (1995). Concepts of Psychosomatic Disorders in ICD-10: Results of the Research Criteria Study. *Psychother Psychosom, 63,* 112-123.

Justus, P. G., Krutziger, S. S., & Kitchens, C. S. (1980). Probing the dynamics of Munchausen's syndrome. *Annals of Medicine, 93,* 120-127.

Kapfhammer, H. P., Dobmeier, P., Mayer, C., & Rothenhäusler, H. B. (1998a). Konversionssyndrome in der Neurologie. *Psychother Psychosom med Psychol, 48,* 463-474.

Kapfhammer, H. P., Rothenhäusler, H. B., Dietrich, E., Dobmeier, P., & Mayer, C. (1998b). Artifizielle Störungen – Zwischen Täuschung und Selbstschädigung: Konsiliarpsychiatrische Erfahrungen an einem Universitätsklinikum. *Nervenarzt, 69,* 401-409.

Kernberg, O. F. (1996). *Schwere Persönlichkeitsstörungen.* Stuttgart: Klett-Cotta.

Keuthen, N. J., Wilhelm, S., Deckersbach, T., Engelhard, I. M., Forker, A. E., Baer, L., & Jenike, A. (2000). The skin picking scale – scale construction and psychometric analyses. *Journal of Psychosomatic Research, 50,* 337-341.

Kinsella, P. (2001). Factitious disorder: a cognitive behavioural perspective. *Behavioural and Cognitive Psychotherapy, 29,* 195-202.

Klapp, B. F., & Danzer, G. (1996). Aggression und Autoaggression als Krankheitsfaktoren. In: H. H. Studt (Hrsg.), *Aggression als Konfliktlösung? Prophylaxe und Psychotherapie* (S. 20-50). Heidelberg: Barth.

Klonoff, E. A., Youngner, S. J., Moore, D. J., & Hershey, L. A. (1983). Chronic factitious illness: A behavioral approach. *International Journal of Psychiatry in Medicine, 13,* 173-183.

Kocalevent, R. D., Fliege, H., Rose, M., Walter, O., Danzer, G., & Klapp, B. F. (2005). Autodestructive syndromes: a literature overview. *Psychotherapy and Psychosomatics, 74,* 202-211.

Kringlen, E. (1965). Obsessional neurotics: A long-term follow-up. *British Journal of Psychiatry, 111,* 709-722.

Lewis, A. J. (1966). Obsessional disorder. In: R. Scott (Hrsg.), *Price`s Textbook of the Practice of Medicine* (S. 10). London: Oxford Press.

Linehan, M. M. (1996). *Dialektisch-Behaviorale Therapie der Borderline-Persönlichkeitsstörung.* München: CIP-Medien.

Nadelson, T. (1986).False patients/real patients: A spectrum of disease presentation. *Psychotherapy and Psychosomatics, 44,* 175-184.

Paar, G. H. (1994). Factitious disorders in the field of surgery. *Psychother Psychosom, 62,* 41-47.

Paar, G. H. (1996). Offene und heimliche Selbstbeschädigung: Diagnostik, Klinik und Therapie. In: E. Weglein, A. Hellwig & M. Schoof (Hrsg.), *Selbstvernichtung* (S. 137-185). Göttingen: Vandenhoeck & Ruprecht.

Plassmann, R. (1994). Münchhausen syndromes and factitious diseases. *Psychotherapy and Psychosomatics, 62,* 7-26.

Roth, A. S, Ostroff, R. B, & Hoffmann, R. E. (1996). Naltrexone as a treatment for repetitive self-injurious behaviour: An open-label trial. *Journal of Clinical Psychiatry,57,* 233-237.

Sachsse, U. (1987). Selbstbeschädigung als Selbstfürsorge: zur intrapersonalen und interpersonellen Psychodynamik schwerer Selbstbeschädigungen der Haut. *Forum Psychoanalyse, 3,* 51-70.

Sachsse, U. (1999). *Selbstverletzendes Verhalten. Psychodynamik – Psychotherapie.* Göttingen: Vandenhoeck & Ruprecht.

Sachsse U. (1994). Overt self-injury. *Psychotherapy and Psychosomatics, 62,* 82-90.

Sansone, R. A, & Wiederman, M. W. (1998). The Self-harm Inventory (SHI): Development of a Scale for Identifying Self-Destructive Behaviors and Borderline Personality Disorder. *Journal of Clinical Psychology, 54,* 973-983.

Schuepbach, M. W. M., Adler, R. H, & Sabbioni, M. E. E. (2002). Accuracy of the clinical diagnosis of 'psychogenic disordes' in the presence of physical symptoms suggesting a general medical condition: a 5-year follow-up in 162 patients. *Psychotherapy and Psychosomatics, 71,* 11-17.

Simeon, D., & Hollander, E. (2001). *Self-injurious behaviors – assessment and treatment.* Washington DC: American Psychiatric publishing.

Simeon, D., Stanley, M., Frances, A. J, Mann, J. J., Winchel, R., & Stanley, M. (1992). Self-mutilation in personality disorders: psychological and biological correlates. *American Journal of Psychiatry, 149,* 221-226.

Solyom, C., & Solyom, L. (1990). A treatment program for functional paraplegia/ Munchausen syndrome. *Journal of Behavior Therapy and Experimental Psychiatry, 21,* 225-230.

Sonne, S., Rubey, R., Brady, K., Malcolm, R., & Morris, T. (1996). Naltrexone treatment of self-injurious thoughts and behaviors. *Journal of Nervous and Mental Diseases, 184,* 192-195.

Spivak, H., Rodin, G. M., & Sutherland, A. J. (1994). The psychology of factitious disorders: A reconsideration. *Psychosomatics, 35,* 25-34.

Stirn, A. (2003). Body piercing: medical consequences and psychological motivations. *Lancet, 361*, 1205-1215.

Suyemoto, K. L. (1998). The functions of self-mutilation. *Clinical Psychology Review, 18*, 531-554.

Teegen, F., & Wiem, S. (1999). Self-injurious behavior as a dysfunctional coping strategy [Selbstverletzendes Verhalten als dysfunktionale Bewältigungsstrategie – Eine Befragung Betroffener im Internet]. *Zeitschrift für Klinische Psychologie, Psychiatrie und Psychotherapie, 47*, 386-398.

Willenberg, H., Eckhardt, A., Freyberger, H., Sachsse, U., & Gast, U. (1997a). Selbstschädigende Handlungen: Klassifikation und Basisdokumentation. *Psychotherapeut, 42*, 211-217.

Willenberg, H., Eckhardt, A., Freyberger, H., Sachsse, U., & Gast, U. (1997b). Self-destructive behavior: classification and basic documentation [Selbstschädigende Handlungen: Klassifikation und Basisdokumentation]. *Psychotherapeut, 42*, 211-217.

Winchel, R. M., & Stanley, M. (1991). Self-injurious behavior: a review of the behavior and biology of self-mutilation. *American Journal of Psychiatry, 148*, 306-317.

Wittchen, H. U., Saß, H., Zaudig, M., & Koehler, K. (2003). *DSM-IV TR American Psychiatric Association: Diagnostisches und statistisches Manual psychischer Störungen*. Weinheim: Beltz.

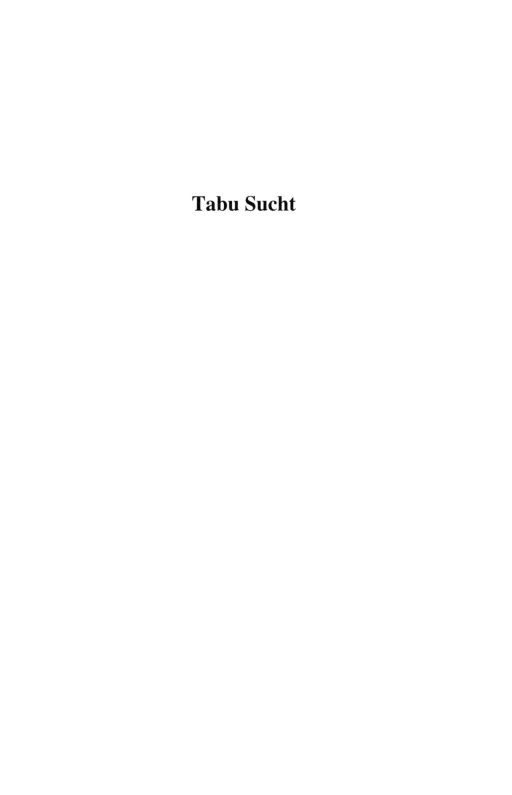

Tabu Sucht

Extrem und exzessiv: Wenn Verhalten süchtig macht

Sabine M. Grüsser-Sinopoli

Einleitung

Missbrauch bzw. Abhängigkeit von psychotropen Substanzen (Alkohol, Rauschdrogen, Medikamente) sind empirisch gut beschrieben und stellen in Deutschland die größte Gruppe psychischer Störungen dar. Bislang gibt es nur wenig Kenntnisse über Störungsbilder mit exzessiven, belohnenden Verhaltensweisen, die die Kriterien einer Abhängigkeit erfüllen (exzessives Kaufen, Spielen, Sport treiben, Arbeiten). Die hohe Anzahl an Betroffenen, die Beratung und Hilfe suchen, weist jedoch deutlich auf die Notwendigkeit einer genauen Charakterisierung dieser sog. Verhaltenssüchte sowie eines entsprechenden Angebots im Hilfesystem hin. Durch exzessives, belohnendes Verhalten werden schnell und effektiv Gefühle im Zusammenhang mit Frustrationen und Ängsten reguliert bzw. verdrängt. Vergleichbar zu dem Effekt beim Gebrauch von psychotropen Substanzen kann das Verhalten die Funktion erhalten, das Leben für den Betroffenen erträglich zu gestalten. Eine aktive, angemessene Auseinandersetzung mit den Problemen wird dabei „verlernt". Dieses suchtartige Verhalten wird dann im Laufe einer pathologischen Verhaltensentwicklung oftmals zur noch einzig vorhandenen Verarbeitungsstrategie, um psychische Belastungen/Stressoren zu bewältigen.

Am Beispiel von Herrn G. S. soll der Verlauf einer Verhaltenssucht kurz skizziert werden. Da die Glücksspielsucht die bislang am besten untersuchte Form der Verhaltenssucht ist, wird bei der beispielhaften Skizzierung der Fall eines pathologischen Spielers dargestellt.

Herr G. S., 43 Jahre, Sozialhilfeempfänger, geschieden, erzählt:
Am Anfang bin ich nur am Wochenende in die Spielbank gegangen, doch dann ging ich auch unter der Woche und meine Einsätze wurden höher. Schon der Anblick von Spielautomaten machte mich unruhig und meine Hände wurden feucht. Meine Gedanken kreisten immer mehr um das Spielen – „das System müsste doch zu knacken sein" ... Erst verspielte ich unsere Haushaltskasse, stahl meinen Kindern das Taschengeld, verspielte mein gesamtes Gehalt, die Rechnungen konnten nicht mehr bezahlt werden. Ich pumpte sämtliche Freunde, Verwandte und Nachbarn um Geld an, verkaufte unseren Wagen, nahm eine Hypothek auf unsere Eigentumswohnung auf. An den Kauf neuer Kleidung und Schulsachen war nicht mehr zu denken ... und Weihnachten gab es auch keinen Weihnachtsbaum mehr. Meine Frau ließ sich von mir scheiden und nahm die

beiden Kinder mit. Von nun an war ich täglich am „zocken". Ich fing an zu betrügen und zu belügen, um weiterhin an Geld zu kommen, wurde straffällig und verlor meine Arbeit. Heute bin ich Sozialhilfeempfänger (das Geld reicht natürlich längst nicht für meine Spieleinsätze aus) und wenn der Spieldruck und die Frustration zu groß werden, ertränk ich sie im Alkohol ... manchmal möchte ich am liebsten meinem Leben ein Ende setzen ... Wenn das Glück mal nachlässt!

Verhaltenssucht oder süchtige Verhaltensweisen

Ende des 19. Jahrhunderts waren die allgemeinen Merkmale stoffgebundener und auch stoffungebundener Suchterkrankungen bekannt, und es wurden vier besonders relevante Suchtarten, die Trunk-, Morphium-, Kokain- und Spielsucht, unterschieden. Offensichtlich fand schon damals eine gewisse Gleichsetzung stoffgebundener und stoffungebundener Suchterkrankungen statt, zumindest was ihre diagnostischen Kriterien angeht.

Bei dem Konsum von psychotropen Substanzen wird eine Reihe von Syndromen beschrieben, die von der Intoxikation unmittelbar nach dem Konsum bis zum schädlichen Gebrauch (Missbrauch) und zum Abhängigkeitssyndrom reichen. Während sich Missbrauch durch ein schädliches Konsummuster mit negativen sozialen oder zwischenmenschlichen Folgen auszeichnet, kann das Abhängigkeitssyndrom von Entzugssymptomen und Toleranzbildung bis hin zu erheblichen körperlichen und diversen schweren psychischen Beeinträchtigungen begleitet sein. Es handelt sich hierbei um eine Gruppe körperlicher, behavioraler (verhaltensmäßiger) und kognitiver Phänomene. Diese beinhalten neuroadaptive Vorgänge, die den Wirkungen des Suchtstoffes entgegengesetzt sind und zur Toleranzentwicklung führen, das Auftreten von Entzugssymptomen beim plötzlichen Absetzen der Substanz, den unwiderstehlichen Wunsch, eine Droge zu konsumieren, den Kontrollverlust während des Konsums einer Substanz oder einer Substanzklasse sowie den Vorrang des Konsums gegenüber gesellschaftlichen, sozialen und rechtlichen Verpflichtungen (vgl. z.B. das „Diagnostische und Statistische Manual psychischer Störungen" (DSM-IV-TR, Saß, Wittchen, Zaudig & Houben, 2003).

Bei den stoffungebundenen Süchten, den Verhaltenssüchten, werden keine psychotropen Substanzen von außen zugeführt bzw. eingenommen; der psychotrope Effekt stellt sich durch körpereigene biochemische Veränderungen ein, die durch bestimmte exzessive, belohnende Verhaltenweisen ausgelöst werden (Grüsser & Rosemeier, 2004; Holden, 2001; Marks, 1990; Poppelreuter & Gross, 2000). Bislang hat das Störungsbild der Verhaltenssucht noch keinen Eingang als eigenständiges Störungsbild in die gängigen Klassifikationssysteme psychischer Störungen, die „Internationale Klassifikation psychischer Störungen" (ICD-10, Dilling, Mombour & Schmidt, 2000) und das „Diagnostische und Statistische Manual psychischer Störungen" (DSM-IV-R, Saß et al.,

2003) gefunden, womit eine Diagnosestellung für diese Störungen erschwert wird (Grüsser, Thalemann & Albrecht, 2004; Petry, N., 2003; Poppelreuter & Gross, 2000; Rosenthal, 2003). Derzeit ist nur eine Form der suchtartigen Verhaltensweisen, das „Pathologische Glücksspielen" (als Spielverhalten mit klinischer Relevanz), aufgenommen und unter der Kategorie der „Persönlichkeits- und Verhaltensstörungen" als „Abnorme Gewohnheiten und Störungen der Impulskontrolle" aufgelistet. Daher ist es gegenwärtig auch nur möglich, Verhaltenssüchte in Anlehnung an die Einordnung des „Pathologischen Glücksspielens" als „Störung der Impulskontrolle, nicht andernorts klassifiziert", zu diagnostizieren.

Bei den „Abnormen Gewohnheiten und Störungen der Impulskontrolle" sind Verhaltensstörungen zusammengefasst, die sich in der Beschreibung eines unkontrollierbaren Impulses ähneln. Neben dem pathologischen Glücksspiel werden hier u.a. die Pyromanie (pathologische Brandstiftung), die Kleptomanie (pathologisches Stehlen), die Trichotillomanie (zwanghaftes Haareausreißen) und die intermittierende explosible Störung (DSM-IV-TR, Saß et al., 2003) aufgeführt.

Als Störungen der Impulskontrolle werden Verhaltensweisen bezeichnet, bei denen der Betroffene nicht in der Lage ist, dem Impuls, Trieb oder der Versuchung zu widerstehen, eine Handlung auszuführen, die für die Person selbst oder andere schädlich ist. Bei den meisten Störungen fühlt der Betroffene zunehmende Spannung oder Erregung, bevor er die Handlung durchführt, und erlebt dann Vergnügen, Befriedigung oder ein Gefühl der Entspannung während der Durchführung der Handlung. Nach der Handlung können eventuell Reue, Selbstvorwürfe oder Schuldgefühle auftreten (DSM-IV-TR, Saß et al., 2003).

Die Einordnung des pathologischen Spielens unter die Störung der Impulskontrolle erweist sich jedoch als unzureichend und kann verhindern, dass geeignete Elemente aus der Behandlung suchtkranker Patienten in der Therapie angewendet werden (Albrecht & Grüsser, 2003; Meyer & Bachmann, 2000; Poppelreuter & Gross, 2000; Potenza, 2002).

Neben dem nur schwer kontrollierbaren, intensiven Drang zu spielen, lauten die diagnostischen Merkmale für „Pathologisches Glücksspielen" in inhaltlicher Übereinstimmung mit den diagnostischen Kriterien für „Substanzabhängigkeit": dauerndes, wiederholtes Spielen über einen Zeitraum von mindestens einem Jahr, anhaltendes und oft noch gesteigertes Spielen trotz negativer sozialer Konsequenzen, wie Verarmung, gestörte Familienbeziehungen und Zerrüttung der persönlichen Verhältnisse, und ständiges gedankliches und vorstellungsmäßiges Beschäftigtsein mit dem Glücksspiel. Die für die stoffgebundene Abhängigkeit zentralen Kriterien der Toleranzentwicklung und des Entzugssyndroms werden nicht genannt. Im Vordergrund stehen somit das starke Verlangen zu spielen und die eingeschränkte Kontrolle über das Suchtverhalten, das trotz negativer Konsequenzen fortgesetzt wird.

In der Literatur stehen einheitlichen Kriterien für das Störungsbild der exzessiven, belohnenden Verhaltensweisen mit klinischer Relevanz verschiedene Bezeichnungen gegenüber. Zum einen werden exzessive, belohnende Verhaltensweisen als Impulskontrollstörung bzw. Zwangspektrum-Störung (z.b. Hand, 2003; Hollander & Wong, 1995; Lesieur, 1979; Linden, Pope & Jonas, 1986) und zum anderen als stoffungebundene Sucht bzw. Verhaltenssucht (z.b. Grüsser, Plöntzke & Albrecht, 2004; Grüsser, Thalemann et al., 2004; Holden, 2001; Lejoyeux, McLoughlin & Adès, 2000; Marks, 1990; Petry, J., 2003; Poppelreuter & Gross, 2000) bezeichnet.

So bevorzugen einige Autoren den Begriff der Impulskontrollstörung (z.b. Krueger, 1988). Angesichts der Erfüllung der diagnostischen Kriterien für Abhängigkeit zeigt sich die Diagnose „abnorme Gewohnheiten und Störung der Impulskontrolle" jedoch für das Störungsbild der Verhaltenssucht als zu ungenau. So werden hier v.a. verschiedene nicht an anderer Stelle klassifizierbare Verhaltensstörungen zusammengefasst, während der exzessive Gebrauch von Alkohol und anderen psychotropen Substanzen explizit ausgeschlossen wird (ICD-10, Dilling et al., 2000). Wenn auch empirische Studien der letzten Jahre zeigen, dass Impulsivität ein wesentliches Charakteristikum bei z.b. pathologischen Glücksspielern ist (Carlton & Manowitz, 1994; Steel & Blaszczynski, 1998), scheint eine Konzeptualisierung als Impulskontrollstörung dennoch nicht ausreichend, da Impulsivität bzw. eine Störung der Impulskontrolle als ein Kernpunkt des grundsätzlichen Abhängigkeitsgeschehens angesehen wird (Maddux & Desmond, 2000; Volkow & Fowler, 2000) und sich ebenso z.b. bei Alkoholabhängigen nachweisen lässt (z.b. Petry, J., 2001).

Nach DSM-IV-TR (Saß et al., 2003) können die impulsiven Handlungen auch als zwanghaft beschrieben werden, dennoch sind sie differentialdiagnostisch von den Zwangshandlungen abzugrenzen. Einige Autoren bevorzugen daher den Begriff der Zwangspektrum-Störungen („obsessive-compulsive spectrum disorder"). Dieser Begriff beschreibt eine Gruppe von Störungen, die durch den intensiven Drang, ein spezifisches Verhalten durchführen zu müssen, charakterisiert ist. Dieser Drang wird von unangenehmen Gefühlen begleitet, die erst nach der Durchführung des Verhaltens nachlassen (Cartwright, De Caria & Hollander, 1998; Hantouche & Merckaert, 1991; Hollander, Skodol & Oldham, 1996; McElroy, Hudson, Pope, Keck & Aizley, 1992). Es wird dabei postuliert, dass alle Störungen mit dem Charakteristikum des Impulsiven und Zwanghaften auf einer Achse liegen, wobei das pathologische Glücksspiel zwischen der Zwanghaftigkeit und Impulsivität liegt, die jeweils entgegengesetzte Pole darstellen (Blaszczynski, 1999). Hierbei finden sich die eher zwanghaften Störungen, gekennzeichnet durch Risikovermeidung, exzessive Überkontrolle und Verhaltensinhibition an einem, und die mehr durch Impulsivität und damit Verhaltensdisinhibition sowie mangelnde Kontrolle gekennzeichneten Störungen am anderen Achsenende (Skodol & Oldham, 1996). So wird z.b. bei den exzessiven, belohnenden Verhaltensweisen auch von einem zwanghaften Verhalten (z.B. zwanghaftes Kaufen bzw. „compulsive buying"; z.b. Black, 1996) geschrieben und das Störungsbild der Verhaltenssucht als Zwangshandlung definiert. Die Diagnose Zwangsstörung scheint jedoch für die Verhaltenssucht nicht zutreffend zu sein. So werden z.b. Zwangshandlungen nicht als angenehm empfunden und gelten häufig als Vorbeugung gegen ein objektiv unwahrscheinlich eintretendes Ereignis, dass Unheil anrichten könnte. Die Zwangshandlung wird in der Regel nicht lange vorbereitet und teilweise unmittelbar mehrfach stereotyp wiederholt.

Andere Autoren postulieren, dass die Merkmale des Störungsbildes mit den Merkmalen der Abhängigkeitsstörung vergleichbar sind und formulieren den Begriff der Verhaltensabhängigkeit („behavioral dependence") bzw. sprechen von einer Verhaltenssucht (Blanco, Moreyra, Nunes, Saiz-Riuz & Ibanez, 2001; Böning, 1999; Dickerson, 1993; Griffiths, 1993a, 1993b; Grüsser, 2002; Grüsser, Thalemann et al., 2004; Holden, 2001; Jacobs, 1986; Meyer & Bachmann, 2000; Orford, 2001; Petry, J., 2003; Potenza, 2002; Potenza, Kosten & Rounsaville, 2001). Hierbei wird betont, dass sowohl das Verlangen von Verhaltenssüchtigen, ihrer Verhaltensroutine nachzugehen, als auch das auftretende körperliche und psychische Unbehagen und die Nervosität, wenn die Durchführung des Verhaltens verhindert wird, die Verlangens- und Entzugssymptomatik von Substanzabhängigen widerspiegeln.

Des Weiteren wird von einer homöostasegeleiteten kompensatorischen Reaktion des Organismus (Toleranzentwicklung) bei der Ausübung des Verhaltens ausgegangen. Auf Grund der Toleranzentwicklung muss ein Verhaltenssüchtiger sein Verhalten immer häufiger und intensiver ausüben, um den gewünschten Effekt bzw. die gewünschte Wirkung zu erhalten. Ein pathologischer Spieler z.b. steigert im Verlauf seiner Suchtentwicklung immer weiter die Spielintensität oder der pathologische Käufer seine Einkäufe. So kann bei pathologischen Spielern beobachtet werden, dass sie an mehreren Automaten bzw. Roulettetischen gleichzeitig spielen. Pathologische Käufer berichten, dass sie immer häufiger Bestellungen bei Versandhäusern aufgeben mussten, oder sich immer häufiger und länger in Kaufhäusern aufhielten.

Bei den verschiedenen Formen der Verhaltenssucht, wie z.B. der Arbeits-, Kauf-, Sport- und Spielsucht, wurden bereits mehrfach die diagnostischen Kriterien und das klinische Erscheinungsbild einer Abhängigkeitserkrankung beschrieben (Albrecht & Grüsser, 2000; Bachmann, 2004; Poppelreuter, 1997; Poppelreuter & Gross, 2000; Shaffer & Kidman, 2003).

Vergleichbar zu dem Phasenmodell der Alkoholabhängigkeit (Jellinek, 1946) wird auch bei den Verhaltenssüchtigen im fortgeschrittenen Stadium der Sucht eine typische abhängigkeitsdynamische Entwicklung beobachtet. So wurde für die Glücksspielsucht ebenfalls ein Phasenmodell formuliert (Custer, 1987), welches in ein positives Anfangsstadium, ein kritisches Gewöhnungsstadium sowie das sog. Sucht- oder Verzweiflungsstadium unterteilt ist. Ein weiterer Hinweis, dass eine Kategorisierung von exzessiven belohnenden pathologischen

Verhaltensweisen als Verhaltenssüchte sinnvoll ist, ist die hohe Komorbidität zwischen diesen und Substanzabhängigkeit; umgekehrt zeigt sich bei Substanzabhängigkeit auch eine hohe Komorbidität mit Verhaltensabhängigkeiten (z.b. dem pathologischen Glücksspiel: Moreyra, Ibanez, Saiz-Juiz & Blanco, 2004; Orford, Morison & Somers, 1996). Andere Störungen, die komorbid mit Verhaltenssüchten auftreten, wie z.b. affektive Störungen, antisoziale Persönlichkeitsstörungen oder Aufmerksamkeitsdefizit-Hyperaktivitätsstörungen, treten ebenso gehäuft bei Substanzabhängigen, jedoch nicht bei Patienten mit einer Zwangsspektrum-Störung auf (Blanco et al., 2001; McElroy, Keck, Pope, Smith & Strakowski, 1994; Steel & Blaszczynski, 1998).

Neuere psychophysiologische Befunde und Ergebnisse von bildgebenden Verfahren weisen ebenso auf eine Parallelität zwischen der Substanzabhängigkeit und pathologischem Glücksspiel hin (Grüsser, 2002; Grüsser et al., 2002; Reuter et al., 2005). Des Weiteren lassen auch erste molekulargenetische Ergebnisse, insbesondere der Zusammenhang zwischen dem Polimorphismus des Dopamin-D2-Rezeptors, dem Monoaminooxidase-A2-gen und dem Serotonintransportergen, wie sie bei pathologischen Spielern gefunden wurden, auf Gemeinsamkeiten zwischen den Verhaltenssüchten und einer Substanzabhängigkeit schließen (Blum, Wood, Sheridan, Chen & Commings, 1995; Perez de Castro, Ibanez, Saiz-Ruiz & Fernandez-Piqueras, 1999). Bislang gibt es kaum neurobiologische und psychopharmakologische Untersuchungen zu den Verhaltenssüchten. Erste Befunde v.a. von Untersuchungen zur Glücksspielsucht (Eber & Shaffer, 2000) weisen auf eine Involvierung des noradrenergen, dopaminergen, serotonergen und opioiden Systems hin (Shah, Potenza & Eisen, 2004).

Der synonym genutzte Begriff der Verhaltensabhängigkeit bzw. Verhaltenssucht impliziert, dass eine Belohnung für ein Gehirn eine Belohnung ist, unabhängig davon, ob es sich bei den sekundären Verstärkern um pharmakologische Substanzen handelt, die direkt auf Neurotransmitter wie das dopaminerge Belohnungssystem einwirken (Everitt, Dickinson & Robbins, 2001), oder ob die Verhaltensweisen wie andere Umweltreize indirekt auf das Gehirn einwirken (Böning, 1999; Grüsser, 2002; Holden, 2001; Marks, 1990).

Integrative Erklärungsansätze für die Entstehung und Aufrechterhaltung von süchtigem Verhalten

Die Ursache für Missbrauch und den Weg in eine Sucht kann man nicht an einem isolierten Faktor festmachen. Langjährige Untersuchungen und Analysen mit den verschiedensten Ansätzen haben gezeigt, dass die Ursache von süchtigem Verhalten durch unterschiedliche Faktoren und Voraussetzungen geprägt ist. Ebenso können Faktoren, die zum Einstieg in die Abhängigkeit führen, sich von denen des fortgesetzten Konsums/Verhaltens unterscheiden. Abgesehen von den sozioökologischen, soziostrukturellen, soziopolitischen und anthropologischen Faktoren, muss den genetischen, psychologischen und neurobiologischen Faktoren bei der Entstehung und Aufrechterhaltung von süchtigem Verhalten eine große Bedeutung zugemessen werden (Everitt et al., 2001; Grüsser, Flor & Heinz, 1999; Grüsser et al., 2002; O'Brien, Childress, McLellan & Ehrman, 1992).

Abhängigkeit ist ein über einen längeren Zeitraum hinweg stabiles Phänomen und es wird davon ausgegangen, dass Abhängigkeit ein erlerntes Verhalten ist. Somit tragen Lernprozesse entscheidend sowohl zur Entstehung wie auch zur Aufrechterhaltung bei. Eine besondere Rolle kommt dabei, neben dem Lernen am Modell (d.h. z.b. die Eltern haben ebenfalls Drogen konsumiert), den klassisch und operant konditionierten positiven Drogenerwartungen zu (Beck, Wright, Newman & Liese, 1997; Berridge & Robinson, 1998; Grüsser, Heinz & Flor, 2000).

Das Modell der klassischen Konditionierung hat maßgeblich dazu beigetragen, die Entstehung des Suchtverhaltens, aber auch die Mechanismen des Rückfalls zu erklären (z.b. O'Brien et al., 1992; Everitt et al., 2001). So können zuvor neutrale Reize (z.b. externale Stimuli wie der Anblick eines Bierglases oder eines Spielautomatens oder internale Reize wie bestimmte Gefühlszustände oder Stresszustände) mit dem Suchtverhalten und der Suchtmittelwirkung assoziiert werden und dann als erlernte (konditionierte) Reize eine erlernte (konditionierte) Reaktion auslösen.

Die Art der erlernten Reaktion kann dabei emotional positiv oder negativ gefärbt sein. So werden zwei Kategorien, suchtmittelgegensätzliche (konditionierte Toleranz und konditionierte Entzugserscheinungen) und suchtmittelgleichsinnige (positiv emotional gefärbte Zustände/Euphorie) konditionierte Reaktionen unterschieden (O'Brien et al., 1992; Grüsser et al., 1999). Z.B. kann der Anblick eines Kartenspiels oder das Klimpern von Jetons bei einem pathologischen Spieler einen euphorisierenden und positiv erregenden oder einen unruhigen und nervösen Zustand auslösen. Unabhängig jedoch von der Art der Reaktion entsteht ein konditionierter motivationaler Zustand, der zu Suchtmittelverlangen führt und zum erneuten Suchtverhalten motiviert. Es wird ein Zusammenhang zwischen den erlernten Stimuli (z.b. Anblick des Spielautomatens, einer Kneipentür, des Schaufensters eines Kaufhauses) und einer erhöhten Rückfallgefährdung in das alte Suchtverhalten gesehen.

Ein weiterer Lernprozess, die operante Konditionierung, dient ebenfalls zur Erklärung der Suchtentstehung. Nachdem das süchtige Verhalten ausgeführt wurde, wirkt der angenehme Suchtmitteleffekt (z.b. Euphorie) belohnend, also (positiv) verstärkend, auf das Verhalten. Wenn nun durch das Suchtverhalten Entzugserscheinungen oder Anspannungszustände, also unangenehme Situationen, vermieden oder beseitigt werden, wirkt dieses ebenfalls (nun negativ) verstärkend. Diese Verstärkungsvorgänge tragen dazu bei, dass Verhaltenssequenzen, d.h. in diesem Fall das Suchtmitteleinnahmeverhalten, wiederholt werden (vgl. z.b. O'Brien et al., 1992).

**Modell der Klassischen Konditionierung bei Verhaltenssucht,
am Beispiel Glücksspiel**

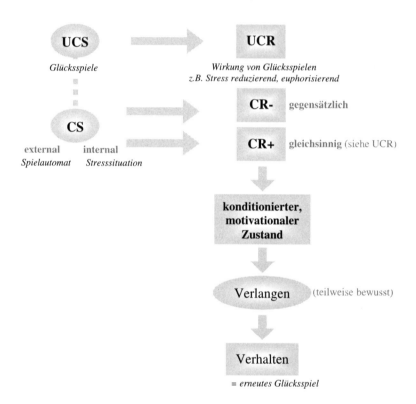

Abb.: Modell der Klassischen Konditionierung bei Verhaltenssucht
UCS – unkonditionierter (neutraler) Stimulus, UCR – unkonditionierte Reaktion,
CS – konditionierter Stimulus, CR – konditionierte Reaktion

Wie bei der Substanzabhängigkeit wird auch bei der Entstehung und Aufrechterhaltung von Verhaltenssüchten, wie z.b. der Glücksspielsucht, dem verhaltensverstärkenden Belohnungssystem eine zentrale Rolle zugeschrieben (Böning,
1999; Eber & Shaffer, 2000; Grüsser, 2002; Shah et al., 2004). Innerhalb dieses
Belohnungssystems findet sich ein hochkomplexes Zusammenspiel bestimmter
Neurotransmitter wie Dopamin, Serotonin sowie verhaltensmodulierender
Neuropeptide (z.b. aus der Gruppe der Endorphine) und für molekulares Lernen
im Gehirn wichtige Botenstoffe aus dem glutamatergen System (Everitt et al.,
2001; Robbins & Everitt, 2002).

In einem aktuellen, psychologische und neurobiologische Modelle integrie-
renden Erklärungsansatz wird postuliert, dass durch eine Sensitivierung des
zentralen dopaminergen verhaltensverstärkenden Systems eine erlernte (konditionierte) Aufmerksamkeitszuwendung gegenüber den suchtmittelassoziierten
Reizen ausgelöst wird. Dieser Attributionsvorgang zeigt sich dann in einer erhöhten Aufmerksamkeit für und im bevorzugten Aufsuchen von suchtmittel-
relevanten Stimuli und des Suchtmittels selbst und stellt eine eigenständige
Komponente der Motivation und Verstärkung dar (Berridge & Robinson, 1998;
Robinson & Berridge, 1993). Die assoziative Verbindung der Reizpräsentation
mit dem mesolimbischen Dopaminsystem führt unter anderem zur Bildung eines
so genannten impliziten Gedächtnisses, das der bewussten Verarbeitung nicht
zugänglich ist. In diese Lernprozesse sind Hirnareale wie z.b. die Amygdala,
der Hippocampus sowie der Frontalkortex und der inferiore Parietalkortex involviert, die cortico-striatale Regelkreise beeinflussen, welche als an der Entstehung und Aufrechterhaltung abhängigen Verhaltens zentral beteiligte Hirn-
strukturen verstanden werden (Everitt et al., 2001; Robbins & Everitt, 2002).

Zusammenfassend kann man sagen, dass die Erinnerung an die positive Suchtmittelwirkung als zentraler Motivator für das süchtige Verhalten fungiert. Die
erlernte (konditionierte) Aufmerksamkeitszuwendung könnte das neurobiologische Korrelat eines Suchtgedächtnisses sein und dazu führen, dass auch nach
jahrelanger Abstinenz eine einmalige Suchtmittelexposition bzw. suchtmittel-
assoziierte Stimuli zum überwältigenden Verlangen führt, das süchtige Verhalten durchzuführen.

Ausgehend von den oben beschriebenen Erklärungsansätzen zur Entstehung und
Aufrechterhaltung von Abhängigkeit, wie sie bislang v.a. für die Abhängigkeit
von psychotropen Substanzen beschrieben worden sind, wird davon ausgegangen, dass auch der Entstehung und Aufrechterhaltung von Verhaltenssüchten
vergleichbare Prozesse und Mechanismen zugrunde liegen. In Anlehnung an
diese Annahme wird im Folgenden ein Erklärungsansatz für die Entstehung und
Aufrechterhaltung von Verhaltenssüchten erstellt.

Der Mensch strebt nach Ausgleich und Wohlbefinden und der Körper nach
einem biochemischen Gleichgewicht. Wenn (stark) belohnendes Verhalten ausgeführt und als positiv empfunden wird (positive Verstärkung), wird das
Belohnungssystem im Hirn aktiviert. Wenn das Verhalten bei einer eventuell

bereits vorhandenen biochemischen Imbalance der Botenstoffe (Transmitter-imbalance, z.b. auf Grund einer psychischen Störung wie einer Depression oder Angststörung) unangenehme Gefühlzustände beseitigt, dann wirkt es auch belohnend (negative Verstärkung) und das Belohnungssystem wird ebenfalls aktiviert. Insbesondere in (negativen aber auch positiven) Stresssituationen, wenn die „Biochemie der Gefühle" aus dem Gleichgewicht geraten ist, wird gerne zu entspannungsfördernden, also belohnenden Verhaltenweisen/Mitteln gegriffen. Hierbei kann dann von einer sich potenzierenden Wirkung des Belohnungs-effektes ausgegangen werden.

Bei mehrfacher Wiederholung des belohnenden Verhaltens werden durch asso-ziative Vorgänge ehemals neutrale (kurz zuvor dargebotene) interne und externe Reize an das belohnende Verhalten gekoppelt und avancieren zu erlernten verhaltensassoziierten Reizen (klassische Konditionierung). Diese Reize (z.B. Stresssituation, Langeweile, ein Geldbündel, Computer) können dann einen konditionierten motivationalen Zustand auslösen, der zu einem erneuten exzessiven Verhalten führt. Der Betroffene reagiert nun auf die mit dem Sucht-mitverhalten assoziierten Reize mit psychophysiologischen Prozessen.

Im Laufe einer Suchtentwicklung bekommt das belohnende Verhalten immer mehr die Funktion, Stresssituationen oder Situationen, in denen die Biochemie der Gefühle aus dem Gleichgewicht gekommen ist (bei negativen, aber auch bei besonders freudig erregenden Situationen), inadäquat zu bewältigen bzw. zu verarbeiten. Somit wird das belohnende süchtige Verhalten immer weiter (negativ) verstärkt. Das Verhalten wird dann i.d.R. zweckentfremdet ausgeführt (z.B. geht es dem pathologischen Spieler nicht mehr um Gewinn und Verlust, in der Realität braucht der pathologische Käufer seine „siebte Badematte" nicht) und im Mittelpunkt steht nun die Wirkung bzw. der psychische Effekt, der durch das Verhalten ausgelöst bzw. bezweckt wird (z.B. bei exzessiver Computer-bzw. Internetnutzung das Abschalten und in eine „heile" bzw. „selbstwert-stärkende" virtuelle Welt eintauchen). Der Betroffene hat gelernt, dass er durch sein exzessives, belohnendes Verhalten schnell und effektiv Gefühle im Zu-sammenhang mit Frustrationen, Ängsten und Unsicherheiten regulieren bzw. verdrängen und Stress bewältigen kann. Das süchtige Verhalten wird nun im Vergleich zu anderen belohnenden Verhaltensweisen vorrangig, da es zu dem einzigen noch wirkungsvollen Verhalten geworden ist, um ein Wohlbefinden herzustellen und das dopaminerge Belohnungssystem noch entsprechend zu aktivieren. Daher wird es nun zu Ungunsten anderer Verhaltensweisen, bei deren Durchführung das Belohnungssystem nicht mehr so stark aktiviert wird, immer und immer wieder durchgeführt.

Das exzessive belohnende Verhalten ist nun in der Hierarchie der Verhaltens-weisen an die oberste Stelle gerückt und wird über die anderen homöostatischen und nicht homöostatischen Triebe gestellt. So werden z.B. Nahrungsaufnahme und sexuelle Aktivitäten, aber auch andere belohnende Verhaltensweisen und adäquate Stressverarbeitungsstrategien zu Gunsten des süchtigen Verhaltens vernachlässigt. Eine aktive angemessene Auseinandersetzung mit den Problemen wird dabei „verlernt". Dieses suchtartige Verhalten wird dann im Laufe einer pathologischen Verhaltensentwicklung oftmals zur noch einzig vorhandenen Verarbeitungsstrategie, um psychische Belastungen/Stressoren (z.B. Ängste, Einsamkeit) oder andere schwierige Entwicklungsprozesse zu bewältigen und sich wieder in ein physiologisch-biochemisches Gleichgewicht zu bringen. Letztendlich wird dieses pathologische Verhalten dann bei den Ursachen, aber auch Folgen süchtigen Verhaltens im Sinne einer Selbstmedikation eingesetzt: Belastungen im Alltag, Ängste, Einsamkeit, Schüchternheit, Langeweile, Versagenserlebnisse und Gruppendruck werden durch das Verhalten unterdrückt bzw. reduziert, die ihrerseits jedoch, da kurz vorher präsent und an das Verhalten assoziiert, wieder als konditionierte Reize wirken.

Die Tatsache, dass bei Verhaltenssüchtigen andere belohnende Verhaltensweisen nicht mehr so belohnend wirken, erschwert es den Betroffenen, alternative Verhaltensweisen zu lernen. Daher ist es besonders wichtig, für diesen Schritt im Rahmen von therapeutischen Interventionsmaßnahmen kontinuierliche Motivationsarbeit zu leisten. Erst wenn das süchtige Verhalten bzw. die damit assoziierten Reize an Anreiz verloren haben (und somit die positive Wirkungserwartung seitens des Betroffenen reduziert ist) und alternative Verhaltensweisen an Anreiz und Belohnungseffekten gewonnen haben, kann der betroffene Verhaltenssüchtige sich effektiv davor bewahren, in Stresssituationen wieder in sein altes, süchtiges, „wirkungsvolles" Verhaltensmuster zurückzufallen.

Literatur

Albrecht, U., & Grüsser, S. M. (2003). Diagnose Glücksspielsucht? *Psychomed, 15*, 96-99.

Bachmann, M. (2004). Therapie der Spielsucht. *Psychomed, 3*, 154-158.

Beck, A. T., Wright, F. D., Newman, C. F., & Liese, B. S. (1997). *Kognitive Therapie der Sucht*. Weinheim: Beltz.

Berridge, K. C., & Robinson, T. E. (1998). What is the role of dopamine in reward: hedonic impact, reward learning, or incentive salience? *Brain Research Reviews, 28*, 309-369.

Black, D. W. (1996). Compulsive Buying: A Review. *The Journal of Clinical Psychiatry, 57*, 50-54.

Blanco, C., Moreyra, P., Nunes, E. V., Saiz-Riuz, J., & Ibanez, A. (2001). Pathological gambling: Addiction or compulsion? *Seminars in Clinical Neuropsychiatry, 6*, 167-176.

Blaszczynski, A. P. (1999). Pathological gambling and obsessive-compulsive spectrum disorders. *Psychological Reports, 84*, 107-113.

Blum, K., Wood, R., Sheridan, P., Chen, T., & Commings, D. (1995). Dopamine D2 receptor gene variants: association and linkage studies in impulsive, addictive and compulsive disorders. *Pharmacogenetics, 5*, 121-141.

Böning, J. (1999). Psychopathologie und Neurobiologie der „Glücksspielsucht". In: G. Alberti, & B. Kellermann (Hrsg.), *Psychosoziale Aspekte der Glücksspielsucht* (S. 39-50). Geesthacht: Neuland.

Carlton, P. L., & Manowitz, P. (1994). Factors determining the severity of pathological gambling in males. *Journal of Gambling Studies, 10,* 147-157.

Cartwright, C., De Caria, C., & Hollander, E. (1998). Pathological gambling: a clinical review. *Journal of Practical Psychiatry and Behavioral Health, 4,* 277-286.

Custer, R. L. (1987). The diagnosis and scope of pathological gambling. In: T. Galski (Hrsg.), *The handbook of pathological gambling* (S. 3-7). Springfield: Thomas.

Dickerson, M. G. (1993). Internal and external determinants of persistent gambling: problems in generalising from one form of gambling to another. *Journal of Gambling Studies, 9,* 225-245.

Dilling, H., Mombour, W., & Schmidt, M. H. (2000). *Internationale Klassifikation psychischer Störungen, ICD-10, Kapitel V (F).* Bern: Huber.

Eber, G. B., & Shaffer, H. J. (2000). Trends in bio-behavioral gambling studies research: quantifying citations. *Journal of Gambling Studies, 16,* 461-467.

Everitt, B. J., Dickinson, A., & Robbins, T. W. (2001). The neurobiological basis of addictive behaviour. *Brain research reviews, 36,* 129-138.

Griffiths, M. D. (1993a). Factors in problem adolescent fruit machine gambling. *Journal of Gambling Studies, 9,* 31-45.

- (1993b). Tolerance in gambling: an objective measure using the psychophysiological analysis of male fruit machine gamblers. *Addictive Behaviors, 18,* 365-372.

Grüsser, S. M. (2002). Glücksspielsucht. In: R. Schwarzer, M. Jerusalem, & H. Weber (Hrsg.), *Gesundheitspsychologie von A-Z* (S. 230-233). Göttingen: Hogrefe.

-, Heinz, A., & Flor, H. (2000). Standardized cues to assess drug craving and drug memory. *Journal of Neural Transmission, 107,* 715-720.

-, Plöntzke, B., & Albrecht, U. (2004). Pathologisches Glücksspiel – eine empirische Untersuchung des Verlangens nach einem stoffungebundenen Suchtmittel. *Der Nervenarzt, Jul 7,* Epub ahead of print.

-, Thalemann, C., & Albrecht, U. (2004). Exzessives, zwanghaftes Kaufen oder „Verhaltenssucht"? Ein Fallbeispiel. *Wiener klinische Wochenschrift, 116,* 201-204.

-, Wölfling, K., Albrecht, U., Ziegler, S., Lurje, E., Partecke, G., & Flor, H. (2002). *The comparison of cue-reactivity in substance and non-substance addicts.* Society of Neuroscience, 32nd Annual meeting, Orlando, 679-1.

-, Flor, H., & Heinz, A. (1999). Drogenverlangen und Drogengedächtnis. In: J. Gölz (Hrsg.), *Moderne Suchtmedizin* (3. NL, 11, B2, S. 611-614). Stuttgart: Thieme.

-, & Rosemeier, H. P. (2004). Exzessive, belohnende Verhaltensweisen oder stoffungebundene Sucht. *Psychomed, 16,* 132-135.

Hand, I. (2003). Störungen der Impulskontrolle: Nichtstoffgebundene Abhängigkeiten (Süchte), Zwangsspektrum-Störungen ... oder? *Suchttherapie, 4,* 51-53.

Hantouche, E., & Merckaert, P. (1991). Nosological classifications of obsessive-compulsive-disorder. *Annals of Medical Psychology, 149,* 393-408.

Holden, C. (2001). „Behavioral" Addictions: Do they exist? *Science, 294,* 980-982.

Hollander, E., Skodol, A., & Oldham, J. (1996). *Impulsivity and compulsivity.* Washington DC: American Psychiatric Press.

-, & Wong, C. M. (1995). Obsessive- compulsive spectrum disorders. *Journal of Clinical Psychiatry, 56,* 3-6.

Jacobs, D. F. (1986). A general theory of addictions: a new theoretical model. *Journal of Gambling Behavior, 2,* 15-31.

Jellinek, E. M. (1946). Phases in the drinking history of alcoholics: analysis of a survey conducted by the official organ of the Alcoholics Anonymous. *Quarterly Journal of Studies on Alcohol, 7*, 1-88.

Krueger, D. W. (1988). On compulsive shopping and spending: a psychodynamic inquiry. *American Journal of Psychotherapy, 42*, 574-584.

Lejoyeux, M., McLoughlin, M., & Adès, J. (2000). Epidemiology of behavioral dependence: literature review and results of original studies. *European Psychiatry, 15*, 129-134.

Lesieur, H. R. (1979). The compulsive gambler´s spiral of options and involvement. *Psychiatry: Journal of the Study of Interpersonal Processes, 42*, 79-87.

Linden, R., Pope, H., & Jonas, J. (1986). Pathological gambling and major affective disorder: preliminary findings. *Journal of Clinical Psychiatry, 41*, 201-203.

Maddux, J. F., & Desmond, D. P. (2000). Addiction or dependence. *Addiction, 95*, 661-665.

Marks, I. (1990). Behavioural (non-chemical) addictions. *British Journal of Addiction, 85*, 1389.

McElroy, S., Hudson, J., Pope, H., Keck, P., & Aizley, H. (1992). The DSM-II-R Impulse control disorder not elsewhere classified: clinical characteristics and relationship to other psychiatric disorders. *American Journal of Psychiatry, 149*, 318-327.

-, Keck, P., Pope, H., Smith, J., & Strakowski, S. (1994). Compulsive Buying: A Report of 20 Cases. *Journal of Clinical Psychiatry, 55*, 242-248.

Meyer, G., & Bachmann, M. (2000). *Spielsucht – Ursachen und Therapie*. Heidelberg: Springer.

Moreyra, P., Ibanez, A., Saiz-Juiz, J., & Blanco, C. (2004). Categorization. In: J. E. Grant, & M. N. Potenza (Hrsg.), Pathological Gambling. A clinical guide to treatment (S. 55-68). Washington: American Psychiatric Publishing, Inc.

O`Brien, C. P., Childress, A. R., McLellan, A. T., & Ehrman, T. (1992). A learning model of addiction. In: C. P. O`Brien, & J. Jaffe (Hrsg.), *Addictive States* (S. 157-177). New York: Raven Press Ltd.

Orford, J. (2001). Addiction as an excessive appetite. *Addiction, 96*, 15-31.

-, Morison, V., Somers, M. (1996). Drinking and gambling: a comparison with implications for theories of addiction. *Drug and Alcohol Review, 15*, 47-56.

Perez de Castro, I., Ibanez, A., Saiz-Ruiz, J., & Fernandez-Piqueras, J. (1999). Genetic contribution to pathological gambling: association between a functional DNA polymorphism at the serotonin transporter gene (5-HTT) and affected males. *Pharmacogenetics, 9*, 397-400.

Petry, J. (2001). Vergleichende Psychopathologie von stationär behandelten „Pathologischen Glücksspielern". *Zeitschrift für Klinische Psychologie, 30*, 123-135.

- (2003). *Glücksspielsucht: Entstehung, Diagnostik und Behandlung*. Göttingen: Hogrefe.

Petry, N. M. (2003). Moving beyond a dichotomous classification for gambling disorders. Commentaries. *Addiction, 98*, 1673-1674.

Poppelreuter, S. (1997). *Arbeitssucht*. Weinheim: Belz, Psychologie Verlags Union.

-, & Gross, W. (Hrsg.). (2000). *Nicht nur Drogen machen süchtig*. Weinheim: Belz.

Potenza, M. N. (2002). Gambling: an addictive behavior with health and primary care implications. *Journal of General Internal Medicine, 17*, 721-732.

-, Kosten, T. R., & Rounsaville, B. J. (2001). Pathological Gambling. *The journal of the American Medical Association, 286*, 141-144.

Reuter, J., Raedler, T., Rose, M., Hand, I., Glascher, J., & Buchel, C. (2005). Pathological gambling is linked to reduced activation of the mesolimbic reward system. *Nature Neuroscience, 8*, 147-148.

Robbins, T. W., & Everitt, B. J. (2002). Limbic-striatal memory systems and drug addiction. *Neurobiology of Learning and Memory, 78*, 625-636.

Robinson, T. E., & Berridge, K. C. (1993). The neural basis of drug craving: an incentive-sensitization theory of addiction. *Brain Research Review, 18*, 247-291.

Rosenthal, R. J. (2003). Distribution of the DSM-IV criteria for pathological gambling. Commentaries. *Addiction, 98*, 1674-1675.

Saß, H., Wittchen, H. U., Zaudig, M., & Houben, I. (2003). *Diagnostische Kriterien DSM-IV-TR*. Göttingen: Hogrefe.

Shaffer, H. J., & Kidman, R. (2003). Shifting perspectives on gambling and addiction. *Journal of Gambling Studies, 19*, 1-6.

Shah, K. R., Potenza, M., & Eisen, S. A. (2004). Biological basis for pathological gambling. In: J. E. Grant, & M. N. Potenza (Hrsg.), *Pathological gambling: a clinical Guide to treatment* (S. 127-142). Washington: American Psychiatry Publishing.

Skodol, A. E., & Oldham, J. M. (1996). Phenomenology, differential diagnosis and comorbidity of the impulsive-compulsive spectrum disorders. In: J. M. Oldham, E. Hollander, & A. Skodol (Hrsg.), *Impulsivity and compulsivity* (S. 1-36). Washington, DC: American Psychiatric Press.

Steel, Z., & Blaszczynski, A. (1998). Impulsivity, personality disorders and pathological gambling severity. *Addiction, 93*, 895-905.

Volkow, N. D., & Fowler, J. S. (2000). Addiction: a disease of compulsion and drive: involvement of the orbitofrontal cortex. *Cerebral Cortex., 10*, 318-325.

Frauen und Alkoholabhängigkeit

Jana Wrase, Karl Mann und Andreas Heinz

Einleitung

Alkoholismus betrifft Millionen von Frauen in der ganzen Welt. Trotzdem wird Alkoholabhängigkeit traditionell als eine „männliche" Erkrankung verstanden. Die meisten Erkenntnisse über diese Erkrankung wurden bisher fast ausschließlich aus Studien an Männern gewonnen und werden bis heute automatisch auf beide Geschlechter verallgemeinert (Brett, Graham & Smythe, 1995). Tatsächlich war die Alkoholabhängigkeit lange Zeit überwiegend ein Problem der Männer. Auf vier betroffene Männer kam eine Frau. In den letzten Jahren hat sich dieses Verhältnis jedoch gewandelt. Wir sind derzeit bei einem Verhältnis von 3:1 und bewegen uns auf ein Geschlechtsverhältnis von 2:1 zu (Mann & Ackermann, 2000). Aus diesem Grund werden hier explizit Forschungsergebnisse von Studien über Frauen denen von Studien über Männer gegenübergestellt und miteinander verglichen. Da die Alkoholabhängigkeit eine sehr vielschichtige Erkrankung ist, beziehen sich die Forschungsergebnisse auf fünf Ebenen: die Verhaltensebene, die biologische, die kognitive, die emotionale und die soziale Ebene.

Trinkverhalten

Frauen und Männer zeigen allgemein ein unterschiedliches Trinkverhalten. Frauen trinken weniger und seltener als Männer, aber wenn sie trinken, betrinken sie sich häufiger bis zum Rausch (Rubin, Stout & Longabaugh, 1996). In einer großen Kohorten-Querschnittsuntersuchung (Jahrgang 1946) berichteten Frauen bei gleicher Trinkmenge mehr Probleme als Männer, allerdings wurde hier nicht das Körpergewicht kontrolliert (Ely, Hardy, Longford & Wadsworth, 1999). Weiterhin kann festgestellt werden, dass Frauen häufiger an alkoholassoziierten Unfällen sterben als Männer (Greenfield, 2002).
In einer Stichprobe von Probanden mit problematischem Trinkverhalten tranken Männer insgesamt mehr, hatten früher angefangen zu trinken und erlebten früher den ersten Rausch. Frauen berichteten dagegen häufiger, dass sie vor allem in negativen Stimmungszuständen tranken (Miller & Cervantes, 1997).
Bezüglich der meisten soziodemographischen Kennwerte unterscheiden sich alkoholabhängige Frauen und Männer nicht voneinander. Dies gilt für den Familienstand, die aktuelle Partnerschaftssituation, das Vorhandensein von Kindern sowie den Hausstand bzw. die soziale Integration und die Berufs-

ausbildung. Große retrospektive Studien mit mehreren Hundert bis zu über tausend behandelten Alkoholabhängigen zeigen, dass der durchschnittliche, auf das Körpergewicht bezogene Alkoholkonsum bei Frauen und Männern im Jahr vor einer Behandlung annährend identisch ist. Der entscheidende Unterschied bezieht sich auf den zeitlichen Verlauf der Abhängigkeitsentwicklung. Frauen beginnen später als Männer regelmäßig Alkohol zu konsumieren, entwickeln aber sehr viel schneller eine Abhängigkeitserkrankung. Während das Durchschnittsalter zum Zeitpunkt der ersten stationären Behandlung weitgehend übereinstimmt, erfolgt der Beginn der Alkoholabhängigkeit bei den Patientinnen deutlich später. Weiterhin suchen Frauen schneller professionelle Hilfe. Die Zeitspanne vom Eintritt der Abhängigkeit bis zur Aufnahme einer Behandlung ist im Vergleich zu den Männern wesentlich kürzer (Mann & Ackermann, 2000). Diese Unterschiede galten vor allem für ältere Patienten (Randall et al., 1999). Das spätere Auftreten von alkoholassoziierten Problemen und das schnellere Voranschreiten wird „Teleskop-Effekt" genannt und ist sehr robust.

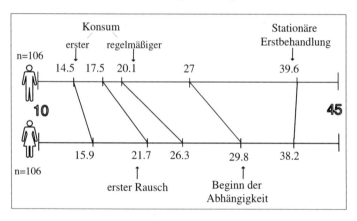

Abb. 1: Entwicklung der Alkoholabhängigkeit bei weiblichen und männlichen Patientinnen im Vergleich (modifiziert nach Mann et al., 2000)

Verschiedene protektive, frauenspezifische Faktoren sind für das insgesamt seltenere und spätere Auftreten von Alkoholproblemen verantwortlich. Die gesellschaftliche Konvention verbietet es insbesondere der Frau, sich öffentlich zu betrinken, was bei risikoarmem Trinkverhalten tatsächlich als Schutzfaktor gegen Trinkexzesse dienen kann. Ist die kritische Schwelle zur Alkoholabhängigkeit jedoch bei einer Frau überschritten, ist genau dieser Umstand verantwortlich dafür, dass Frauen ihre Alkoholprobleme eher verheimlichen und durch die Stigmatisierung einen größeren Leidensdruck haben. Ein weiterer protektiver Faktor gegen die Entwicklung einer Abhängigkeit ist ein starkes Verantwortungsgefühl gegenüber anderen (z.B. Kinder, Familie), welches bewirkt, dass Frauen so lange wie möglich versuchen, ihren Verpflichtungen nachzukommen und zu „funktionieren". Ein dritter möglicher Faktor ist, dass Frauen Aggressionen seltener offen ausagieren als Männer. Offene körperliche Gewalt wie z.B. Schlägereien sind meistens mit exzessiven Trinksituationen verbunden. In dem Augenblick, in dem diese Faktoren ihre Schutzfunktion verlieren, beziehungsweise wo eine bestimmte Hemmschwelle überschritten wird, bewirken sie genau das Gegenteil. Das, was sie geschützt hat, führt nun zu einer beschleunigten Abhängigkeitsentwicklung, die in vielen Bereichen mit größerem Leid verbunden ist (Nolen-Hoeksema, 2004). In diese Richtung weisen auch die Angaben zu abhängigkeitsbedingten sozialen, psychischen und körperlichen Beschwerden. Soweit vorhanden, treten diese bei den weiblichen Abhängigen innerhalb kürzerer Zeit auf: somatische Beschwerden beispielsweise nach nicht einmal zwei Jahren, im Vergleich zu mehr als 3 ¼ Jahren bei den männlichen Patienten. Dieser erhöhte Leidensdruck könnte eine Erklärung dafür sein, warum Frauen rascher medizinische Hilfe in Anspruch nehmen (Mann et al., 2000).

Biologische Faktoren

Frauen und Männer unterscheiden sich rein äußerlich in Körpergröße und Körpergewicht, wobei Männer in der Regel größer und schwerer sind. Auch im Körperinneren gibt es Unterschiede. So haben Frauen z.B. ein kleineres Gesamthirnvolumen, dafür aber eine höhere kortikale Komplexität (Luders et al., 2004). Auch aufgrund des monatlichen Zyklus sind Frauen stärkeren hormonellen Schwankungen unterworfen. Wegen dieser biologischen Unterschiede kann man davon ausgehen, dass Alkohol unterschiedlich wirkt.

Frauen haben durch ihr geringeres Körpergewicht einen geringeren Fett- und Wasseranteil. Trinken sie z.B. genau die gleiche Menge Alkohol wie ein Mann, haben sie eine höhere Konzentration von Alkohol im Blut und es kommt zu einem höheren Blutalkoholspiegel (Ely et al., 1999). Doch selbst wenn man das unterschiedliche Gewicht und die unterschiedliche Fett-Wasserverteilung berücksichtigt, weisen Frauen immer noch einen höheren Blutalkoholspiegel auf. Das ist eine der Ursachen, warum Frauen schneller intoxiziert werden, was eben nicht nur auf das geringere Gewicht zurückgeführt werden kann (Jones & Jones, 1976).

Mit Alkohol verbundene medizinische Probleme wie z.B. Gehirn-, Herz- und Leberschädigungen schreiten bei Frauen schneller voran als bei Männern. Französische Internisten und Epidemiologen fanden in groß angelegten Studien heraus, dass das Risiko, an einer Leberzirrhose zu erkranken, bei Frauen erhöht ist und die Entwicklung schneller abläuft (Péquignot, Chabert, Eydoux & Courcol, 1974). Spanische Forscher konnten einen stärkeren Muskelschwund bei alkoholabhängigen Frauen im Vergleich zu Männern nachweisen (Urbanomarquez et al., 1989).

Hormone und Enzyme

Das weibliche Gehirn ist im Vergleich zum männlichen hormonellen Schwankungen stärker ausgesetzt. Östrogene und die Menstruation erzeugen geschlechtsspezifische neurochemische und behaviorale Reaktionen auf Alkohol (Lancaster, 1994). Wissenschaftlern fällt es jedoch noch schwer, die Zusammenhänge zwischen diesen Schwankungen und der Wirkung von Alkohol zu entdecken. Erste Ergebnisse auf diesem Gebiet zeigen, dass es nur bei weiblichen Ratten bei Alkoholkonsum zu einer Überstimulation von hormonellen Kaskaden kommt. Das letzte Hormon in dieser Kaskade ist das Stresshormon Cortisol. Die chronische Ausschüttung von Cortisol kann leichte Hirnschädigungen verursachen (Rivier, 1996). Bei männlichen alkoholabhängigen Patienten war die Ausschüttung von Cortisol mit einer Abnahme der Serotonintransporter im Hirnstamm verbunden, die sich bei Frauen nicht fand (Heinz et al., 2002). Möglicherweise spielen hier protektive Effekte des Östrogens auf Serotonintransporter eine Rolle.

Weiterhin gibt es geschlechtsspezifische Unterschiede im „First-Pass-Metabolismus" von Alkohol (Thomasson, 1995). Bei Frauen findet man eine geringere Konzentration alkoholabbauender Enzyme in der Magen- und Dünndarmschleimhaut als bei Männern. Die höhere Abbaurate während der Resorption könnte erklären, warum bei Männern trotz gleicher Alkoholexposition und trotz Kontrolle des Körpervolumens niedere Blutalkoholspiegel erreicht werden als bei Frauen (Frezza et al., 1990).

Gehirn

„Das weibliche Gehirn ist sensitiver für die schädigende Wirkung von Alkohol."
Der neuropathologische und computertomographische Nachweis hirnatrophischer Veränderungen wurde überwiegend an Männern geführt (Lishman, 1981; Carlen, Wortzman, Holgate, Wilkinson & Rankin, 1978). Alkoholabhängige Männer zeigen im Vergleich zu gesunden Männern eine signifikant ausgeprägtere äußere und innere Hirnatrophie. Nach fünf Wochen kontrollierter Abstinenz fand sich jedoch eine signifikante Verringerung der äußeren und inneren Liquorräume, was einer Wiederzunahme des Gehirnvolumens entspricht (Mann, Opitz, Petersen, Schroth & Heimann, 1989). Es deutet sich auch ein Zusammenhang zwischen der Größe der inneren Liquorräume und Rückfällen innerhalb des ersten Jahres nach Ende einer stationären Therapie an (Mann et al., 1989).

Erstmals an einer größeren Kohorte von Frauen konnten Mann et al. (Mann, Batra, Gunthner & Schroth, 1992) im Vergleich zu altersparallelisierten gesunden Frauen zeigen, dass auch alkoholabhängige Patientinnen größere Liquorvolumina aufweisen, was bedeutet, dass die Gehirnvolumina kleiner sind. Dieser Befund entspricht den Ergebnissen bei Männern. Auch bei den Frauen kommt es im Verlauf einer sechswöchigen gesicherten Abstinenz zu einer signifikanten

Abnahme der Liquorräume und damit zu einer Volumenausdehnung des Gehirns. Im Vergleich zu den gesunden Kontrollen bleibt aber eine deutliche Atrophie bestehen.

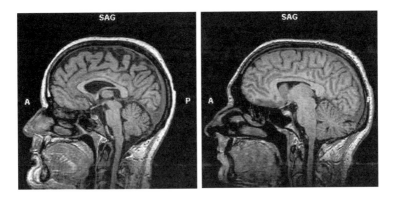

Abb. 2: links: Hirnatrophie bei einer alkoholabhängigen Patientin; rechts: gesunde Kontrollperson

Jacobson äußerte bereits 1986 die Vermutung, dass alkoholabhängige Frauen rascher hirnmorphologische Schädigungen entwickeln als Männer. In der heutigen Literatur gibt es nur eine Arbeitsgruppe um Pfefferbaum, die keine Unterschiede zwischen Männern und Frauen fand (Pfefferbaum, Rosenbloom, Deshmukh & Sullivan, 2001). Der größte Teil der Studien dagegen zeigt, dass das Ausmaß der hirnatrophischen Veränderungen zwischen männlichen und weiblichen Patienten nicht signifikant verschieden ist. Man muss aber dabei berücksichtigen, dass die Dauer der Alkoholabhängigkeit bei den Patientinnen signifikant kürzer und die insgesamt konsumierte Trinkmenge geringer ist als bei den männlichen Patienten. Dieser „Teleskopeffekt" bedeutet, dass die Expositionszeit, in der Alkohol bzw. seine Abbauprodukte Schädigungen am Gehirn verursachen können, bei Frauen deutlich kürzer ist als bei Männern. Das kann im Sinne einer erhöhten Vulnerabilität des zentralen Nervensystems der Frau gewertet werden (Hommer et al., 1996).

Diese Befunde stehen im Einklang mit den Ergebnissen anderer Autoren, die vergleichbare Schädigungen trotz kürzerer Expositionszeit, z.B. im Bereich der Skelettmuskulatur (Urbanomarquez et al., 1989) oder in Bezug auf die Prävalenz der Leberzirrhose (Péquignot et al., 1974) fanden. Eine mögliche Erklärung kann ebenfalls wieder auf die höhere Alkoholkonzentration im Blut bei den Frauen aufgrund der geringeren Verteilungsvolumina der Körperflüssigkeiten und der niedrigeren Enyzm-Abbauaktivität zurückgeführt werden.

Eine neuere Studie, die auch das unterschiedliche Gesamthirnvolumen berücksichtigt, fand nicht nur eine gleich starke Atrophie bei Männern und Frauen, sondern sogar eine bei Frauen stärker ausgeprägte. Alkoholabhängige Frauen weisen in dieser Studie eine Volumenreduktion der grauen Substanz von 11,1% im Vergleich zu gesunden Frauen auf – alkoholabhängige Männer im Vergleich zu gesunden Männern nur 5,6%. Bei Frauen wird ein Verlust der weißen Substanz von 8,2% beobachtet – bei Männern 5,3% (Hommer, 2003). Eine weitere Untersuchung zeigte ebenfalls eine stärkere globale Hirnatrophie bei den Frauen, insbesondere war der Hippocampus betroffen, eine Region, die entscheidend für Gedächtnisprozesse ist (Agartz, Momenen, Rawlings, Kerich & Hommer, 1999). Die Arbeitsgruppe um Pfefferbaum (Pfefferbaum & Sullivan, 2002) bestätigt zumindest für die weiße Substanz eine erhöhte Sensitivität für die schädigende Wirkung von Alkohol bei Frauen.

Die Hirnatrophie scheint auch eine prognostische Relevanz zu haben. So korrelierte sie z.b. zum Zeitpunkt der Aufnahme in eine stationäre Behandlung negativ mit der Abstinenz nach sechs Monaten. Das bedeutet, dass mit zunehmender Atrophie eine Abstinenz weniger wahrscheinlich wird (Mann et al., 2000).

Genetik

Meistens wurden bisher in Zwillingsstudien nur bei Männern genetische Risikofaktoren gefunden. Für Frauen liegen zum jetzigen Zeitpunkt nur wenige Daten vor und diese sind teils auch noch widersprüchlich (Prescott, 2002). In einer Studie von Mann et al. (2000) berichteten 25,5% der männlichen und 34,9% der weiblichen Patientinnen eine Alkoholerkrankung eines Elternteils. Insgesamt zeigte sich eine relativ hohe familiäre Belastung beider Geschlechter. Die elterliche Belastung der weiblichen Patientinnen schien dabei etwas höher ausgeprägt. Die Unterschiede waren nur tendenziell vorhanden und erreichten nicht die statistische Signifikanz. Auch Heath et al. (1997) fanden in einer großen Zwillingsstudie, dass Frauen mit Alkoholproblemen ein größeres genetisches Risiko besitzen als Männer.

In einer anderen Zwillingsstudie waren die genetischen Effekte wiederum bei den Männern größer und bei Frauen waren abhängigkeitsassoziierte Probleme zum größten Teil durch die Umwelt determiniert (Jang, Livesley & Vernon, 1997). Auch eine große schwedische Zwillingsstudie (2516 Zwillinge) fand, dass genetische Faktoren bei Männern einen stärkeren ätiologischen Einfluss auf Alkoholmissbrauch haben als Umweltfaktoren (Kendler, Prescott, Neale & Pedersen, 1997).

Wodarz und Kollegen (2003) untersuchten 629 alkoholabhängige Männer und 204 alkoholabhängige Frauen. Sie fanden nur bei Männern einen Polymorphismus im Dopamin D2-Rezeptor. Dopamin ist ein zentraler Transmitter für die Entwicklung und Aufrechterhaltung von abhängigem Verhalten. Der bei Frauen allgemein höhere Dopaminumsatz (Pohjalainen, Rinne, Nagren, Syvalahti & Hietala, 1998) und die durch den nur bei Männern vorhandenen Polymorphismus auf dem D2-Rezeptor Allel reduzierten D2-Rezeptoren könnten die Ursache für eine größere genetische Vulnerabilität von Männern sein (Wodarz et al., 2003). In einer der größten populationsbasierten Zwillingsstudie überhaupt (5.091 männliche und 4.168 weibliche Zwillinge) fanden Prescott et al. (1999), dass der genetische Einfluss sowohl bei Männern als auch bei Frauen auf ca. 60% geschätzt werden kann. Die genetischen Sources überlappen sich jedoch nur teilweise (Prescott, Aggen & Kendler, 1999). Zusammenfassend kann festgestellt werden, dass es einen genetischen Effekt auch bei Frauen gibt (Kendlern et al., 1995). Wie stark dieser im Vergleich zu den Männern ist und wie sehr er ihm ähnelt, werden zukünftige Forschungsergebnisse zeigen. Zu berücksichtigen ist, dass sowohl für Frauen als auch für Männer die nicht geteilten Umweltfaktoren die größte Varianzaufklärung aufweisen. Die Umwelt ist für Abhängigkeit das Entscheidende. Genetische Belastung stellt lediglich einen von vielen Risikofaktoren dar (Jang et al., 1997).

Neuropsychologie

Es gibt zunehmend Belege für die Gültigkeit der These von der leichten generalisierten kognitiven Dysfunktion als Folge chronischen Alkoholkonsums (Tivis, Beatty, Nixon & Parsons, 1995). Es finden sich bei Alkoholkranken nicht nur nonverbale, sondern auch verbale Gedächtnisdefizite (OMahony & Doherty, 1996). Durch den Einsatz von Verfahren zur Realitätstestung fand man heraus, dass Alkoholkranke keine gravierenden Defizite im Bereich des Meta-Gedächtnisses aufweisen (Burnett, Marshall & Bell, 1996). Eine schlechte Leistung exekutiver kognitiver Funktionen bei Jugendlichen mit einem hohen Risiko für die Entwicklung einer Substanzabhängigkeit war mit aggressivem Verhalten korreliert (Giancola, Moss, Martin, Kirisci & Tarter, 1996).

Die neuropsychologischen Befunde werden zunehmend mit Variablen aus anderen Bereichen in Beziehung gesetzt. So gibt es Hinweise, dass vor allem Alkoholkranke mit einer antisozialen Persönlichkeitsstörung kognitive Defizite aufweisen (Waldstein, Malloy, Stout & Longabaugh, 1996). Hingegen bestehen bei Alkoholkranken oft nur mäßige oder keine Korrelationen zwischen neuropsychologischen Funktionsleistungen und depressiven Zuständen (Beatty, Hames, Blanco, Nixon & Tivis, 1996). Da die antisozialen Persönlichkeitsstörungen häufiger bei Männern und affektive Erkrankungen häufiger bei Frauen zu finden sind, könnte das eine konfundierende Variable darstellen.

Schließlich erlauben differenzierte Methoden zunehmend die Bezugsetzung neuropsychologischer Funktionen zu anatomischen Strukturen bzw. elektrophysiologischen bzw. neuropharmakologisch-biochemischen Prozessen. So lassen sich im Tierversuch alkoholbedingte selektive neuropathologische Schädigungen im Sinne einer neuronalen Degeneration nachweisen, die mit der Wahrnehmung von Gerüchen und mit Gedächtnisfunktionen assoziiert werden (Collins, Corso & Neafsey, 1996). Die Tatsache, dass Alkoholkranke trotz kern-

spintomographisch nachweisbarer bilateraler Volumendefizite in anterioren Anteilen des Hippocampus keine wesentlichen Gedächtnisstörungen aufweisen, ist
ein Indiz für die nur eingeschränkte Aussagefähigkeit einer strukturbezogenen
Diagnostik für die Vorhersage kognitiver Funktionen bei Alkoholkranken
(Sullivan, Marsh, Mathalon, Lim & Pfefferbaum, 1995). In der Single Photon
Emission Computed Tomography (SPECT) kann bei alkoholentgifteten Patienten eine Verringerung des frontalen zerebralen Blutflusses festgestellt werden,
die mit neuropsychologischen Defiziten einhergeht (Dupont et al., 1996). Eine
solche Reduktion des zerebralen Blutflusses besteht selbst bei langzeitabsti-
nenten Alkoholkranken gegenüber Kontrollpersonen. Die Analyse von EEG-
Power-Spektren bei Alkoholkranken zeigt nicht nur einen Zusammenhang
zwischen frontalen EEG-Ableitungen und neuropsychologischen Tests, sondern
auch eine Beziehung zwischen diesen Testleistungen und der Erwartungshaltung
gegenüber der Alkoholwirkung (Deckel, Hesselbrock & Bauer, 1995).
Es finden sich kaum Zusammenhänge zwischen dem Therapieerfolg (Abstinenz
versus Rückfall) und den neuropsychologischen Funktionsleistungen. Lediglich
im Zahlensymbol-Test und bei einzelnen motorischen Funktionen (z.B. Linien-
nachfahren) zeigen später Abstinente gegenüber Rückfälligen bessere Leistungs-
werte. Legt man nur diese Analysen zu Grunde, werden sich aus den neuropsychologischen Befunden allein keine klinisch relevanten prognostischen
Schlüsse auf spätere Abstinenz ziehen lassen.
Geschlechtsunterschieden wird zunehmend Aufmerksamkeit beigemessen und
auch in diesem Bereich kann man den Teleskopeffekt bei Frauen beobachten.
Unter Berücksichtigung der kürzeren Alkoholkonsum- und Abhängigkeitsdauer
der Frauen entwickeln sie schneller kognitive Defizite als Männer (Nixon, Tivis
& Parsons, 1995).
Berücksichtigt man den unterschiedlichen Leistungsverlauf über die Zeit der
Abhängigkeitsentwicklung, so wird klar, dass man die Frage der Defizite und
der abstinenzbedingten Restitution je nach Funktionsbereich betrachten muss.
So scheint es, dass einfache motorische Funktionen sich unter Abstinenz sehr
schnell restituieren, wohingegen spezifische komplexe Leistungsmaße absti-
nenzüberdauernde Langzeitfolgen des Alkoholismus bleiben können (Mann et
al., 2000). Dass sich sowohl bei Frauen als auch bei Männern eine klare Verbesserung der Leistungen über die Zeit hinweg feststellen lässt, gibt zu vor-
sichtigem therapeutischen Optimismus Anlass, dass Abstinenztherapie bei Alkoholkranken zu einer deutlichen und anhaltenden Verbesserung kognitiver Funktionen führen kann, auch wenn vereinzelt Defizite bleiben oder – bei sonst gegenüber Kontrollen normalem Funktionsniveau – sich in bildgebenden Verfahren weiterhin eine verminderte Stoffwechsellage nachweisen lässt (Dupont et
al., 1996). Lediglich bei schwersten Folgeschäden im Sinne eines Korsakow-
Syndroms ist eine solch klare abstinenzbedingte Leistungsverbesserung, über
die Zeit nicht mehr zu erwarten (Joyce & Robbins, 1993).

Persönlichkeit und emotionales Erleben

Lange Jahre war man auf der vergeblichen Suche nach „der Alkoholiker-persönlichkeit". In den meisten Arbeiten werden Alkoholabhängige zu Beginn einer Behandlung als depressiver, neurotisch-ängstlicher, gehemmter, psychosomatisch gestörter (Klages, 1985; Cohen et al., 1976), sozial unsicherer (Küfner & Feuerlein, 1989) und körperlich beeinträchtigter (Hobi & Ladewig, 1981) beschrieben als in nicht klinischen Stichproben. Dieses Persönlich-keitsbild unterscheidet alkoholabhängige Patienten jedoch nicht spezifisch von anderen klinischen Gruppen (Rist & Watzl, 1983). Bei Alkoholabhängigen scheint es sich eher um eine heterogene Gruppe mit unterschiedlichen Persönlichkeitsprofilen zu handeln. Mittels Clusteranalysen können vier unterschiedliche Persönlichkeitsprofile identifiziert werden: neurotisch-depressiv, aggressiv-impulsiv, gehemmt-introvertiert und klinisch unauffällige Personengruppen (Scheller & Klein, 1982; Klages, 1984).

Burian (1984) wirft die Frage nach der Primärpersönlichkeit auf und meint, dass sich in der Persönlichkeit des Alkoholabhängigen keine Entstehungsfaktoren, sondern das Resultat des Alkoholismus wiederfindet. Studien, die die Persönlichkeit und Befindlichkeit von Alkoholabhängigen im Verlauf betrachten, kommen zu unterschiedlichen Ergebnissen. Ein großer Anteil der Studien fand Besserungen im Sinne einer Annäherung bzw. Angleichung an die Normwerte im Verlauf der Abstinenz. Bestimmte Aspekte der Persönlichkeit normalisieren sich schon nach 3 bis 4 Wochen (Steck, Holzbach & Rausche, 1982), andere erst nach einem Jahr (Klages, 1985). Cohen et al. beobachteten bereits schon 1976, dass die bedeutsamsten Veränderungen während der ersten Behandlungswochen auftreten. So beschreiben sich Patienten nach sechswöchiger Behandlung als besser gestimmt, bindungsfreudiger und mit weniger Schuldgefühlen. Die „neurotischen Skalen" bleiben jedoch unverändert (Feselmayer & Beiglböck, 1989).

Ergebnisse zu prognostischen Fragestellungen lassen vermuten, dass v.a. emotional labile, psychosomatisch gestörte und aggressive Personen eine schlechtere Prognose aufweisen. Gerade diese Patienten scheinen in geringerem Umfang von der aktuellen Alkoholismustherapie zu profitieren. Später rückfällig werdende Patienten sollen zu Beginn der Behandlung psychosomatisch gestörter, emotional labiler und spontan aggressiver gewesen sein als Patienten, die abstinent blieben (Klein & Scheller, 1989). Es gibt jedoch auch Studien, die keinen direkten Zusammenhang zwischen Persönlichkeitsprofil und Rückfall fanden (Hoffmann, Weithmann & Rothenbacher, 1991). Die meisten Untersuchungen zeigen, dass Therapieerfolg nicht allein durch die Persönlichkeit determiniert ist, sondern das Ergebnis eines komplexen Variablen- und Bedingungsgefüges darstellt und Prognosen nur möglich sind, wenn eine Konfundierung der Persönlichkeitsmerkmale mit anderen Variablen (z.B. Trinkgeschichte, Dauer der Alkoholabhängigkeit, soziale Variablen, Alter, Hirnschädigungen) berücksichtigt wird.

Weiterhin muss beachtet werden, dass auch für die Mehrzahl der alkohol-
bezogenen Persönlichkeits- und Befindlichkeitsstudien nur eine eingeschränkte
Aussagekraft gilt, da sie überwiegend mit männlichen Patienten durchgeführt
wurden. Die Datenbasis bei weiblichen Alkoholabhängigen ist gering.
Frauen haben allgemein höhere Werte auf den Persönlichkeitsskalen Neurotizismus, Schadensvermeidung und Belohnungsabhängigkeit und Männer auf der
Skala Impulsivität (Cloninger, Przybeck, Svaric & Wentzel, 1994; Zuckermann,
Eysenck & Eysenck, 1978). Vergleicht man gematchte alkoholabhängige Frauen
und Männer, zeigen Frauen auch hier höhere Werte im Bereich Neurotizismus
und Schadensvermeidung und Männer höhere Werte im „sensation-seeking" und
in Unternehmungslust (Weijers et al., 2003). Interpretiert man die einzelnen
Frageitems, die zu diesen Unterschieden geführt haben, zeigt sich, dass sich
alkoholabhängige Frauen in unvertrauter Umgebung gehemmter und ange-
spannter fühlen als Männer. Weiterhin fällt es ihnen schwerer, über Demütigungen und peinliche Erlebnisse hinwegzukommen. Sie fühlen sich in einem
stärkeren Maße minderwertig. Männer dagegen suchen häufiger als Frauen Situationen auf, die ein hohes Risiko beinhalten. (Weijers et al., 2003).
In einer populationsbasierten Studie (N=293 Frauen) wurde bei ängstlichen
Frauen häufiger eine Benzodiazepinabhängigkeit diagnostiziert, bei einem intro-
vertiert-negativistischen Persönlichkeitsstil häufiger eine Opiatabhängigkeit und
bei hohem „sensation seeking" und Impulsivität häufiger eine Alkoholabhängigkeit (Conrod, Pihl, Stewart & Dongier, 2000). Auch eine weitere
Studie, die eine große Anzahl von alkoholabhängigen Frauen untersuchte, bestä-
tigte, dass alkoholabhängige Frauen klinisch auffälligere Persönlichkeitszüge
aufwiesen als gesunde Frauen. Am Ende einer stationären Behandlung (12 bis
18 Monate) konnte man zwar eine Verbesserungen in der affektiven Verstimmung und bezüglich somatischer Beschwerden feststellen, das Persönlich-
keitsbild jedoch blieb über den gesamten Zeitraum stabil und zeigte keine Angleichung an den Normbereich. Da die Patientinnen dieser Stichprobe zu einem
Großteil abstinent blieben, kann das klinisch auffälligere Persönlichkeitsbild
nicht primär auf Rückfälle zurückgeführt werden. Auch der Einfluss von Entzugssymptomen zu Beginn der Behandlung konnte als Ursache für die Persön-
lichkeitsauffälligkeiten ausgeschlossen werden. Vielmehr scheinen sich darin
zeitlich überdauernde Persönlichkeitseigenschaften widerzuspiegeln, für deren
grundlegende Änderung die hier durchgeführte Behandlung nicht ausreichend
war. Trotzdem zogen die im Verlauf untersuchten Patientinnen deutlichen Nutzen aus der Behandlung, da sie sich am Ende der stationären Behandlung hinsichtlich vieler psychischer und körperlicher Symptome nicht mehr von
gesunden Kontrollen unterschieden. An ihrer gereizten und ängstlichen Grund-
stimmung änderte sich jedoch nur wenig. Insofern stellt sich die Frage, ob und
inwieweit eine tiefergehende Bearbeitung bestimmter Persönlichkeitszüge der
Patientinnen ihre Erfolgsaussichten verbessern würde (Mann et al., 2000).

Im direkten Vergleich zu alkoholabhängigen Männern beschreiben sich alkoholabhängige Frauen als depressiver, ängstlicher und neurotischer. Auch Frauen
mit einem Alkoholmissbrauch zeigten mehr depressive Merkmale und gesundheitliche Probleme als Männer mit einem Alkoholmissbrauch und Frauen mit
ungefährlichem Trinkverhalten. Männer mit Alkoholmissbrauch dagegen unterschieden sich nicht von männlichen sozialen Trinkern. Dieses Ergebnis stützt
ebenfalls die Teleskoptheorie für Komplikationen, Affektstörungen und Stress
bei Frauen (King, Bernardy & Hauner, 2003). In einer neueren Studie von Alati
et al. (2004) wurden 812 Patienten interviewt. Bei Frauen fand sich ein linearer
Zusammenhang zwischen negativem Befinden und der Alkoholtrinkmenge,
Männer dagegen zeigten einen U-förmigen Zusammenhang. Der seelische Gesundheitszustand bei Männern, die überhaupt nicht trinken, scheint danach beeinträchtigter zu sein als der von moderaten Trinkern.
Geschlechtsspezifische Persönlichkeitsunterschiede bei Alkoholabhängigen sind
im Großen und Ganzen dieselben wie bei nicht-abhängigen Personen. Eine Beziehung zwischen Persönlichkeitseigenschaft und Alkoholabhängigkeit fand sich
nur bei den Frauen für die Skala Neurotizismus (Weijers et al., 2003). Bei einer
vergleichbaren Stärke der Alkoholabhängigkeit leiden weibliche Patientinnen
insgesamt stärker unter alkoholbedingten emotionalen Beeinträchtigungen (morgendliche Angstzustände, Unruhe) und berichten eine geringere Lebensqualität,
während männliche Patienten eher morgendliche Übelkeit sowie extremeres
Trinkverhalten (größere absolute Trinkmengen und höhere Trinkgeschwindig-
keit) angeben. Vor allem litten Frauen häufiger unter Schlafstörungen und Depression (Peters, Millward & Foster, 2003).

Psychiatrische Komorbidität

Zahlreiche Studien konnten in den letzten Jahren zeigen, dass Alkoholabhängige
eine hohe Lebenszeit-Prävalenz (70 bis 80%) für Angststörungen, affektive Störungen sowie die antisoziale Persönlichkeitsstörung aufweisen (Hesselbrock &
Hesselbrock, 1993; Roy et al., 1991). Kontrovers diskutiert wird jedoch, ob die
Alkoholabhängigkeit symptomatisch ist für eine andere psychische Krankheit,
welche dann in erster Linie behandelt werden sollte oder ob sich psychiatrische
Symptome sekundär zu einer bestehenden Alkoholabhängigkeit entwickeln. In
diesem Fall könnten entweder die Symptome eine direkte pharmakologische
Konsequenz des Alkoholkonsums darstellen oder aber indirekt entstehen, wie
z.B. aufgrund der sozialen Desintegration. Dieser Frage nachgehend zeigte eine
Studie, dass für 66% der affektiven Störungen und 79% der Angststörungen ein
Beginn vor Auftreten der Alkoholabhängigkeit festzustellen ist. Primär Abhängige unterscheiden sich von sekundär Abhängigen durch eine signifikant
schwächere Ausprägung depressiver Symptomatik zu Beginn der Behandlung.
Sekundär Abhängige verbleiben nach Rückfall tendenziell häufiger in der ambulanten Therapie. Insofern scheint der zeitlichen Beziehung zwischen beiden Stö-

rungsbildern eine Bedeutung für die klinische Ausprägung und den Verlauf der Alkoholabhängigkeit zuzukommen.

Die Mehrzahl der Studien, die sich auf beide Geschlechter beziehen, zeigt, dass alkoholabhängige Frauen ein höheres Komorbiditätsniveau bei Angst- und affektiven Störungen zeigen, während alkoholabhängige Männer häufiger eine antisoziale Persönlichkeitsstörung aufweisen (Hesselbrock et al., 1993; Haver & Dahlgren, 1995). Patientinnen sind bezüglich der aktuellen psychiatrischen Komorbidität im 6-Monats-Zeitraum nach der Entgiftung signifikant häufiger von episodischer Major-Depression, einfacher Phobie und Agoraphobie betroffen. Die hohe Komorbidität für die majore Depression und Alkoholabhängigkeit kann teilweise auf genetische Faktoren zurückgeführt werden, die das Risiko für beide Erkrankungen erhöhen. Es gibt aber auch genetische Faktoren, die spezifisch nur das Risiko für eine der beiden Erkrankungen erhöhen (Kendler, Heath, Neale, Kessler & Eaves, 1993). Komorbide Frauen tendieren zu einem stärkeren Gebrauch von Benzodiazepinen, während komorbide Männer doppelt so viele Zigaretten täglich rauchen als die nicht-komorbide Vergleichsgruppe (Mann et al., 2000).

In Bezug auf die Rückfälligkeit zeigte sich in einer Studie ein überraschendes Ergebnis. Während männliche komorbide und nicht-komorbide Patienten nach einer stationären Behandlung insgesamt eine annähernd gleich hohe Rückfallrate aufwiesen, zeigte sich bei den Patientinnen, dass nicht-komorbide Frauen häufiger rückfällig wurden (Mann et al., 2000). Da dieses Ergebnis nur tendenziell vorhanden ist, muss es vorsichtig interpretiert werden. Man könnte es in der Weise verstehen, dass eine noch nach der Behandlung vorhandene moderate gedrückte Stimmung und erhöhte Ängstlichkeit zu einer größeren Achtsamkeit im Umgang mit sich selbst und mit Risikosituationen führt und dadurch eine protektive Wirkung besitzt. Dieses Ergebnis steht im Widerspruch zur Mehrzahl von Befunden, die eine größere Rückfallhäufigkeit bei komorbiden Patientinnen gefunden haben (Roy et al., 1991; Rounsaville, Dolinsky, Babor & Meyer, 1987). Eine mögliche Erklärung für diese Diskrepanz könnte sein, dass die Stichprobe aus insgesamt eher gering beeinträchtigten Alkoholabhängigen bestand und dass sich die soziale Integration der Patienten auf einem befriedigenden Niveau befand.

Auffällig ist weiterhin der im Vergleich zu den männlichen Patienten wesentlich häufigere Gebrauch von anderen Substanzen mit Abhängigkeitspotential, die höhere Rate von Suizidversuchen sowie die tendenziell erhöhte Anzahl stationärer psychiatrischer Behandlungen. Männliche Patienten sind dagegen häufiger sozial auffällig (z.B. Straßenverkehrsdelikte).

Soziales Netzwerk

Begleitend zur Entwicklung von Alkoholabhängigkeit stellen sich für viele Betroffene nachteilige interpersonelle und soziale Konsequenzen ein, die in der

Regel eng mit dem psychischen Erleben, beispielsweise mit emotionaler Vereinsamung, schwindendem Selbstwertgefühl und depressiver Symptomatik verbunden sind. Dennoch gibt es bislang nur wenige Studien, in denen die sozialen Beziehungen Alkoholabhängiger und deren Zusammenhang zur psychischen Befindlichkeit über den familiären Bereich hinaus quantitativ erfasst wurden (Amann, Lexel-Gardner & Baumann, 1988; Saunders, Baily, Phillips & Allsop, 1993). Dies erstaunt umso mehr, da soziale Unterstützung und soziale Ressourcen wichtige Determinanten des Behandlungserfolgs darstellen.

Bisherige Ergebnisse bei Männern zeigen, dass die Netzwerkgröße bei Patienten, die über ein Jahr rückfallfrei geblieben waren, weitgehend mit der Netzwerkgröße der normalen Bevölkerung übereinstimmt. Bei Patienten, die in einer akuten Krisensituation stationär behandelt wurden, war das Netzwerk hingegen deutlich kleiner und eher auf den familiären Bereich beschränkt. Abstinente Patienten erhielten zumindest tendenziell mehr soziale Unterstützung als die rückfälligen (Rosenberg, 1983).

Die Netzwerkstrukturen der alkoholabhängigen Patientinnen und der ihnen nach Alter und Bildung zugeordneten weiblichen Kontrollen unterscheiden sich quantitativ und qualitativ: Während bei Patientinnen Zahl und Anteil der belasteten Beziehungen erhöht ist, geben sie insgesamt deutlich weniger Bezugspersonen als die Vergleichsgruppe an (Mann et al., 2000).

Auch beim Vergleich der männlichen und weiblichen Patienten waren Anteil und Häufigkeit belastender Beziehungen bei den Patientinnen erhöht. Körperlicher und sexueller Missbrauch fand sich häufiger in der Vorgeschichte von Patientinnen als von Patienten (Moncrieff, Drummond, Candy, Checinski & Farmer, 1996). Weiterhin müssen auch mehr Frauen als Männer im Verlauf einer Alkoholabhängigkeit Vergewaltigungen erfahren (Nolen-Hoeksema, 2004).

Da sie seltener berufstätig sind, verfügen sie auch in diesem Bereich über weniger Kontakte. Auch auf haltgebende Vereins- und Freizeitkontakte können Frauen weniger zurückgreifen (Heinz & Mann, 2000).

Auf der anderen Seite aber verfügen Patientinnen eher über „alkoholfreie Zonen". Die Rückfallwahrscheinlichkeit weiblicher Patientinnen sinkt mit einer höheren Anzahl im gemeinsamen Haushalt lebender Kinder. Weiterhin scheint bei Frauen eine konflikthafte Partnerbeziehung prognostisch ungünstig. Männer dagegen wurden häufiger rückfällig, wenn sie allein stehend lebten (Saunders et al., 1993). Demnach scheint bei den Männern die breite Verfügbarkeit von sozialen Beziehungen bzw. die darin erlebte Akzeptanz und Unterstützung prognostisch günstig zu sein, während bei den Patientinnen die Beziehungsqualität und Konfliktfreiheit von entscheidender Bedeutung ist.

Diese Befunde unterstreichen die therapeutische Relevanz des familiären und personalen Umfelds sowie interpersoneller Kompetenzen. Während für alkoholabhängige Männer möglicherweise die breite Verfügbarkeit sozialer Kontakte und sozialer Unterstützung hinsichtlich der Rückfallprophylaxe bedeutsam

scheint, steht bei den betroffenen Frauen zusätzlich die Bewältigung interaktioneller Konflikte im Vordergrund. Daher erscheint eine Intensivierung entsprechender diagnostischer und therapeutischer Maßnahmen vielversprechend.

Behandlungsergebnisse

Es gibt nur vereinzelte Studien, die Geschlechtsunterschiede bzgl. des Therapie-
erfolges bei Alkoholabhängigkeit untersuchten. Grundsätzlich sind Frauen einer
Behandlung gegenüber positiver eingestellt als Männer, was sich darin widerspiegelt, dass sie häufiger professionelle Hilfe in Anspruch nehmen und eher als
Männer glauben, dass eine Behandlung „etwas bringen" könnte (Kauffman,
Silver & Poulin, 1998).
Bottlender & Soyka (2005) fanden, dass *das weibliche Geschlecht* neben dem
Therapieabbruch und weniger positiven Lebensereignissen in der Vorgeschichte
ein signifikanter Prädiktor für den Rückfall ist. Eine andere Studie fand nahezu
identische Behandlungsergebnisse. Das Risiko einer Abstinenzunterbrechung
war hier insbesondere in den ersten vier Monaten nach Entlassung aus der statio-
nären Behandlung erhöht (Mann et al., 2000).
In einer anderen Studie wurden zwölf Wochen nach einer Behandlung alle
Risikosituationen gesammelt und in die mit erfolgreichen Coping- (Abstinenz)
und in die mit nicht-erfolgreichen Coping-Strategien (Rückfall) unterteilt.
Überraschenderweise zeigten sich mehr Ähnlichkeiten zwischen Männer und
Frauen als Unterschiede. In dieser Studie wurden Frauen tendenziell in
negativen affektiven Situationen rückfällig als Männer und Männer häufiger in
der Gegenwart von anderen Trinkern (Annis, Sklar & Moser, 1998). Auch die
Reiz-Expositionstherapie scheint bei Frauen und Männern gleich gut zu wirken
(Sterling, Dean, Weinstein, Murphy & Gottheil, 2004). Bei der bloßen
Präsentation von alkoholischen Getränken in vivo berichteten alkoholabhängige
Frauen und Männer ein ähnlich starkes Verlangen und physiologische
Reaktionen (Salivation). Wurde aber vor der Exposition eine negative Stimmung
induziert, erlebten Frauen ein stärkeres Verlangen als Männer. Das könnte
darauf hinweisen, dass negative Verstimmungen speziell für Frauen ein erhöhtes
Rückfallrisiko darstellen (Rubonis et al., 1994), was in Übereinstimmung ist
mit dem Befund, dass Frauen häufiger als Männer als Grund für einen Rückfall
Streit mit dem Partner und eine gedrückte Stimmung angeben. Männer dagegen
berichten, dass sie sich gerade in den Rückfallsituationen besonders gut gefühlt
haben (Connors, Maisto & Zywiak, 1998).
Daten aus epidemiologischen Studien weisen darauf hin, dass die meisten Alkoholabhängigen ohne professionelle Hilfe abstinent werden. 106 Männer und 38
Frauen wurden dazu befragt. Frauen erlebten, während sie noch tranken, einen
geringeren Druck von außen aufzuhören und hatten größere gesundheitliche
Probleme während der ersten Abstinenzzeit. Weiterhin informierten sie weniger

Personen über ihre früheren Trinkprobleme (Bischof, Rumpf, Hapke, Meyer & John, 2000).
Für psychopharmakologische Studien gibt es bisher so gut wie keine Befunde. Eine Arbeit untersuchte die Wirkung des Neuroleptikums Flupenthixol. Alkoholverlangen ist mit Dopaminrezeptoren (D2) assoziiert (Heinz et al., 2005). Flupenthixol blockiert diese Rezeptoren und hat neben einer milden sedierenden Wirkung auch eine antidepressive und eine angstlösende Wirkung. In einer Doppelblindstudie kam es wider Erwarten häufiger zu Rückfällen unter dieser Medikation als unter Placebo. Allerdings galt das nur für Männer, nicht aber für Frauen (Wiesbeck et al., 2001). Da man weiß, dass Frauen allgemein eine geringere Dopamin D2 Rezeptor-Affinität als Männer haben und diese auch noch über das Lebensalter zweimal so schnell abnimmt (Pohjalainen et al., 1998), kann man davon ausgehen, dass sich dies auch in einer unterschiedlichen Ansprechbarkeit auf bestimmte Medikamente abbilden wird. So ist z.b. in der Neuroeptikabehandlung bekannt, dass Patientinnen eine geringere Dosis benötigen und das Östrogene die D2-Rezeptoren von den so genannten „second messengers" entkoppeln (Salokangas, 2004).
Es scheint Hinweise für die geschlechtsbezogene unterschiedliche prognostische Relevanz einer Reihe von Variablen zu geben. Allein das weibliche Geschlecht scheint schon ein Risikofaktor zu sein (Bottlender et al., 2005). Weiterhin erwiesen sich für die Patientinnen die Abstinenztage vor der Aufnahme, die langfristige Abstinenzprognose des behandelnden Arztes sowie die kognitiv-emotionalen Beeinträchtigungen als signifikante Prädiktoren für das Behandlungsergebnis. Bei den männlichen Patienten scheint im Unterschied hierzu vorwiegend nur die Dauer der Abhängigkeit mit dem Therapieergebnis zusammenzuhängen. Dieser prognostische Zusammenhang erstreckt sich allerdings lediglich auf das erste Halbjahr der ambulanten Behandlung. Nach einem Jahr war keine der hier untersuchten Variablen prognostisch relevant (Mann et al., 2000). Weiterhin liegen Hinweise vor, dass v.a. emotional labile, psychosomatisch gestörte und aggressive Personen eine schlechtere Prognose aufweisen (Klein et al., 1989). Die meisten Untersuchungen zeigen, dass Therapieerfolg nicht allein durch die Persönlichkeit determiniert ist, sondern das Ergebnis eines komplexen Gefüges ist. Ein weiterer Prognosefaktor scheint, wie bereits erwähnt, für Männer die breite Verfügbarkeit sozialer Kontakte und für Frauen die Bewältigungsfähigkeit für interaktionelle Konflikte zu sein.

Zusammenfassung

Zusammenfassend kann aus den hier dargestellten Ergebnissen geschlussfolgert werden, dass die Art und Weise der Entwicklung einer Alkoholabhängigkeit sich stark zwischen Frauen und Männern unterscheidet. Männer fangen allgemein früher an zu trinken, Probleme stellen sich jedoch erst nach längerer Zeit ein, so dass die Abhängigkeit sich hier schleichend und allmählich entwickelt.

Frauen dagegen beginnen später zu trinken und trinken allgemein seltener und weniger. Eine Abhängigkeit und die damit verbundenen gesundheitlichen und psychischen Probleme stellen sich jedoch auf Grund der höheren Sensitivität gegenüber Alkohol sehr viel rascher ein (Teleskoping-Phänomen). Das kann im Sinne einer erhöhten Vulnerabilität des zentralen Nervensystems der Frau gewertet werden. Gehirn-, Herz- und Leberschädigungen sowie kognitive Defizite und affektive Belastungen entwickeln sich bei Frauen schneller als bei Männern. Patientinnen leiden insgesamt stärker unter alkoholbedingten emotionalen Beeinträchtigungen und berichten eine geringere Lebensqualität. Weiterhin weisen sie eine höhere Komorbidität für Angst- und affektive Störungen auf, während bei alkoholabhängigen Männern häufiger eine antisoziale Persönlichkeitsstörung vorhanden ist. Wie auch in der Durchschnittsbevölkerung finden sich typische Geschlechtsunterschiede im Persönlichkeitsprofil von Alkoholabhängigen. Bei entsprechender Behandlung stellen sich Verbesserungen im gesundheitlichen wie im affektiven und kognitiven Bereich sowohl bei Frauen als auch bei Männern ein. Jüngere Ergebnisse allerdings weisen auf ein erhöhtes Rückfallrisiko für Frauen hin. Weiterhin scheinen für Männer und Frauen unterschiedliche Risikofaktoren relevant zu sein. Während für alkoholabhängige Männer die breite Verfügbarkeit sozialer Kontakte und sozialer Unterstützung hinsichtlich der Rückfallprophylaxe bedeutsam ist, steht bei den betroffenen Frauen zusätzlich die Bewältigung interaktioneller Konflikte im Vordergrund. Daher erscheint eine Intensivierung entsprechender diagnostischer Maßnahmen und eine geschlechtsspezifische Behandlung vielversprechend.

„Big questions remain, but if we can identify relevant gender differences, it could ultimately affect how we treat alcohol dependence in men and women."

Dr. Lesli Devaud, Neuropharmakologe aus Idaho

Literatur

Agartz, I., Momenen, R., Rawlings, R. R., Kerich, M. J. & Hommer, D. W. (1999). Hippocampal volume in patients with alcohol dependence. *Arch Gen Psychiatry, 56,* 356-363.

Alati, R., Kinner, S., Najman, J. M., Fowler, G., Watt, K. & Green, D. (2004). Gender differences in the relationships between alcohol, tobacco and mental health in patients attending an emergency department. *Alcohol Alcoholism, 39,* 463-469.

Amann, G., Lexel-Gardner, S., & Baumann, U. (1988). Soziales Netzwerk und Soziale Unterstützung bei männlichen Alkoholikern. *Suchtgefahren, 34,* 369-378.

Annis, H. M., Sklar, S. M. & Moser, A. E. (1998). Gender in relation to relapse crisis situations, coping, and outcome among treated alcoholics. *Addictive Behaviors, 23,* 127-131.

Beatty, W. W., Hames, K. A., Blanco, C. R., Nixon, S. J. & Tivis, L. J. (1996). Visuospatial perception, construction and memory in alcoholism. *Journal of Studies on Alcohol, 57,* 136-143.

Bischof, G., Rumpf, H. J., Hapke, U., Meyer, C. & John, U. (2000). Gender differences in natural recovery from alcohol dependence. *Journal of Studies on Alcohol, 61,* 783-786.

Bottlender, M. & Soyka, M. (2005). Outpatient alcoholism treatment: Predictors of outcome after 3 years. *Drug Alc Depend, 5,* Epub ahead of print.

Brett, P. J., Graham, K., & Smythe, C. (1995). An Analysis of Speciality Journals on Alcohol, Drugs and Addictive Behaviors for Sex Bias in Research Methods and Reporting. *Journal of Studies on Alcohol, 56,* 24-34.

Burian, W. (1984). Die Psychotherapie des Alkoholismus. Unter besonderer Rücksicht des Frauenalkoholismus. In: Vandenhoeck & Ruprecht (Hrsg.), *Beihefte zur Zeitschrift „Materialien zur Psychoanalyse und analytisch orientierten Psychotherapie", Heft 6* (6. Aufl.). Göttingen.

Burnett, L. J., Marshall, P. H. & Bell, R. W. (1996). Reality monitoring in recovering alcoholics. *Journal of Studies on Alcohol, 57,* 210-216.

Carlen, P. L., Wortzman, G., Holgate, R. C., Wilkinson, D. A. & Rankin, J. G. (1978). Reversible Cerebral Atrophy in Recently Abstinent Chronic-Alcoholics Measured by Computed Tomography Scans. *Science, 200,* 1076-1078.

Cloninger, C., Przybeck, T., Svaric, D. & Wentzel, R. (1994). *The Temperament and Character Inventory (TCI): a guide to its development and use.* St. Louis, Missouri: Center of Psychobiology of Personality, Washington University.

Cohen, R., Davies-Osterkamp, S., Koppenhöfer, E., Müllner, E., Olbrich, R., Rist, F. et al. (1976). Ein verhaltenstherapeutisches Behandlungsprogramm für alkoholkranke Frauen. *Nervenarzt, 47,* 300-306.

Collins, M. A., Corso, T. D. & Neafsey, E. J. (1996). Neuronal degeneration in rat cerebrocortical and olfactory regions during subchronic "binge" intoxication with ethanol: Possible explanation for olfactory deficits in alcoholics. *Alcoholism-Clinical and Experimental Research, 20,* 284-292.

Connors, G. J., Maisto, S. A. & Zywiak, W. H. (1998). Male and female alcoholics' attributions regarding the onset and termination of relapses and the maintenance of abstinence. *Journal of Substance Abuse, 10,* 27-42.

Conrod, P. J., Pihl, R. O., Stewart, S. H., & Dongier, M. (2000). Validation of a system of classifying female substance abusers on the basis of personality and motivational risk factors for substance abuse. *Psychology of Addictive Behaviors, 14,* 243-256.

Deckel, A. W., Hesselbrock, V. & Bauer, L. (1995). Relationship Between Alcohol-Related Expectancies and Anterior Brain Functioning in Young Men at Risk for Developing Alcoholism. *Alcoholism-Clinical and Experimental Research, 19,* 476-481.

Dupont, R. M., Rourke, S. B., Grant, I., Lehr, P. P., Reed, R. J., Challakere, K. et al. (1996). Single photon emission computed tomography with iodoamphetamine-123 and neuropsychological studies in long-term abstinent alcoholics. *Psychiatry Research-Neuroimaging, 67,* 99-111.

Ely, M., Hardy, R., Longford, N. T. & Wadsworth, M. E. J. (1999). Gender differences in the relationship between alcohol consumption and drink problems are largely accounted for by body water. *Alcohol and Alcoholism, 34,* 894-902.

Feselmayer, S. & Beiglböck, W. (1989). Von der Suchtpersönlichkeit zum Suchtsystem - Wunsch und Wirklichkeit. *Wiener Zeitschrift für Suchtforschung, 12,* 63-73.

Frezza, M., Dipadova, C., Pozzato, G., Terpin, M., Baraona, E. & Lieber, C. S. (1990). High Blood-Alcohol Levels in Women – the Role of Decreased Gastric Alcohol-Dehydrogenase Activity and 1St-Pass Metabolism. *New England Journal of Medicine, 322,* 95-99.

Giancola, P. R., Moss, H. B., Martin, C. S., Kirisci, L. & Tarter, R. E. (1996). Executive cognitive functioning predicts reactive aggression in boys at high risk for substance abuse: A prospective study. *Alcoholism-Clinical and Experimental Research, 20,* 740-744.

Greenfield, S. F. (2002). Women and alcohol use disorders. *Harvard Review of Psychiatry, 10,* 76-85.

Haver, B. & Dahlgren, L. (1995). Early Treatment of Women with Alcohol Addiction (Ewa) - A Comprehensive Evaluation and Outcome Study. 1. Patterns of Psychiatric Comorbidity at Intake. *Addiction, 90,* 101-109.

Heath, A., Bucholz, K., Madden, P., Dinwiddie, S., Slutske, W., Bierut, L. et al. (1997). Genetic and environmental contributions to alcohol dependence risk in a national twin sample: consistency of findings in women and men. *Psychol Med, 27,* 1381-1396.

Heinz, A., Siessmeier, T., Wrase, J., Buchholz, H., Grunder, G., Schreckenberger, M. et al. (im Druck). Alcohol craving correlates with striatal dopamine production and D2 receptor availability: a combined [18F]DOPA and [18F]DMFP PET study in detoxified alcoholics. *Am J Psychiatry.*

Heinz, A., Jones, D. W., Bissette, G., Hommer, D., Ragan, P., Knable, M. et al. (2002). Relationship between cortisol and serotonin metabolites and transporters in alcolholism. *Pharmacopsychiatry, 35,* 127-134.

Heinz, A. & Mann, K. (2000). The co-occurrence of schizophrenia and alcoholism: comments on Michael Soyka's editorial. *Addiction, 95,* 1863-1864.

Hesselbrock, M. N. & Hesselbrock, V. M. (1993). depression and antisocial personality disorder in alcoholism: gender comparison. In: E. S.Lisansky Gomberg & T. D. Nirenberg (Hrsg.), *Women and substance abuse.* Norwood, NJ: Ablex Publishing.

Hobi, V. & Ladewig, D. (1981). Selbst- und Fremdbeurteilung als Mittel zur standardisierten Therapieverlaufs-Erfassung auf einer psychiatrischen Spezial-Abteilung. *Zeitschrift für klinische Psychologie, Psychopathologie und Psychotherapie, 29,* 127-140.

Hoffmann, M., Weithmann, G., & Rothenbacher, H. (1991). Persönlichkeit, soziale Integration und Therapieerfolg von Alkoholikern. *Sucht, 37,* 20-25.

Hommer, D., Momenan, R., Rawlings, R., Ragan, P., Williams, W., Rio, D. et al. (1996). Decreased corpus callosum size among alcoholic women. *Archives of Neurology, 53,* 359-363.

Hommer, D. W. (2003). Male and female sensitivity to alcohol-induced brain damage. *Alcohol Research & Health, 27,* 181-185.

Jacobson, R. (1986). Female Alcoholics – A Controlled Ct Brain-Scan and Clinical-Study. *British Journal of Addiction, 81,* 661-669.

Jang, K. L., Livesley, W. J. & Vernon, P. A. (1997). Gender-specific etiological differences in alcohol and drug problems: a behavioural genetic analysis. *Addiction, 92,* 1265-1276.

Jones, B. M. & Jones, M. K. (1976). Women and alcohol: Intoxikation, metabolism, and the menstrual cycle. In: M.Greenblatt & M. A. Schuckit (Hrsg.), *Alcoholism Problems in Women and Children* (S. 103-136). New York: Grune and Stratton.

Joyce, E. M. & Robbins, T. W. (1993). Memory deficits in Korsakoff and non-Korsakoff alcoholics following alcohol withdrawal and the relationship to length of abstinence. *Alcohol Alcohol Suppl, 2,* 501-505.

Kauffman, S., Silver, P. & Poulin, J. (1998). Gender differences in attitudes toward alcohol, tabacco and other drugs. *Soc Worc, 43,* 191-192.

Kendler, K., Heath, A., Neale, M., Kessler, R. & Eaves, L. (1993). Alcoholism and major depression in women. A twin study of the causes of comorbidity. *Arch Gen Psychiatry, 50,* 690-698.

Kendler, K., Prescott, C., Neale, M., & Pedersen, N. (1997). Temperance board registration for alcohol abuse in a national sample of Swedish male twins, born 1902 to 1949. *Arch Gen Psychiatry, 54,* 178-184.

Kendlern KS, Walters, E., Neale, M., Kessler, R., Heath, A. & Eaves, L. (1995). The structure of the genetic and environmental risk factors for six major psychiatric disorders in women. Phobia, generalized anxiety disorder, panic disorder, bulimia, major depression, and alcoholism. *Arch Gen Psychiatry, 52*, 374-383.

King, A. C., Bernardy, N. C. & Hauner, K. (2003). Stressful events, personality, and mood disturbance: Gender differences in alcoholics and problem drinkers. *Addictive Behaviors, 28*, 171-187.

Klages, U. (1984). Eine Clusteranalyse von Alkoholismuspatienten auf der Basis von Persönlichkeitsvariablen, sozialer Unsicherheit und Kontrollorientierung. *Zeitschrift für klinische Psychologie, Psychopathologie und Psychotherapie, 32*, 260-270.

Klages, U. (1985). Ein Vergleich von Alkoholismus-Patienten, längerfristig abstinenten Alkoholikern und Normalpersonen auf dem Freiburger Persönlichkeitsinventar. *Zeitschrift für klinische Psychologie, 14*, 53-59.

Klein, M. & Scheller, R. (1989). Differentialdiagnostische Aspekte des Rückfallgeschehens bei Alkohol- und Medikamentenabhängigkeit. In: H. Watzl & R. Cohen (Hrsg.), *Rückfall und Rückfallprophylaxe* (S. 113-125). Berlin.

Küfner, H. & Feuerlein, W. (1989). *In-patient treatment for alcoholism*. Berlin: Springer.

Lancaster, F. E. (1994). Gender Differences in the Brain – Implications for the Study of Human Alcoholism. *Alcoholism-Clinical and Experimental Research, 18*, 740-746.

Lishman, W. A. (1981). Cerebral Disorder in Alcoholism – Syndromes of Impairment. *Brain, 104*, 1-20.

Luders, E., Narr, K., Thompson, P., Rex, D., Jancke, L., Steinmetz, H. et al. (2004). Gender differences in cortical complexity. *Nat Neurosci, 7*, 799-800.

Mann, K. & Ackermann, K. (2000). Geschlechtsspezifische Unterschiede bei alkohol-abhänigen Frauen und Männern. In: F. Stetter (Hrsg.), *Suchttherapie an der Schwelle der Jahrtausendwende* (S. 51-69). Geesthacht: Neuland.

Mann, K. & Ackermann, K. (2000). Geschlechtsspezifische Unterschiede bei alkohol-abhängigen Frauen und Männern. In: F. Stetter (Hrsg.), *Suchttherapie an der Schwelle der Jahrtausendwende* (S. 51-69). Geesthacht: Neuland.

Mann, K., Batra, A., Gunthner, A. & Schroth, G. (1992). Do Women Develop Alcoholic Brain-Damage More Readily Than Men. *Alcoholism-Clinical and Experimental Research, 16*, 1052-1056.

Mann, K., Opitz, H., Petersen, D., Schroth, G. & Heimann, H. (1989). Intracranial Csf Volumetry in Alcoholics - Studies with Mri and Ct. *Psychiatry Research, 29*, 277-279.

Miller, W. R. & Cervantes, E. A. (1997). Gender and patterns of alcohol problems: Pretreat-ment responses of women and men to the comprehensive drinker profile. *Journal of Clinical Psychology, 53*, 263-277.

Moncrieff, J., Drummond, D. C., Candy, B., Checinski, K. & Farmer, R. (1996). Sexual abuse in people with alcohol problems – A study of the prevalence of sexual abuse and its relationship to drinking behaviour. *British Journal of Psychiatry, 169*, 355-360.

Nixon, S. J., Tivis, R. & Parsons, O. A. (1995). Behavioral Dysfunction and Cognitive Efficiency in Male and Female Alcoholics. *Alcoholism-Clinical and Experimental Research, 19*, 577-581.

Nolen-Hoeksema, S. (2004). Gender differences in risk factors and consequences for alcohol use and problems. *Clinical Psychology Review, 24*, 981-1010.

OMahony, J. F. & Doherty, B. (1996). Intellectual impairment among recently abstinent alcohol abusers. *British Journal of Clinical Psychology, 35*, 77-83.

Péquignot, G., Chabert, C., Eydoux, H., & Courcol, M. A. (1974). Augmentation du risque de cirrhose en fonction de la ration d´alcool. *Rev l´ Alcoolisme, 20*, 191-202.

Peters, T., Millward, L. & Foster, J. (2003). Quality of life in alcohol misuse: comparison of men and women. *Arch Women Ment Health, 6,* 239-243.

Pfefferbaum, A., Rosenbloom, M., Deshmukh, A. & Sullivan, E. V. (2001). Sex differences in the effects of alcohol on brain structure. *American Journal of Psychiatry, 158,* 188-197.

Pfefferbaum, A. & Sullivan, E. V. (2002). Microstructural but not macrostructural disruption of white matter in women with chronic alcoholism. *Neuroimage, 15,* 708-718.

Pohjalainen, T., Rinne, J., Nagren, K., Syvalahti, E. & Hietala, J. (1998). Sex differences in the striatal dopamine D2 receptor binding characteristics in vivo. *Am J Psychiatry, 155,* 768-773.

Prescott, C. A. (2002). Sex differences in the genetic risk for alcoholism. *Alcohol Research & Health, 26,* 264-273.

Prescott, C., Aggen, S. & Kendler, K. (1999). Sex differences in the sources of genetic liability to alcohol abuse and dependence in a population-based sample of U.S. twins. *Alc Clin Exp Res, 23,* 1136-1144.

Randall, C. L., Roberts, J. S., Del Boca, F. K., Carroll, K. M., Connors, G. J. & Mattson, M. E. (1999). Telescoping of landmark events associated with drinking: A gender comparison. *Journal of Studies on Alcohol, 60,* 252-260.

Rist, F. & Watzl, H. (1983). Clusteranalysen von Persönlichkeitsmerkmalen – ein Weg zur differentiellen Therapiezuweisung bei Alkoholkranken? *Zeitschrift für klinische Psychologie, 18,* 166-172.

Rivier, C. (1996). Alcohol stimulates ACTH secretion in the rat: Mechanisms of action and interactions with other stimuli. *Alcoholism-Clinical and Experimental Research, 20,* 240-254.

Rosenberg, H. (1983). Relapsed Versus Non-Relapsed Alcohol Abusers – Coping Skills, Life Events, and Social Support. *Addictive Behaviors, 8,* 183-186.

Rounsaville, B. J., Dolinsky, Z. S., Babor, T. F. & Meyer, R. E. (1987). Psychopathology as a Predictor of Treatment Outcome in Alcoholics. *Archives of General Psychiatry, 44,* 505-513.

Roy, A., Dejong, J., Lamparski, D., Adinoff, B., George, T., Moore, V. et al. (1991). Mental-Disorders Among Alcoholics – Relationship to Age of Onset and Cerebrospinal-Fluid Neuropeptides. *Archives of General Psychiatry, 48,* 423-427.

Rubin, A., Stout, R. L. & Longabaugh, R. (1996). Gender differences in relapse situations. *Addiction, 91,* S111-S120.

Rubonis, A. V., Colby, S. M., Monti, P. M., Rohsenow, D. J., Gulliver, S. B. & Sirota, A. D. (1994). Alcohol Cue Reactivity and Mood Induction in Male and Female Alcoholics. *Journal of Studies on Alcohol, 55,* 487-494.

Salokangas, R. K. R. (2004). Gender and the use of neuroleptics in schizophrenia. *Schizophrenia Research, 66,* 41-49.

Saunders, B., Baily, S., Phillips, M. & Allsop, S. (1993). Women with Alcohol-Problems – do They Relapse for Reasons Different to Their Male Counterparts. *Addiction, 88,* 1413-1422.

Scheller, R. & Klein, M. (1982). Persönlichkeitspsychologische Determinanten des Therapieerfolges bei Alkoholabhängigen. *Zeitschrift für Differentielle und Diagnostische Psychologie, 3,* 47-54.

Steck, P., Holzbach, E. & Rausche, A. (1982). Testpsychologische Untersuchungen des Restitutionsverlaufes nach Delirium tremens. *Archiv für Psychiatrie und Nervenkrankheiten, 231,* 375-390.

Sterling, R. C., Dean, J., Weinstein, S. P., Murphy, J. & Gottheil, E. (2004). Gender differences in cue exposure reactivity and 9-month outcome. *Journal of Substance Abuse Treatment, 27,* 39-44.

Sullivan, E. V., Marsh, L., Mathalon, D. H., Lim, K. O. & Pfefferbaum, A. (1995). Anterior Hippocampal Volume Deficits in Nonamnesic, Aging Chronic-Alcoholics. *Alcoholism-Clinical and Experimental Research, 19,* 110-122.

Thomasson, H. (1995). Gender differences in alcohol metabolism. Physiological responses to ethanol. *Recent Dev Alcohol., 12,* 163-179.

Tivis, R., Beatty, W. W., Nixon, S. J. & Parsons, O. A. (1995). Patterns of Cognitive Impairment Among Alcoholics – Are There Subtypes. *Alcoholism-Clinical and Experimental Research, 19,* 496-500.

Urbanomarquez, A., Estruch, R., Navarrolopez, F., Grau, J. M., Mont, L. & Rubin, E. (1989). The Effects of Alcoholism on Skeletal and Cardiac-Muscle. *New England Journal of Medicine, 320,* 409-415.

Waldstein, S. R., Malloy, P. F., Stout, R. & Longabaugh, R. (1996). Predictors of neuropsychological impairment in alcoholics: Antisocial versus nonantisocial subtypes. *Addictive Behaviors, 21,* 21-27.

Weijers, H., Wiesbeck, G., Wodarz, N., Keller, H., Michel, T. & Boning, J. (2003). Gender and personality in alcoholism. *Arch Women Ment Health, 6,* 245-252.

Wiesbeck, G. A., Weijers, H. G., Lesch, O. M., Glaser, T., Toennes, P. J. & Boening, J. (2001). Flupenthixol decanoate and relapse prevention in alcoholics: Results from a placebo-controlled study. *Alcohol and Alcoholism, 36,* 329-334.

Wodarz, N., Bobbe, G., Eichhammer, P., Weijers, H., Wiesbeck, G. & Johann, M. (2003). The candidate gene approach in alcoholism: are there gender-specific differences? *Arch Women Ment Health, 6,* 225-230.

Zuckermann, M., Eysenck, S. & Eysenck, H. (1978). Sensation-seeking in England and America: Cross-cultural, age and sex comparison. *J Consult Clin Psychol, 46,* 143.

Tabu Alter

Sexualität im Alter – ein tabuisiertes Thema

Beate Schultz-Zehden

Altern und die damit verbundenen Probleme werden zumeist unter medizinischen, physiologischen oder sozioökonomischen Aspekten untersucht: Die Paarbeziehung und Sexualität im Alter ist nur selten im Blick. Obwohl gerade die Paarbeziehung einen sehr hohen Stellenwert für Wohlbefinden und Gesundheit hat, wird sie in Medizin und Altersforschung eher vernachlässigt. Es gibt kaum Untersuchungen zur Paarbeziehung im höheren und hohen Lebensalter und fast keine Daten zu langfristigen Entwicklungsprozessen in Paarbeziehungen. Partnerschaft hat den zentralen Einfluss auf die sexuelle Aktivität im Alter.

Insbesondere die Sexualität alternder Menschen wird in einer auf ewige Jugend eingestellten Gesellschaft noch immer tabuisiert, obwohl der Anteil an der Gesamtbevölkerung steigt. Allenfalls existieren Vorurteile – besonders bei Jüngeren wie auch in der gesellschaftlichen Auseinandersetzung. Dabei sind es Vorstellungen vom Altern, die diese Auseinandersetzung mit der Sexualität behindern. Diese orientieren sich immer noch, zwar meist implizit, an der Defizit-Hypothese. Demnach verschlechtern sich körperliche und intellektuelle Funktionen – gemessen am Maßstab des jungen, gesunden Organismus – in praktisch allen Bereichen kontinuierlich („Altersabbau"). Älter werdende Menschen können demzufolge nur ein inaktiveres Sexualverhalten aufweisen. Die Defizit-Hypothese entspricht aber nicht dem Erleben älterer Menschen. Aus entwicklungspsychologischer Sicht wird die Selbstzuschreibung des so genannten negativen Altersstereotyps als mindestens so wichtig für entstehende Krisensituationen angesehen wie die Wahrnehmung von Altersveränderungen selbst. Auf die Sexualität bezogen bedeutet das, dass alternde Menschen sich selbst aufgrund gesellschaftlicher Bilder asexuell beschreiben, obwohl sie nicht so empfinden.

Altern wird mit einer kontinuierlichen sexuellen Entwertung erfahren, die von Sorgen um die eigene Attraktivität, abnehmender Leistungsfähigkeit, diversen Erkrankungen und Beschwerden begleitet ist. Frauen sind vom gesellschaftlichen „double standard of aging" beeinflusst, was bedeutet, dass Frauen früher als Männer als unattraktiv, alt und asexuell wahrgenommen werden. Die hormonelle Umstellung mit dem Ende der fertilen Phase und dem Beginn der Wechseljahre sowie die Zunahme allgemeiner Erkrankungen, wurden bisher überwiegend als Ursachen für die Veränderungen im Sexualleben verantwortlich gemacht.

Demgegenüber stellt das Kompetenzmodell des Alterns oder das „erfolgreiche" Altern die Bewältigung altersbedingter Veränderungen in den Vordergrund, was individuell bedeutet, sich mit Veränderungen sexueller Reaktionen beispielsweise auseinandersetzen zu müssen. Sexualität kranker und alter Menschen wird oft auf den üblichen Koitus reduziert, ignoriert man die vielfältigen Bedürfnisse und geringen Möglichkeiten zum Austausch von Zärtlichkeiten, zu liebevoller Zuwendung, Körperkontakt und intimer Kommunikation, besonders in totalen Institutionen wie es Krankenhäuser, Alten- und Pflegeheime sind. Das führt zu Fehldeutungen von sexuellen Verhaltensweisen Kranker und Alter und zu unzureichender Toleranz diesen gegenüber.

Die meisten Forschungsarbeiten zur sexuellen Beziehung älterer Menschen wurden in den USA durchgeführt, im deutschsprachigen Raum gibt es bisher nur weniger Studien, meist Untersuchungen an kleineren Stichproben. Heterogene Befunde sind die Folge einer hohen Variabilität der empirischen Ergebnisse bisheriger Untersuchungen. Am häufigsten wurde in den Studien nach der Häufigkeit sexueller Aktivität wie Geschlechtsverkehrfrequenzen gefragt, die weder der weiblichen Sexualität noch der Lebenswelt insbesondere älterer Frauen Rechnung trägt. Relativ selten wurden Fragen nach dem individuellen sexuellen Erleben wie sexuelle Bedürfnisse allgemein, sexueller Genuss, Orgasmusexistenz und -häufigkeit gestellt. Dabei lässt sich feststellen, dass im Durchschnitt sexuelle Interessen und Bedürfnisse im Alter erhalten und Frauen wie Männer bis ins hohe Alter sexuell genuss- und orgasmusfähig bleiben. Dennoch ist insgesamt betrachtet mit zunehmendem Alter ein Libidorückgang sowie eine Abnahme der sexuellen Aktivität unbestritten. Dabei kann eine komplexe Reihe von Ursachen mitverantwortlich sein, die nicht nur körperliche, sondern vor allem psychologische und soziologische Gründe betreffen. Dazu zählen:

- Internalisierte Vorurteile gegenüber der Sexualität alternder Menschen
- Befangenheit und Hemmung der Lust durch das Erleben des körperlichen Alterungsprozesses, Scham und sexueller Rückzug als mögliche Reaktion auf eine Kränkung durch das gesellschaftliche Schönheitsideal der jungen und sexuell attraktiven Menschen
- Gründe auf Seiten des Partners (z.B. sexuelle Funktionsstörungen, gesundheitliche Probleme, Libidoverlust, Kränkungen). Frauen neigen dazu, die Gründe für sexuelle Probleme zunächst bei sich selbst zu suchen als beim Partner
- Abnahme der Verfügbarkeit eines Sexualpartners für Frauen bedingt durch die demographische Entwicklung
- Libidoverlust im Zusammenhang mit Depressionen sowie depressiver Verstimmtheit

- Hormonelle Veränderungen in der Postmenopause, die z.B. zu einer Atrophie der Genitale und somit zu Lubrikationsmangel und Schmerzen beim Geschlechtsverkehr führen können
- Andere gesundheitliche Probleme bei Mann und Frau, die mit dem Alter zunehmen

Ältere Menschen erleben sexuelle Bedürfnisse mitunter schamhaft als unpassend, vor allem, wenn der Partner altersbedingte Schwierigkeiten hat. Mangelnde Kommunikation, beispielsweise über Erektionsprobleme, führt dann mitunter zur völligen Aufgabe sexueller Begegnungen, obwohl befriedigende Kontakte für beide Partner möglich wären.

In einer repräsentativen Befragung haben 521 Frauen im Alter zwischen 50 und 70 Jahren einen umfangreichen Fragebogen zur Sexualität anonym beantwortet. Diese bundesweite Untersuchung erfasste nicht nur das aktuelle Sexualleben – sexuelles Verhalten und Erleben – von Frauen im höheren Erwachsenenalter, sondern fragte auch nach den Veränderungen der gelebten Sexualität.

Diskrepanz zwischen Wunsch und Wirklichkeit

Das Ergebnis der Befragung widerlegte die weit verbreitete Ansicht, dass das sexuelle Verlangen mit Beginn der hormonellen Umstellung deutlich abnimmt. Das Spektrum der sexuellen Bedürfnisse reicht vielmehr vom täglichen Wunsch nach sexuellem Kontakt bis hin zur völligen Ablehnung. Zwischen dem 50. und 60. Lebensjahr wünschen sich die befragten Frauen durchschnittlich mehrmals im Monat Sex, zwischen 65 und 70 Jahren dagegen möchte die Hälfte aller Frauen gar keine sexuelle Beziehung mehr (Abb. 1). Allerdings war der Wunsch nach sexuellen Kontakten größer als die tatsächlich gelebte Sexualität. Vorhandene sexuelle Bedürfnisse bleiben demnach bei einigen Frauen nicht befriedigt. Wie Frauen im Alter mit Sexualität umgehen, ist sicher von deren jeweils individuellen Biografien abhängig. Durch die Feminisierung der älteren Bevölkerung wird es für Frauen mit zunehmendem Alter immer schwieriger, einen neuen Partner zu finden.

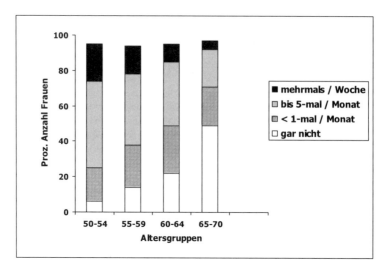

Abb. 1: Wunsch nach sexuellen Kontakten

Multifaktorielle Gründe für sexuelle Inaktivität

Es wurde bestätigt, dass mit zunehmendem Alter nicht nur die Häufigkeit, sondern auch die Anzahl der Frauen mit sexuellem Verkehr abnimmt. In der Altersgruppe der 50- bis 55-Jährigen leben 25% der befragten Frauen nach eigenen Angaben keine aktive Sexualität. Die stärkste Veränderung scheint ab dem 65. Lebensjahr stattzufinden. Bei den 65- bis 70-Jährigen waren es bereits 66%. In diesem Alter gibt nur noch jede dritte Frau an, sexuell aktiv zu sein (Abb. 2). Hierfür existieren die unterschiedlichsten Gründe: Viele Frauen leben ohne Partner und die Möglichkeit, für ältere Frauen einen neuen Partner zu finden, ist in vielerlei Hinsicht schwierig, da Männer in der Regel früher sterben und nur noch ein Drittel der allein lebenden Frauen bereit ist, sich erneut zu binden. Außerdem reduzieren Erkrankungen, der Verlust des Partners sowie generelle Beziehungsprobleme die Libido der Frauen – mit der Folge, dass einige Frauen in ihrer sexuellen Beziehung unbefriedigt bleiben.

Manche Frauen nutzen das Älterwerden, um sich von der Verpflichtung zu sexuellen Aktivitäten zu befreien: Über die Jahre hinweg ist es zu einer Form der Abnutzung der Partnerschaft gekommen, oder sie haben jahrelang ohne Lust sexuell verkehrt und nehmen sich jetzt die Freiheit der sexuellen Verweigerung.

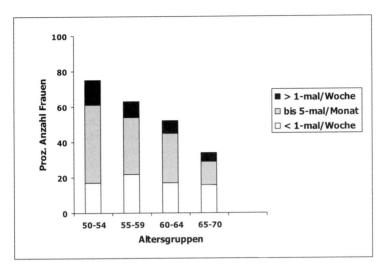

Abb. 2: Sexuelle Aktivität – Koitushäufigkeit

Qualität der sexuellen Begegnung

Sowohl die sexuelle Lust als auch ein befriedigendes Sexualleben korrelieren mit der Qualität der Partnerschaft und mit der Qualität des Sexuallebens in früheren Jahren, wobei die Befriedigung in der Sexualität nicht primär von der Quantität der Aktivitäten, sondern der Qualität der sexuellen Begegnung abhängig gemacht wird. Während die Häufigkeit des sexuellen Verkehrs mit zunehmendem Alter an Wichtigkeit verliert, nimmt die Bedeutung der Zärtlichkeit in der Sexualität zu, auch im Hinblick darauf, sexuelle Lust zu entwickeln. Die Schriftstellerin Vicki Baum (1962) schrieb einst dazu: „Wenn man älter wird, lässt dieses Feuer ja ohnehin nach, es wärmt einen, aber es verbrennt einen nicht mehr."

Ein zweiter Frühling

Einige Frauen fühlen sich durch Entlastungen der Menopause freier in der Sexualität. Der Wegfall der monatlichen Regelblutungen und der Menstruationshygiene, die Befreiung von Verhütungsproblemen und der Furcht vor unerwünschten Schwangerschaften beleben das Sexualleben ebenso neu wie der Auszug der Kinder aus dem Elternhaus. Diese Frauen haben mehr Zeit, genießen die Spontaneität in der Sexualität und müssen keine Rücksicht mehr auf ihre Kinder nehmen. Auch eine als glücklich eingeschätzte Partnerschaft und nur wenige Sexualprobleme in der Vergangenheit spielen dabei eine wichtige Rolle, da eine Frau, die in der Vergangenheit gelernt hat, ihr Sexualleben zufrieden stellend zu gestalten, es mit größerer Wahrscheinlichkeit auch noch mit zunehmendem Alter genießen kann.

Sexuelle Freuden haben auch im Alter vor allem jene Frauen, die eine positive Einstellung zur Sexualität und Interesse an sexuellen Aktivitäten zeigen, wobei es weniger um die Quantität als vielmehr um die Qualität der sexuellen Begegnung geht. Es existiert ein signifikanter Zusammenhang zwischen Selbstannahme und positiver Haltung dem eigenen Körper gegenüber und einer als befriedigend erlebten Sexualität. Das setzt sowohl ein stabiles Selbstbewusstsein voraus (sich beispielsweise nicht von den vorherrschenden Schönheitsnormen negativ beeinflussen zu lassen), als auch einen Partner, der die Frau und ihren Körper in sexueller Hinsicht wertschätzt.

Da individuelle Erfahrungen in jeder Phase des Lebens zum Abbruch sexueller Begegnungen oder zu einer neuen Erfahrung und Bereicherung des Sexuallebens führen können, helfen vornehmlich positive Sexualerfahrungen älteren Frauen und Männern, sich nicht von negativen gesellschaftlichen Wertmaßstäben entmutigen zu lassen.

Wandel im Sexualverhalten?

Eine neue Generation, die sich von traditionellen Verhaltensmustern stark distanzieren konnte, rückt jetzt ins mittlere und höhere Lebensalter vor. Zu den Erfahrungen dieser Generation gehört die Einführung der „Pille" in den 60er Jahren, mit der Frauen ihre reproduktive Biografie selbstbestimmter gestalten konnten, die vermehrte Beteiligung am Berufsleben, die Frauen unabhängiger (vom Mann) leben ließ sowie die sexuelle Liberalisierung. Frauen dieser Generation haben sich ihre Rolle in der Gesellschaft neu erkämpft und dementsprechend wünschen sie sich, nicht auf Grund ihres Älterwerdens benachteiligt und auch nicht als asexuell betrachtet zu werden.

Die Studie gibt Hinweise darauf, dass sich möglicherweise Veränderungen im Bereich des sexuellen Verhaltens der Frauen ergeben haben. Es fand sich eine kleinere Gruppe von so genannten „sexuell emanzipierten" Frauen zwischen 50 und 65, die über ein äußerst erfülltes und befriedigendes Sexualleben berichteten. Sie sind sexuell besonders aktiv, ergreifen zum Teil häufiger als ihr Partner die Initiative im Sexualleben und übernehmen anstelle des passiven Parts auch immer mehr eine aktive Rolle.

Bei dieser Gruppe von Frauen fiel auf, dass sie mit ihrem Partner über ihre Sexualität, eigene Bedürfnisse, Wünsche oder Probleme besser sprechen konnten als die übrigen Frauen in der Untersuchungsgruppe. Laut eigenen Angaben hatte sich im Sexualleben dieses insgesamt sehr offenen und kommunikativen Frauentyps im Vergleich zu jüngeren Jahren nichts verändert. Einige der Befragten befanden sich allerdings noch in einer jüngeren Beziehungsphase oder lebten in räumlicher Distanz zu ihrem Partner.

Wir wissen, dass für Frauen, unabhängig vom Alter, das Artikulieren und Ausleben eigener sexueller Wünsche vielfach problematisch ist. In jeder Altersgruppe begegnen wir dem Phänomen, dass Frauen Ängste entwickeln können, wenn sie sich in der Sexualität aktiv verhalten:

- die Angst, gegen tradierte Rollenvorstellungen zu verstoßen
- die Angst vor dem eigenen weiblichen Begehren
- die Scham, sich zu offenbaren, wenn die eigene Lust größer ist als die des Partners
- die Angst vieler Frauen vor Ablehnung und Liebesverlust, wenn sie sich sexuell sehr aktiv zeigen.

Vorstellung vom asexuellen Altern korrigieren

Sexuelle Wünsche und sexuelles Verlangen sowohl bei Männern als auch Frauen bleiben bis ins hohe Lebensalter erhalten.

Wird über eine auffällige Reduktion von Zärtlichkeit und Sexualität im Alter geklagt, sind immer der Gesundheitszustand beider Partner, ihre sexuelle bzw. erotische Beziehungsgeschichte sowie die Qualität der Paarbeziehung mit zu bedenken. Bei einer auffälligen Reduktion der Sexualität sind aus paardynamischer Sicht vor allem die folgenden Gründe zu erwägen: die emotionale Zerrüttung der Beziehung, obwohl beide Partner sexuell interessiert sind; zu viele Verletzungen und Kränkungen, so dass die körperliche Nähe nicht mehr zugelassen werden kann; Probleme, sexuelle Wünsche auszudrücken bzw. eine schweigende Erwartungshaltung; etwaige Erkrankung eines Partners.

Aus paardynamischer Sicht kann sich die Angst des Mannes vor seiner nachlassenden Potenz mit der Angst der Frau vor ihrer nachlassenden Attraktivität zu einem Vermeidungsmuster verbinden.

Meines Erachtens mangelt es leider noch an ausreichenden Beratungsangeboten speziell für Ältere. Viele Angebote richten sich gezielt an jüngere Frauen, wenn es beispielsweise um Fragen rund um die Schwangerschaft oder um einen Schwangerschaftsabbruch geht.

Im Umgang mit alternden Menschen dürfen wir nicht unsere eigenen Standards für sexuelle Zufriedenheit auf die heutige SeniorInnengeneration projizieren. Normen, die auf Unterdrückung abzielen oder unkritisch sexuelle Fitness propagieren, sind zu reflektieren, damit unsere Wahrnehmung für die Vielfalt von sexuellen Bedürfnissen alternder Menschen frei ist.

Für eine Pflegetätigkeit ist es wichtig, Sexualität im Alter in ihren vielfältigen Formen nicht nur zu akzeptieren, sondern als Realität anzuerkennen und sowohl den sexuell interessierten und aktiven als auch den sexuell desinteressierten und inaktiven alten Menschen und alle Zwischenformen als „normal" anzusehen. Pflegekräfte können sogar Bedingungen schaffen, in denen jeder seine individuellen Bedürfnisse befriedigen kann.

Eine befriedigende Sexualität im höheren Lebensalter hängt wesentlich von dem Vorhandensein einer Partnerschaft ab, in deren Rahmen mehr sexuelle Aktivität und Intimität möglich sind. Partnerschaft ist somit eine Ressource, um mit den altersassoziierten biologischen Veränderungen konstruktiv und befriedigend umzugehen. Ansonsten kann es beim Festhalten an jugendlichen sexuellen Leistungsvorstellungen zu sexuellen Funktionsstörungen kommen. Das beinhaltet auch, mehr über sexuelle Entfaltungsmöglichkeiten älterer Frauen nachzudenken beziehungsweise neue Wertmaßstäbe zu entwickeln. Ebenso wie gleichaltrige Männer, deren Falten und Ergrauen des Haares eher als Zeichen der Reife gelten und die sich zuweilen jüngeren Partnerinnen zuwenden, dürften nun auch Frauen keinen gesellschaftlichen Sanktionen mehr unterliegen, wenn sie sich einen jüngeren Partner suchen. An den demographischen Gegebenheiten, der Feminisierung der älteren Bevölkerung, wird sich wohl kaum etwas ändern, es sei denn, die durchschnittliche Lebenserwartung des Mannes würde sich zukünftig verlängern.

Für den praktischen Kontext wäre demzufolge sinnvoll, die Vorstellung vom asexuellen Altern zu korrigieren, Bilder einer Alterssexualität zu vermitteln und jugendliche sexuelle Leistungsnormen zu relativieren.

Für alle Berufsgruppen, die mit alternden Menschen arbeiten, wäre es wichtig, aktuelles Wissen über das Sexualleben und Veränderungen in der Sexualität alternder Menschen an die Hand zu bekommen. Es müsste mehr Raum geschaffen werden, sowohl für eine gesellschaftliche Diskussion, zum Beispiel in den Medien, als auch wirklich räumlich in Alten- und Pflegeheimen, damit auch dort eine zufrieden stellende Sexualität im Alter gelebt werden kann.

Jeder Mensch hat eine individuelle Sexualentwicklung und Erfahrungen; das Alter allein sagt nichts über die individuellen Wünsche, sexuellen Bedürfnisse oder Probleme aus. Einfühlsame Aufklärung, Beratung und Information ist zur Entwicklung von mehr sexueller Selbstbestimmung unabdingbar, um auch im Alter Sexualität lustvoll und befriedigend zu erleben.

Literatur

Brähler, E. & Unger, U. (1994). Sexuelle Aktivität im höheren Lebensalter im Kontext von Geschlecht, Familienstand und Persönlichkeitsaspekten – Ergebnisse einer repräsentativen Befragung. *Gerontologie, 27*, 110-116.

Bucher, T. (2002). Sexualität in der zweiten Lebenshälfte. *Sozial Aktuell, 21*, 6-8.

Bucher, T., Hornung, R., Gutzwiller, F., & Buddeberg, C. (2001). Sexualität in der zweiten Lebenshälfte. Erste Ergebnisse einer Studie aus der deutschsprachigen Schweiz. In: H. Berberich, & E. Brähler (Hrsg.), *Sexualität und Partnerschaft in der zweiten Lebenshälfte* (S. 105-127). Gießen: Psychosozial.

Frick-Bruder, V. (1995). Sexuelle Konflikte im Alter. *Sexualforschung, 8*, 49-53.

Froehlich, H. H. (1996). Sexualität im Alter. *Sexualmedizin, 18*, 334-340.

Merbach, M., Beutel, M., & Brähler, E. (2003). Sexualität des alternden Mannes. *BzgA Forum, 1/2*, 7-11.

Rosenmayr, L. (1995). Eros und Liebe im Alter. In: M. M. Baltes, & L. Montada (Hrsg.), *Produktives Leben im Alter* (S. 258f.). Campus.

Schultz-Zehden, B. (1997). *FrauenGesundheit in und nach den Wechseljahren. Die 1000-Frauenstudie* (S. 106-116). Kempkes.

Starr, B. & Weiner, M. (1996). Anhaltend starkes Interesse an Sex. *Psychologie heute, 23*, 28-29.

Stolz, H. (2002). Über Liebe und Sexualität in Alten- und Pflegeheimen. *Pflege aktuell, 1*.

Von Sydow, K. (1992). Weibliche Sexualität im mittleren und höheren Erwachsenenalter. Übersicht über vorliegende Forschungsarbeiten. *Zeitschrift für Gerontologie, 15*, 113-119.

Zank, S. & Baltes, M. M. (1997). Sexualität der älteren Frau. In: C. Lauritzen (Hrsg.), *Altersgynäkologie* (S. 103-111). Thieme.

Alter und Demenz

Maik H.-J. Winter

„Unser Respekt gilt in Wahrheit nie dem Alter, sondern ausdrücklich dem Gegenteil: daß jemand trotz seiner Jahre noch nicht senil sei" (Frisch, 1979: 115).

1. Einführung: Altern der Bevölkerung - Die stille Revolution

Niemals zuvor in der Menschheitsgeschichte wurde der Wunsch nach einem möglichst langen Leben in industrialisierten Gesellschaften so häufig zur individuellen und damit zur sozialen Realität: Seit Jahrzehnten wird die durchschnittliche Lebenszeit immer länger und die Gruppe alter Menschen immer größer. Dabei wächst vor allem der Kreis Hochaltriger besonders schnell, denn die Zahl der über 80-jährigen Bundesbürger hat in den letzten 47 Jahren um 275% zugenommen (BMFSFJ, 2002). Zudem beträgt die fernere Lebenserwartung dieser Personen heute durchschnittlich noch acht Jahre und fällt damit nahezu doppelt so lang aus wie noch 1964 (Kuenheim, 2004). Selbst die Gruppe der über 100-Jährigen ist in den letzten Jahrzehnten kontinuierlich gewachsen, so dass allein in Deutschland inzwischen rund 11.000 Menschen zu dieser Altersgruppe zählen (Schirrmacher, 2004). Allen einschlägigen Prognosen zufolge schreitet diese Entwicklung in den nächsten Jahrzehnten weiter voran und die Lebenserwartung nimmt pro Jahr um etwa drei Monate zu (Oeppen & Vaupel, 2002). Bis 2050 wird sich die Zahl der über 80-Jährigen hier zu Lande verdreifachen, so dass dann rund 8 Millionen Bundesbürger, d.h. 11,3% der Bevölkerung, das achte Lebensjahrzehnt vollendet haben werden und etwa 70.000 Menschen über 100 Jahre alt sind (BMFSFJ, 2002; Schirrmacher, 2004). Insgesamt erwartet die Mehrzahl der heute lebenden Erwachsenen und vor allem der Kinder eine bislang nie da gewesene Lebensspanne: Die Hälfte der heute 60-Jährigen hat gute Chancen, mindestens 88 Jahre alt zu werden, die Mehrheit der 30-Jährigen kann mit mehr als 95 Jahren rechnen und jedes zweite Neugeborene wird voraussichtlich das nächste Jahrhundert erleben (Vaupel 2003, 2004).

Darüber hinaus gibt es ernst zu nehmende Hinweise darauf, dass Altern heute mehr ist als rein quantitativer Lebenszeitgewinn. Demnach tragen medizinisch-technische Fortschritte, verbesserte Lebens- und Umweltbedingungen sowie eine gesundheitsbewusstere Lebensführung offensichtlich mit dazu bei, dass alte Menschen körperlich und geistig vitaler sind als zu früheren Zeiten (Steinhagen-Thiessen & Borchelt, 1996; Schwartz & Walter, 1998). So entspricht beispielsweise der psychophysische Gesundheitszustand eines aktuell 70-Jährigen im Durchschnitt demjenigen eines 65-Jährigen von vor 30 Jahren (Kuenheim, 2004). Folglich geht die verlängerte Lebenszeit, wenn auch nicht in allen, so doch in vielen Fällen, mit einer Steigerung der Lebensqualität sowie einem Gewinn an „gesunden Jahren" einher. Die Betroffenen selbst scheinen diese These zu stützen, indem sie sich durchgängig hoch zufrieden zeigen hinsichtlich ihrer Gesundheit und anderer zentraler Lebensbereiche. Rund 80% aller Bundesbürger über 60 Jahre geben an, nicht gesundheitlich beeinträchtigt zu sein (Statistisches Bundesamt, 2004). Dem Bundesgesundheitssurvey zufolge ist jeder zweite Mann, auch wenn er bereits zwischen 70 und 79 Jahre alt ist, mit seiner Gesundheit sehr zufrieden oder zufrieden sowie rund 44% der Frauen dieser Altersgruppe. Die Berliner Altersstudie kommt sogar zu dem Ergebnis, dass zwei Drittel der befragten 70- bis 103-Jährigen sich gesund fühlen. Ebenso viele meinen, gesünder zu sein als Menschen desselben Alters und sind der Auffassung, ihr Leben selbstbestimmt zu gestalten und unabhängig zu sein. Der größere Teil alter Menschen bewertet auch seine sozialen Beziehungen, seine finanzielle Situation sowie das Leben insgesamt überwiegend positiv. Das Selbstbild im Alter ist tendenziell aktivitätsbetont, an der Gegenwart orientiert und selbst jenseits des 85. Lebensjahres durch Eigenschaften gekennzeichnet, die positiv bewertet werden (Mayer & Baltes 1996; Robert Koch Institut, 2002).

Insofern gibt es vielfältige Gründe, die inzwischen weit verbreitete Chance auf ein langes Leben als zivilisatorische Errungenschaft anzuerkennen und als solche zu begrüßen; erweist sie sich doch nicht nur für den Einzelnen, sondern auch für das Gemeinwesen an vielen Stellen als Zugewinn. Dies zeigt nicht zuletzt die nachweisliche, ungebrochen hohe Bereitschaft alter Frauen und Männer, sich für andere zu engagieren und sowohl Jüngere als auch Hilfsbedürftige der eigenen Generation instrumentell, emotional sowie auch finanziell zu unterstützen (Mayer & Baltes, 1996; BMFSFJ, 2001; Robert Koch Institut, 2002; Kuenheim, 2004). So lässt fast jeder dritte über 70-Jährige allein seinen Kindern durchschnittlich ca. 3.000 € pro Jahr zukommen (Mayer & Baltes, 1996; BMFSFJ, 2001; Kuenheim, 2004) und der Gesamtumfang ehrenamtlicher sowie freiwilliger Tätigkeiten alter Menschen dürfte mehrere Milliarden Euro ausmachen. Dabei ist davon auszugehen, dass zahlreiche Leistungen für die Allgemeinheit ohne dieses kostenlose Engagement kaum aus staatlichen Mitteln finanzierbar wären und folglich entfielen.

Gleichzeitig ist das Alter jedoch eines der letzten Tabus in modernen Gesellschaften (Niejahr, 2004) und wird hier sowie auf individueller Ebene nach wie vor häufig als Bedrohung oder Last erlebt. Im Zuge dessen trägt der Umgang mit dem eigenen Altwerden und mit der Gruppe der Alten vielfach paradoxe Züge.

1.1 Paradoxien im Umgang mit dem Alter(n)

Die meisten Menschen wünschen sich zwar ein langes Leben, wollen jedoch keineswegs alt sein (Niejahr, 2004). Diese Haltung basiert ganz offensichtlich auch auf der überwiegend geringfügigen gesellschaftlichen Wahrnehmung der Potenziale des Alter(n)s. Hierzu bemerkte Max Frisch bereits: *„Wird heute ein alter Mensch gepriesen, dann immer durch Attest, daß er verhältnismäßig noch jung sei, geradezu noch jugendlich. Unser Respekt beruht immer auf einem NOCH. (>>noch unermüdlich<<, >>noch heute eine Erscheinung<<, >>noch immer imstande<< usw.)"* (Frisch, 1979: 115). Aus dieser Perspektive erscheint es folglich wenig verwunderlich, dass der kollektiven Alterung in hochindustrialisierten Gesellschaften inzwischen eine, von der Medizin mitgetragene, boomende anti-aging-Industrie gegenüber steht. Ihre vielfältigen Produkte verheißen nicht nur eine quasi Konservierung des „Noch", sondern erfreuen sich offenbar einer beständig wachsenden Nachfrage, so dass es seit kurzem auch in deutschen Fußgängerzonen möglich ist, neben einem transportablen Becher Kaffee, „botox to go" in Form entsprechender Injektionen zu erwerben. Parallel dazu gelten alte Menschen oftmals als schwierige Klienten, insbesondere dort, wo sie sich so genannten altersgerechten Erzeugnissen oder Dienstleistungen verweigern und dem Stigma entziehen, alt zu sein. Elisabeth Niejahr (2004) sieht in diesem Verhalten sowie in der Tatsache, dass sich die meisten Älteren deutlich jünger fühlen, gar Anzeichen für einen umfassenden Realitätsverlust in der alten Bevölkerung. Demnach ist die Auseinandersetzung mit dem Alter häufig von Selbstbetrug geprägt und beispielsweise die Wohnsituation alter Menschen eher vom Glauben an die individuelle Selbstständigkeit gekennzeichnet als durch ihr tatsächliches Vorhandensein (Niejahr, 2004).

Für weite Teile der Politik, Medien und Wirtschaft ist festzustellen, dass die demografische Entwicklung und Alterung der Bevölkerung dort nach jahrzehntelanger Ignoranz (Vaupel, 2004) nunmehr als „Deformation" oder als „Veralterung" der Gesellschaft, als „Methusalem-Komplott" oder „demografische Zeitbombe" wahrgenommen wird (Miegel, 2002; Cirkel, Hilbert & Schalk, 2004; Schirrmacher, 2004). Die daraus resultierenden Reaktionen sind ebenfalls nicht frei von teils auffälligen Widersprüchen: Während zum Beispiel das Renteneintrittsalter erhöht wird, verharrt die Quote älterer sowie nachberuflicher Arbeitnehmer in Deutschland auf dem weltweit fast niedrigsten Niveau (BMFSFJ, 2001; Bertelsmann Stiftung 2003) und während es einer kleinen Gruppe von – vor allem – Männern jenseits des 65. Lebensjahres gelingt, Schlüsselpositionen in Politik und Wirtschaft beizubehalten, haben 70-Jährige bei einigen Geldinstituten, trotz Sicherheiten, bereits Schwierigkeiten, einen Kredit zu erhalten (Niejahr, 2004). Während die Generation der Babyboomer zusammen mit anhaltend niedrigen Geburtenzahlen in absehbarer Zeit die Gruppe der über 60-Jährigen sowie ihren Anteil an der Gesamtbevölkerung deutlich vergrößern wird, ist es bislang weder gelungen, ein tragfähiges Gesellschaftskonzept der

Zukunft zu entwickeln, noch einen Schutz vor Altersdiskriminierung zu etablieren oder die Ausgaben für demografische und gerontologische Forschung internationalen Standards anzupassen (Niejahr, 2004; Vaupel, 2004).

Im Bereich der medizinisch-pflegerischen Versorgung führen die demografischen Entwicklungen dazu, dass die Leistungsinanspruchnahme durch alte Menschen konstant zunimmt und ihre Versorgung einen großen Teil der Ressourcen des Gesundheitswesens bindet. Obwohl Medizin und Pflege seit längerem mit einer Geriatrisierung ihres jeweiligen Tätigkeitsfeldes konfrontiert werden, sind beide Versorgungsbereiche in quantitativer sowie qualitativer Hinsicht nur unzureichend darauf vorbereitet. Nach wie vor genießen Geriatrie, Gerontopsychiatrie und Altenpflege ein vergleichsweise niedriges Ansehen in der Gesellschaft, aber auch innerhalb der Medizin und Pflege. Das starke Anwachsen der Altenbevölkerung und der gleichzeitige Rückgang junger Menschen lassen zudem die Frage nach der Sicherstellung der personellen Ressourcen für die medizinisch-pflegerische Betreuung immer dringlicher erscheinen (Winter, 2004). Selbst wenn die Ausbildungsnachfrage in beiden Berufsfeldern ungebrochen hoch sein mag, besteht in manchen Landesteilen bereits ein alarmierender Mangel an qualifiziertem Personal (BMFSFJ, 2002; BMGS, 2005). Des Weiteren ist zu konstatieren, dass die Ausbildungsinhalte und Ausbildungsangebote kaum Schritt gehalten haben mit dem steigenden Bedarf spezifischer geriatrisch-gerontologischer sowie gerontopsychiatrischer Expertise, denn Lehrstühle für Geriatrie oder Gerontopsychiatrie sind in Deutschland nach wie vor eine Seltenheit (Gutzmann & Zank, 2005). Ähnliches gilt für die Integration von spezifisch altenpflegerischen sowie gerontologischen Inhalten und Fragestellungen z.B. in die inzwischen zahlreichen Pflegestudiengänge (Winter, 2005). Inwieweit die jüngst eingeleiten Ausbildungsreformen in Medizin und Pflege geeignet sind, den bestehenden Defiziten nachhaltig entgegenzuwirken, bleibt vorerst abzuwarten.

Die kritische Auseinandersetzung mit Paradoxien in Bezug auf die demografischen Herausforderungen kann allerdings nicht darüber hinwegtäuschen, dass die Lebenszeitverlängerung vor allem jenseits des 80. Lebensjahres zahlreiche Risiken mit sich bringt. Dabei stehen demenzielle Erkrankungen unzweifelhaft mit an vorderster Stelle.

2. Demenz: Ein zentrales Risiko des langen Lebens

Die Vorstellung von dauerhafter geistiger Verwirrtheit sowie umfassender Abhängigkeit stellt wiederum ein wesentliches Fundament dar für die allgemein weit verbreitete Angst vor dem Altwerden und gilt nicht zuletzt als einer der Hauptgründe für die ungebrochen hohe Zustimmung der Bundesbürger zur aktiven Sterbehilfe (Klie, 2002). Zugleich belegt die Situation der Betroffenen, wie schwer es der altersgewandelten Gesellschaft, und mit ihr der Medizin und Pflege, nach wie vor fällt, diesem zentralen Risiko des langen Lebens angemessen zu begegnen.

Auf der einen Seite nimmt die Zahl der Erkrankten beständig zu und die Aufmerksamkeit für das Thema ist nachweislich gewachsen. Inzwischen berichten Medien in nahezu regelmäßigen Abständen über das Krankheitsbild und immer mehr Menschen wissen zumindest um die zentralen Symptome einer chronischen Verwirrtheit. Darüber hinaus ist die medizinische Demenzforschung weiter vorgeschritten und die, vergleichsweise neue, deutsche Pflegewissenschaft hat ebenfalls eindrückliche Forschungsaktivitäten in Bezug auf dieses Problemfeld entwickelt. Ferner zeigen sich auch die zuständigen Politikbereiche zunehmend bereit, entsprechende Forschungen, Öffentlichkeitsarbeit und Versorgungsmodelle zu fördern sowie ihre Beratungsgremien mit der Erstellung weiterführender Expertisen zu beauftragen (BMFSJF, 2002; Sachverständigenrat zur Begutachtung der Entwicklung im Gesundheitswesen, 2005). Im Zuge dessen ist es in der Versorgungspraxis zu einer Vielzahl innovativer Projekte gekommen, die zusammenfassend darauf abzielen, die pflegerische Betreuung der Erkrankten zu optimieren, das fachliche Know-how in Medizin und Pflege zu steigern, das öffentliche Bewusstsein zu schärfen sowie Angehörige demenziell Erkrankter zu entlasten.

Auf der anderen Seite steht eine breit angelegte Auseinandersetzung mit einem Leben in Demenz und den daraus resultierenden individuellen und gesellschaftlichen Konsequenzen nach wie vor aus (Klie, 2002). Für die Betroffenen führt dies in der Regel zu einer doppelten Stigmatisierung, denn sie sind nicht nur alt, sondern zudem psychisch krank (Schwerdt & Tschainer, 2002), und zwar in einer Weise, die im krassen Widerspruch steht zu allen narzisstisch geprägten, menschlichen Selbstbildern. Während die Ideale des postmodernen, auch alten Menschen immer mehr auf Souveränität, Intelligenz, Produktivität, Selbstständigkeit und Autonomie ausgerichtet sind, wird das Gegenteil dieser normativen Vorstellungen in Form der Demenz immer häufiger zur Realität (Müller-Hergl, 2000; Wolter-Henseler, 2003). Insofern bietet das Krankheitsbild nicht nur eine breite Grundlage für tief sitzende Angstzustände, für Stigmatisierungen unterschiedlichster Couleur und für die fast kollektive Verdrängung eines zentralen Langlebigkeitsrisikos, sondern auch für nach wie vor bestehende Versorgungsdefizite sowie Tabuisierungstendenzen in Medizin und Pflege.

2.1 Symptome und Krankheitsverlauf

Unter der Bezeichnung „demenzielles Syndrom" oder „Demenz" wird eine Vielzahl verschiedener Erkrankungen zusammengefasst, die sehr häufig chronisch fortschreiten und, im Gegensatz zu vielen anderen psychischen Erkrankungen, nahezu ausschließlich erst im höheren Lebensalter auftreten. In allen Fällen handelt es sich um ein pathologisches Geschehen und keineswegs um „normale", altersphysiologische Veränderungen. Der internationalen Klassifikation psychischer Störungen zufolge ist das Demenzsyndrom durch vier zentrale Symptomkomplexe gekennzeichnet: Erstens kommt es zu einer krankhaften Reduktion von Gedächtnisleistungen, d.h. zu Störungen bei der Informationsaufnahme, -speicherung und -wiedergabe. Darüber hinaus nehmen andere kognitive Fähigkeiten ab. Dies betrifft beispielsweise das Urteilsvermögen, das Denken, den Ideenfluss, die Sprache sowie visuokonstruktive Leistungen. Zweitens ist auszuschließen, dass eine akute Verwirrtheit vorliegt bzw. sie die einzige Ursache der Symptome darstellt. Drittens kommen Störungen der Affekte, des Antriebs und des Sozialverhaltens hinzu in Form von z.b. gefühlsmäßiger Labilität, Gereiztheit, Antriebslosigkeit und/oder vergröberter Abweichungen des sozialen Verhaltens. Zur Abgrenzung gegenüber vorübergehenden Leistungsstörungen ist viertens eine Dauer der Symptomatik von mindestens einem halben Jahr gefordert. Hinzu kommt, dass die Schwere der oben genannten Krankheitszeichen schließlich zu einer gravierenden Beeinträchtigung bei den Aktivitäten des täglichen Lebens führt und die Ausführung alltagspraktischer Tätigkeiten deutlich eingeschränkt ist (Kühl & Hellweg, 2004).

Unabhängig von den Ursachen lässt sich der Verlauf einer Demenzerkrankung in unterschiedliche Stadien unterteilen. Vor dem Hintergrund des immer noch begrenzten Forschungs- und Wissenstandes in Bezug auf das Syndrom existieren allerdings verschiedene Modelle zur Verlaufsbeschreibung (Schwerdt & Tschainer, 2002), die zwischen einer unterschiedlich großen Zahl von Krankheitsstadien differenzieren (z.b. drei Stadien: Kurz, 1995; vier Stadien: Krämer, 1995; sieben Stadien: Reisberg, Ferris, Leon & Cook, 1982). Dabei ist zu bedenken, dass die Ermittlung des Schweregrades einer demenziellen Störung einerseits sinnvoll erscheint, um entsprechend geeignete Therapie- und Versorgungsmöglichkeiten zu identifizieren. Andererseits handelt es sich um ein prozessuales Krankheitsgeschehen, das, selbst bei identischer Ursache, zumeist individuelle Unterschiede zeigt, die eine strikte, allgemeingültige Zuordnung zu abgrenzbaren Krankheitsstadien oft unmöglich machen (Schwerdt & Tschainer 2002).

Abgesehen davon beginnt eine Demenzerkrankung charakteristischerweise schleichend und ist zunächst durch allmähliche Veränderungen gekennzeichnet, die von den Betroffenen, aber auch im Rahmen klinischer Interviews, kaum registrierbar sind. Die Phase der weitgehenden Beschwerdefreiheit wird dadurch abgelöst, dass die Erkrankten in der Regel als erste geringe kognitive Verluste im Sinne einer gesteigerten Vergesslichkeit bemerken. Infolgedessen klagen sie oftmals über z.b. das Verlegen von Gegenständen des täglichen Gebrauchs sowie Schwierigkeiten, diese wiederzufinden, über das Vergessen von Namen guter Bekannter sowie darüber, nicht mehr so schnell lesen oder verstehen zu können wie früher. Diese Einschränkungen zeigen jedoch kaum Auswirkungen auf die gegebenenfalls noch ausgeübte Berufstätigkeit oder die Kontakte zum sozialen Umfeld und sind in klinischen Untersuchungen nicht objektivierbar. Dies verändert sich mit zunehmendem Fortschreiten der kognitiven Fähigkeitsverluste, da es nun zu Anzeichen einer beginnenden Verwirrung kommt, die mit diagnostizierbaren Konzentrationsschwächen, Gedächtniseinbußen sowie mit erstmals erkennbaren Fehlleistungen einhergeht. In dieser Phase kann es zu örtlicher Desorientierung kommen, insbesondere in unbekannter Umgebung (sich verlaufen, nicht zurück finden), sowie zum gelegentlichen Vergessen des Wochentages oder anderer Ereignisse (z.B. was gegessen wurde). Den Betroffenen fällt es zudem schwer, gelesene Informationen wiederzugeben und auch die Wort- und Namensfindungsstörungen nehmen zu. Letztere vor allem dann, wenn es um neu kennen gelernte Personen geht. Die Alltagsbewältigung wird häufig dadurch erschwert, dass wichtige Gegenstände und/oder Unterlagen verloren gehen und die Fähigkeit abnimmt, mehrere Dinge gleichzeitig zu erledigen, so dass auch die berufliche Leistungsfähigkeit reduziert ist. Diese Symptome werden oftmals begleitet von einer geringen bis mäßigen Ängstlichkeit der Erkrankten bei gleichzeitigem Verleugnen der Defizite sowie von wiederholtem Stellen derselben Fragen, gelegentlicher Verstimmung und Besorgnis um die eigene Gesundheit. Im weiteren Verlauf der Erkrankung dehnen sich die Gedächtnisstörungen weiter aus und betreffen zum einen aktuelle sowie kurzzeitig zurück liegende Ereignisse, zum anderen jedoch auch die eigene Biografie. Konzentrationsmängel vermindern die Alltagskompetenz z.B. in Form der nachlassenden Fähigkeit, sich ohne Hilfe örtlich zurechtzufinden, finanzielle Angelegenheiten zu regeln oder einfache Hauhaltstätigkeiten zu erledigen. Der erfolgreichen Gestaltung des sozialen Lebens stehen häufig die Antriebslosigkeit der Betroffenen entgegen sowie die Tendenz, Situationen zu meiden, die mit Anforderungen verbunden sind, oder aber ihre gesundheitlichen Probleme für andere offenkundig werden lassen. Demgegenüber gibt es in diesem Stadium oftmals keine Einschränkungen im Bereich der zeitlichen und personalen Orientierung und die Fähigkeit, vertraute Personen wiederzuerkennen ist ebenso erhalten wie diejenige, bekannte Orte aufzusuchen. Mit dem Fortschreiten der Symptomatik kommt es dann zu mittelschweren kognitiven Einbußen, die dadurch gekennzeichnet sind, dass der Erkrankte auf umfassende Hilfe bei der Alltagsbewältigung angewiesen ist und oftmals deutliche Anzeichen zeitlicher und/oder örtlicher Desorientierung zeigt. Im therapeutischen Gespräch fällt nunmehr die Unfähigkeit auf, Fragen zu zentralen Bestandteilen der eigenen Lebensgeschichte sowie zu wichtigen Aspekten des Alltagslebens beantworten zu können (bekannte Anschriften, Telefonnummern, Namen von Angehörigen usw.). Selbst bei relativ hohem Bildungsgrad gelingt es den Betroffenen kaum, komplexe Aufgabenstellungen zu bewältigen (z.B. in einem vorgegebenen Rhythmus rückwärts zu zählen), obgleich wichtige, die eigene Person betreffende Informationen teilweise erinnert werden (eigener Name, Name des Partners, der Kinder).

In der Phase schwerer kognitiver Verluste steigt der Unterstützungsbedarf deutlich an, so dass etwa Hilfe bei der Körperpflege und der Ernährung notwendig ist. Darüber hinaus kann eine Blasen- und Darminkontinenz einsetzen und der Tag-Nacht-Rhythmus gestört sein. Die personale Desorientierung erstreckt sich u.U. jetzt auch auf die eigene Person sowie auf Menschen des unmittelbaren sozialen Umfeldes. Ferner stellen sich individuell unterschiedlich ausgeprägte Persönlichkeitsveränderungen ein, wie z.B. Wahnvorstellungen, Zwangshandlungen oder Unruhezustände. Das Endstadium einer demenziellen Erkrankung geht zum einen oftmals mit einer Aphasie einher, d.h. mit dem Verlust verbaler Fähigkeiten bzw. der ausgeprägten Reduktion des Sprachvermögens sowie mit einer weitgehenden Apraxie. Zum anderen führt das umfassende Unvermögen, grundlegende psychomotorische und andere körperfunktionelle Abläufe zu steuern, nicht selten zur Bettlägerigkeit sowie zur Schwerstpflegebedürftigkeit und es kommt zu parenteraler Ernährung (Reisberg et al., 1982). Der gesamte Krankheitsverlauf kann sich über einen Zeitraum von bis zu zehn Jahren erstrecken, wobei die Patienten in der Regel an den Folgen von Bettlägerigkeit und schwerster Pflegebedürftigkeit versterben (Schäufele, Bickel & Weyerer, 1999).

2.2 Ursachen und Epidemiologie demenzieller Erkrankungen

Die Gründe für das Auftreten eines demenziellen Syndroms sind vielfältig und seine Klassifikation wird kontrovers diskutiert (Sachverständigenrat zur Begutachtung der Entwicklung im Gesundheitswesen, 2005). Nach Kurz (2002) kann zwischen vier wesentlichen Ursachengruppen unterschieden werden. Dabei handelt es sich erstens um neurodegenerative Prozesse, die am häufigsten sind und zum Niedergang bestimmter Nervenzellgruppen führen, ohne dass sonstige Zerebralstörungen vorhanden wären. In der überwiegenden Mehrheit der Fälle basieren diese Veränderungen auf der Alzheimer-Krankheit, bei der es im Bereich der Temporal- und Parietallappen zu Nervenzellverlusten durch Amyloidablagerungen und Veränderungen der Neurofibrillen kommt, wobei die Gründe dafür noch immer weitgehend unbekannt sind. Weitere mögliche Ursachen eines Abbaus des Hirnnervengewebes sind die Parkinson-Krankheit, bei der die kognitiven Beeinträchtigungen in etwa jedem vierten Fall zu einer (subkortikalen) Demenz führen (Fischer, 1997), sowie die Demenz mit Lewy-Körpern und die frontotemporalen Degenrationen (Kurz, 2002). Weitaus seltener ist die Chorea-Huntington für ein demenzielles Syndrom auf der Basis neurodegenerativer Prozesse verantwortlich.

Einen zweiten großen Ursachenkomplex stellen Erkrankungen der Hirngefäße dar, die u.U. eine so genannte vaskuläre Demenz nach sich ziehen. Diese zerebrovaskulären Veränderungen können zum einen die kleinen Hirngefäße betreffen im Sinne von Verengungen oder Verschlüssen der Arteriolen mit der Folge einer Minderversorgung der Basalganglien z.B. im Rahmen eines chronischen Bluthochdrucks. Zum anderen kann es sich um krankhafte Veränderungen großer Hirnarterien handeln, die ausgedehnte sub- sowie kortikale Hirninfarkte begründen. Drittens treten neurodegenerative und zerebrovaskuläre Erkrankungen teilweise auch gleichzeitig auf, so dass Mischformen neurodegenerativer und vaskulärer Demenzen existieren. Insgesamt wird heute davon ausgegangen, dass bei etwa 90% aller Erkrankten einer der beiden Krankheitsprozesse bzw. beide gemeinsam für das Syndrom verantwortlich sind. Im Gegensatz dazu sind Infektionskrankheiten, wie etwa Creutzfeld-Jakob oder HIV, bzw. toxisch-metabolische Entzündungsprozesse eher seltener Ursachen einer Demenz. Demnach basiert sie primär auf chronisch-irreversiblen pathologischen Prozessen, während ggf. rückbildungsfähige und somit sekundäre Hirnleistungsstörungen im klinischen Alltag höchst selten auftreten. Insgesamt ist festzustellen, dass sich einzelne Krankheitszeichen im Fall eines demenziellen Syndroms, unabhängig von seinen Ursachen, auf den ersten Blick oftmals ähneln. Gleichzeitig gibt es jedoch, je nach Lokalisation, Ausmaß und Ursachen der hirnorganischen Schäden (Kreuz, 2002), aber auch in Abhängigkeit von der individuellen Situation sowie Lebensgeschichte des Patienten, deutliche Unterschiede im klinischen Erscheinungsbild und im Krankheitsverlauf. Zusammen mit der vergleichsweise langen präklinischen Krankheitsphase und den Schwierigkeiten in Bezug auf eine eindeutige Ursachenidentifizierung mündet dies in eine relativ große Variationsbreite bei Angaben zur Zahl der Erkrankten und Neuerkrankenden, die infolgedessen zu großen Teilen auf Schätzungen basieren (Bickel, 2002). Weitgehend unbestritten ist indes, dass Demenzen sowie mit ihnen einhergehende Erkrankungen bereits heute in vielen industrialisierten Gesellschaften die vierthäufigste Todesursache sind (Kühl & Hellweg, 2004) und zugleich zu den kostenintensivsten Krankheiten zählen (Hallauer, Berger & Ruckdäschel, 2002).

Aktuellen Befunden zufolge sind allein in Deutschland etwa 1,2 Millionen Menschen von einer demenziellen Erkrankung betroffen, wobei die Mehrheit (ca. 55%) an einer Demenz vom Typ Alzheimer leidet und weitere 20% bis 40% an einer vaskulären Hirnleistungsschwäche (Sachverständigenrat zur Begutachtung der Entwicklung im Gesundheitswesen, 2005). Ferner besteht Konsens darüber, dass die Prävalenz dieses Krankheitsbildes im Altersgang exponenziell ansteigt, so dass sich die Krankheitsrate ab dem 65. Lebensjahr im Abstand von fünf Jahren nahezu verdoppelt. Während 65- bis 69-Jährige im Durchschnitt zu etwas mehr als 1% an einer Demenz leiden, sind es bereits rund 13% der 80- bis 84-Jährigen, mehr als jeder fünfte (23,9%) im Alter zwischen 85 und 89 Jahren sowie rund ein Drittel der 90-Jährigen und Älteren. Im Hinblick auf die Rate der Neuerkrankungen gehen Prognosen davon aus, dass in Deutschland jährlich durchschnittlich 200.000 Menschen an einer Demenz erkranken, unabhängig von der jeweiligen Ursache. Für die Demenz vom Typ Alzheimer wird ein Umfang von 120.000 Neuerkrankenden pro Jahr angenommen. Retrospektive Studien lassen sogar annehmen, dass mehr als jede dritte Frau und rund jeder vierte

Mann nach Erreichen des 65. Lebensjahres damit zu rechnen hat, den letzten
Teil des Lebens in Demenz zu verbringen (Bickel, 2002). Als gesicherte Risikofaktoren gelten dabei das Lebensalter sowie, vor allem im Fall der Alzheimer-
Demenz, familiäre Vorbelastungen im Sinne der Erkrankung von Verwandten
ersten Grades. Bei vaskulären Demenzen spielen diejenigen Faktoren eine Rolle,
die das Risiko von Gefäßerkrankungen insgesamt erhöhen, wie z.B. Diabetes
mellitus, Adipositas, Hypertonie, koronare Herzerkrankungen, Nikotinkonsum,
Schlafapnoe und Gefäßanomalien. Aktuelle Studien legen zudem den Verdacht
nahe, dass bestimmte Verhaltensweisen vor dem Auftreten einer Demenz schützen könnten. Zu diesen vermuteten protektiven Faktoren zählen die Ernährung
im Sinne eines gesteigerten Konsums von Fischfettsäuren, regelmäßige körperliche Aktivitäten sowie eine gute soziale Integration bzw. gesellschaftliche Kontakte in unterschiedlichen Kontexten. Geht man jedoch davon aus, dass die
Lebenserwartung weiter steigen wird, wofür zahlreiche Anzeichen existieren, so
ergibt sich in Bezug auf demenziell Erkrankte insgesamt „(...) ein besorgniser-
regender Befund" (Sachverständigenrat zur Begutachtung der Entwicklung im
Gesundheitswesen, 2005), denn ihre Zahl wird in absehbarer Zeit weiter ansteigen und sich in den nächsten drei Jahrzehnten mehr als verdoppeln (Hallauer
& Kurz, 2002). Von daher stellt die medizinische und pflegerische Versorgung
demenziell Erkrankter eine der größten gesellschafts- und gesundheitspo-
litischen Herausforderungen der Zukunft dar.

3. Medizinische und pflegerische Versorgung demenzkranker Menschen

3.1 Anmerkungen zu diagnostischen und therapeutischen Möglichkeiten

Im Vergleich zu früheren Zeiten, als demenziell Erkrankte allgemein als alters-
verwirrt galten und eine differenzierte Diagnostik kaum möglich bzw. als kaum
sinnvoll erachtet wurde, existieren heute eine Reihe von Verfahren zum Nachweis eines demenziellen Syndroms sowie zur Klärung der Ursachen. Dabei sollten nachlassende Gedächtnisleitungen, kognitive Fähigkeiten und vor allem
länger anhaltende Einschränkungen der Alltagskompetenz Anlass zur Anwendung dieser diagnostischen Verfahren geben (Sachverständigenrat zur Begutachtung der Entwicklung im Gesundheitswesen, 2005). In der Regel erfolgt die
Krankheitserkennung in zwei Schritten, d.h., es muss zunächst geklärt werden,
ob ein Demenzsyndrom vorliegt und, falls dies der Fall ist, auf welche Grunder-
krankung es zurückgeht (Differentialdiagnostik). Eines der wichtigsten Bestand-
teile der Diagnostik ist die Erhebung der Anamnese in Form des Gespräches mit
dem Betroffenen, wobei Angehörige oder anderweitig nahe stehende Personen
oftmals eine wichtige, zusätzliche Informationsquelle darstellen (Kühl &
Hellweg, 2004). Darüber hinaus sollte eine umfassende klinische Untersuchung
stattfinden, um den internistischen sowie neurologisch-psychiatrischen Status

des Betroffenen zu erheben. Bei auftretenden psychopathologischen Befunden ist auszuschließen, dass es sich um einen akuten Verwirrtheitszustand oder aber auch um eine depressive Störung handelt, die ein ähnliches Bild wie das Früh-stadium einer Demenz zeigen kann und deshalb manchmal auch als Pseudo-demenz bezeichnet wird. Zur weiterführenden neurophysiologischen Unter-suchung stehen heute mehrere standardisierte Testverfahren zur Verfügung, die kognitive Einschränkungen differenziert erfassen können. Eine weitere Ab-klärung des Befundes ist mittels labortechnischer und bildgebender Verfahren möglich. Sie dienen wiederum der Differentialdiagnostik im Sinne des Aus-schlusses einer sekundären Demenz oder eines Entzündungsprozesses bzw. der Darstellung der morphologischen Hirnveränderungen (Sachverständigenrat zur Begutachtung der Entwicklung im Gesundheitswesen, 2005).

Im Hinblick auf die Behandlungsmöglichkeiten eines demenziellen Syndroms besteht teilweise nach wie vor ein Effizienzmangel. So ist es beispielsweise durch medikamentöse oder andere Therapien kaum möglich, die Progredienz einer Demenz vom Typ Alzheimer aufzuhalten. Bei einer vaskulären Demenz kann die Behandlung der zu Grunde liegenden Erkrankung (wie z.B. Durchblu-ungsstörungen, Hypertonie) hingegen das Fortschreiten der Symptomatik ver-langsamen. Dies lässt, zusammen mit der Tatsache, dass auch vergleichsweise gut behandelbare Krankheiten demenzähnliche Zustände hervorrufen können (wie z.B. Depression), eine differenzierte und frühestmögliche Diagnostik ange-zeigt erscheinen, selbst wenn im Fall neurodegenerativer Demenzen die medizi-nischen Möglichkeiten begrenzt sind. Darüber hinaus belegen Befragungen alter Menschen und ihrer Angehörigen, dass die Mehrzahl von ihnen im Falle einer demenziellen Erkrankung der eigenen Person oder des Partners von der Diag-nose unterrichtet werden will, um Vorkehrungen für die Zukunft treffen zu können (Pentzek & Abholz, 2004).

Im Rahmen der medikamentösen Behandlung mit Antidementiva nehmen Ginkgopräparate eine führende Stellung ein, obgleich ihr therapeutischer Nutzen wenig nachgewiesen ist. An zweiter Stelle folgen Cholestinerasehemmer sowie der Glutamatmodulator Memantine. Insgesamt ist der Nutzen der medikamen-tösen Therapie nicht eindeutig zu bewerten, denn im klinischen Alltag gibt es einerseits Indizien dafür, dass der Einsatz vor allem moderner, und somit oft-mals teurerer, Nootropika den Krankheitsverlauf insbesondere in den ersten Pha-sen verzögern kann. Andererseits ist die Arzneimittelbehandlung, in Relation zu Placebos, oftmals durch eine begrenzte Wirksamkeit gekennzeichnet sowie durch eine schlechte Wirksamkeitsvorhersagbarkeit für den einzelnen Erkran-kten (Sachverständigenrat zur Begutachtung der Entwicklung im Gesundheits-wesen, 2005). Von daher gibt es immer wieder Empfehlungen, die Ausgaben für medikamentöse Behandlungen eher in die soziale Unterstützung der Erkrankten und ihrer Angehörigen zu investieren, da dies größere Effekte nach sich zu ziehen scheint (Singh, 2004).

Darüber hinaus umfasst die Versorgung demenziell Erkrankter auch zahlreiche nicht-medizinische Betreuungsangebote. Hierzu zählen eine aktivierende pflegerische Versorgung, Beschäftigungs- und Bewegungstherapie ebenso wie Musik-, Tanz- und Kunsttherapie sowie soziotherapeutische Unterstützungen und die Beratung der Betroffen und ihrer Angehörigen bzw. die Vermittlung weiterer sozialer Hilfsangebote, wie etwa Selbsthilfe-/Angehörigengruppen (Glaeske, 2004).

3.2 Defizite in der (primär-)ärztlichen Versorgung

Hausärzten kommt bei der Versorgung demenziell Erkrankter in mehrfacher Hinsicht große Bedeutung zu. Erstens ist der Hausarzt insbesondere für alte Menschen häufig der erste Ansprechpartner bei gesundheitlichen Beschwerden, verfügt in der Regel über einen kontinuierlichen Kontakt zu ihnen und kennt sie oftmals schon jahrelang. Infolgedessen nehmen Hausärzte zweitens eine exponierte Stellung ein im Hinblick auf die Früherkennung einer Demenz (Pentzek & Abholz, 2004), denn kognitive Einschränkungen oder Persönlichkeitsveränderungen der meist langjährigen Patienten müssten ihnen rasch auffallen (BMFSFJ, 2002). Zahlreiche empirische Befunde belegen jedoch, dass die primärärztliche Versorgung demenziell Erkrankter, vor allem die frühzeitige Diagnostik der ersten Krankheitszeichen durch Hausärzte, große Defizite aufweist. Dies gilt vorrangig für die Anfangsphase der Krankheit (Pentzek & Abholz, 2004), d.h., sie wird meistens erst in einem bereits fortgeschrittenen Stadium erkannt (Sachverständigenrat zur Begutachtung der Entwicklung im Gesundheitswesen, 2005).

Die Gründe dafür sind vielfältig und beruhen zu einem Teil auf demenzimmanenten Merkmalen bzw. dem charakteristischen Verhalten der Patienten (Pentzek & Abholz, 2004). So kann es beispielsweise sein, dass die Betroffenen erste, leichte kognitive Einbußen nicht mit einer Erkrankung in Verbindung bringen, sondern ihrem Alter zuschreiben und infolgedessen keinen ärztlichen Rat einholen. Bekannt ist ferner, dass die Patienten vor allem zu Beginn der Erkrankung die Symptome aus Scham verleugnen oder zu kaschieren bzw. bagatellisieren zu versuchen. Das Eingeständnis eines geistigen Abbaus fällt verständlicherweise schwer, so dass es oftmals zu depressiver oder aggressiver Verstimmung kommt und soziale Kontakte eingeschränkt werden. Selbst negative Testergebnisse werden zum Teil mit schlechter Tagesform oder mit schon immer bestehenden Problemen bei der Lösung bestimmter Aufgabenstellungen erklärt (Pentzek & Abholz, 2004).

Ein weiterer wesentlicher Einflussfaktor in diesem Kontext ist das soziale Umfeld der Betroffenen. Demnach führen beispielsweise Konflikte zwischen ihnen und engen Bezugspersonen dazu, dass Vorschläge zur medizinischen Untersuchung der kognitiven Veränderungen eher als Beleidigung aufgefasst und folglich abgelehnt werden (Wolf & Weber, 1998). Gleichzeitig zeigt sich, dass die Einstellungen der Angehörigen die Länge des Zeitraums zwischen Auftreten erster Krankheitszeichen und Diagnosestellung sowie auch das diagnostische Vorgehen durch den Hausarzt entscheidend mit beeinflussen. Dabei kommt dem Wissen der Angehörigen um die Erkrankung wiederum eine große Relevanz zu, denn es begründet, inwieweit sie die Veränderungen des Patienten als Erkrankung bewerten und ihm zur Inanspruchnahme medizinischer Hilfe raten. Auffallenderweise scheinen Angehörige von Demenzkranken in ländlichen Gegenden im Vergleich zu denjenigen im städtischen Raum die Krankheitszeichen tendenziell eher als normale Alterserscheinung aufzufassen. Dies könnte in den größeren Anforderungen begründet liegen, mit denen sich ältere Menschen in Städten konfrontiert sehen. Demnach beeinträchtigt hier eine leichte Demenz schneller die Gestaltung des Alltagslebens als im ländlichen Raum und führt frühzeitiger zu Unterstützungsbedarf durch Angehörige (Wolf & Weber, 1998; Pentzek & Abholz, 2004).

Unabhängig davon befassen sich zahlreiche Studien mit der Rolle, die den Hausärzten selbst bei der Diagnostik und Behandlung zukommt. Interessant sind dabei Ergebnisse, die zeigen, dass der Wissensstand der Mediziner nicht unmittelbar in direkte Verbindung zu bringen ist mit ihrem diagnostischen Vorgehen, d.h., größere Kenntnisse in Bezug auf demenzielle Erkrankungen führen nicht automatisch zu einer Verbesserung der Diagnosestellung. Folglich sind Demenzkenntnisse zwar generell notwendig, jedoch wenig geeignet, das ärztliche Verhalten prinzipiell zu verändern. Im Gegensatz dazu gibt es wiederum Hinweise, die deutlich zeigen, dass eine suboptimale Früherkennung dann eng verknüpft ist mit fehlendem Wissen, wenn dieses als Ignoranz oder mangelndes Interesse hinsichtlich demenzieller Erkrankungen interpretiert werden kann. Hierzu referieren Pentzek und Abholz (2004) Untersuchungen, denen zufolge lediglich 39% der teilnehmenden Hausärzte Morbus Alzheimer als die häufigste Ursache von Gedächtniseinbußen älterer Menschen identifizierten und nur 44% das diagnostische Vorgehen bei dieser Krankheit bekannt war. Ein geringer hausärztlicher Kenntnisstand hinsichtlich der Diagnose und Therapie bei Demenz führt dann oftmals dazu, dass sich die Ärzte nicht kompetent genug fühlen, diese Verfahren anzuwenden bzw. Angst haben, eine Fehldiagnose zu stellen und somit eine grundlose Beunruhigung sowie Stigmatisierung der Patienten auszulösen (Iliffe, Manthorpe & Eden, 2003). Des Weiteren gibt es im Rahmen der Erkennung demenzieller Störungen Indizien für eine starke Fokussierung vieler Hausärzte auf Gedächtniseinbußen. Parallel dazu unterschätzen sie häufig die Relevanz von Testverfahren sowie von apparativen Diagnosemöglichkeiten. Demgegenüber besitzen das Gedächtnis betreffende Einbußen im Frühstadium der Erkrankung jedoch eine subtile Qualität, die ohne entsprechende Tests kaum nachweisbar ist. Im Vordergrund stehen vielmehr alltagspraktische Schwierigkeiten der Patienten, die wiederum in der primärärztlichen Versorgungspraxis nicht selten als altersphysiologische Erscheinungen und als Folgen körperlicher Gesundheitseinschränkungen verkannt werden (Pentzek & Abholz, 2004).

Von zentraler Bedeutung für die Qualität der Versorgung demenziell Erkrankter durch ihre Hausärzte sind offensichtlich aber deren Einstellungen in Bezug auf das Thema Demenz. In zahlreichen, auch internationalen Studien, konnten verschiedene hausärztliche Sichtweisen nachgewiesen werden, die sowohl einer frühen Krankheitserkennung als auch der Ausschöpfung therapeutischer Potenziale entgegenstehen. Hierzu zählt in erster Linie die Auffassung vom grundsätzlich nichttherapierbaren Charakter der Krankheit bzw. die Einstellung, der Krankheitsverlauf sei primär schicksalhaft und durch hausärztliche Behandlungen nicht beeinflussbar (Pentzek & Abholz, 2004). Insofern beruht u.a. die frühdiagnostische Unterversorgung wesentlich auf einem von den Ärzten wahrgenommenen Mangel an Behandlungsmöglichkeiten (Wagner & Abholz, 2002). Diese Einschätzung schlägt sich wiederum auf ihr Verordnungsverhalten nieder, dass zusammenfassend große Vorbehalte insbesondere gegenüber der Effekte einer Therapie mit modernen, wirksamkeitsgeprüften Nootropika erkennen lässt sowie eine auffallend häufige Anwendung der wenig evidenzbasierten Ginkgopräparate. Hierbei ist erstens zu bedenken, dass dieses Verhalten mit allgemeinen Einschätzungen der Begrenztheit medikamentöser Behandlungsmöglichkeiten bei Demenz korrespondiert. Zugleich scheint ein Teil der Hausärzte eine Verzögerung des Fortschreitens der Erkrankung, die bei kontinuierlicher Verordnung neuerer Arzneimittel durchaus eintreten kann, nicht als wirklichen therapeutischen Erfolg anzusehen. Angesichts der Budgetierung der ambulanten medizinischen Versorgungspraxis sind viele Hausärzte zweitens offenbar nicht überzeugt von der Kosten-Nutzen-Relation innovativerer Präparate bzw. sehen sich nicht in der Lage, diese Mittel (in größerem Umfang) zu verordnen. Unter rein quantitativen Gesichtspunkten der hausärztlichen Praxis wird zudem die Durchführung von Testverfahren zur Abklärung kognitiver Störungen nicht selten als zu zeitaufwendig beschrieben, vor allem in Fällen, in denen kognitive Beeinträchtigungen nicht den Hauptanlass der Konsultation darstellen und obwohl die Tests in der Regel nur wenige Minuten beanspruchen (Pentzek & Abholz, 2004).

Weitere Gründe für einen therapeutischen Nihilismus unter Hausärzten sind verbreitete Überzeugungen, denen zufolge Patienten sowie ihre Angehörigen die Diagnose nicht wissen wollen, sowie die Haltung, sich bei der Behandlung des teils vielfältigen Spektrums gesundheitlicher Beschwerden der zumeist multimorbiden Betroffenen eher auf somatische Störungen konzentrieren zu müssen als auf psychisch-kognitive Beeinträchtigungen. Darüber hinaus scheint die therapeutische Einstellung der Mediziner geprägt zu sein durch ihren Kenntnisstand über vor Ort verfügbare weiterführende, nicht-medizinische Unterstützungsmöglichkeiten der Betroffenen und ihrer Angehörigen. Demnach mindert nicht nur Unkenntnis über ergänzende Dienste die Bereitschaft der Hausärzte zur Frühdiagnostik, sondern auch die Tatsache, dass diese Angebote – ihrer Meinung nach – unzureichend sind. In diesem Zusammenhang fühlen sich Hausärzte mit der Koordination der komplexen Versorgung demenziell Erkrankter oftmals überfordert und erleben sie nicht selten als besonders stressreich, so dass der Wunsch nach personeller Unterstützung, auch außerhalb der eigenen Praxis, entsteht, z.B. in Form von Sozialarbeitern oder gerontopsychiatrisch geschultem Pflegepersonal in den Kommunen (Pentzek & Abholz, 2004).

Im Gegensatz beispielsweise zur Pflege ist die Thematisierung primär emotional gefärbter Einstellungen und Entscheidungen in der Medizin nach wie vor unterrepräsentiert. Manchmal scheint es fast so, als sei die möglichst emotionsfreie Konzentration auf diagnostische und therapeutische Optionen (d.h. mithin auf naturwissenschaftliche Verfahren) ein Garant für gute ärztliche Praxis. Dies ist jedoch spätestens immer dann kritisch zu hinterfragen, wenn die Medizin an ihre Grenzen stößt. Von daher lohnt sich der Blick auf Studienergebnisse, die zeigen, dass Frustration, Angst und Hilflosigkeit keineswegs unbekannte Größen sind, wenn Hausärzte mit einem demenziell erkrankten Patienten konfrontiert sind. Folglich können auch sie sich z.T. die Diagnose eines demenziellen Syndroms nur schwer eingestehen, und die geringe Rate an primärärztlichen Frühdiagnosen kann ebenso als Vermeidungs- oder Verneinungsverhalten gegenüber dieser überaus heimtückischen Krankheit gewertet werden (Pentzek & Abholz, 2004). In Zeiten der High-Tech-Medizin, in denen z.B. das menschliche Erbgut vollständig entschlüsselt ist, in denen auch klinisch tote Frauen noch Kinder gebären können und die Stammzellenforschung und -therapie mit vielversprechenden Ergebnissen weiter voranschreitet, scheinen demenzielle Erkrankungen in besonderer Weise die Begrenztheit der Medizin offensichtlich zu machen. Dies wird auch daran offenkundig, dass Hausärzte tendenziell weniger Schwierigkeiten zu haben scheinen, Krebspatienten die Diagnose mitzuteilen als mit Demenzpatienten über den Befund zu sprechen (Vassilas & Donaldson, 1998).

Die wenigen deutschen Studien, die sich mit den psychologischen Determinanten für eine Tabuisierung und Stigmatisierung Demenzkranker durch ihre Hausärzte befassen, weisen auf tiefenpsychologische Abwehrmechanismen hin. Demnach ignorieren sie erste Krankheitszeichen teilweise, um sich nicht weiter mit der umfassenden Problematik einer demenziellen Krankheit befassen zu müssen. Die Tendenz, Krankheitssymptome zu rationalisieren, zeigt sich dort, wo alltagspraktische Einschränkungen als alterstypische Schwierigkeiten klassifiziert werden. Ferner findet die dringend angezeigte Entmystifizierung des demenziellen Syndroms durch Hausärzte oftmals nicht statt, weil sie dabei ihre therapeutische Hilflosigkeit eingestehen müssten bzw. eine Besserung oder gar Heilung der Krankheit nicht in Aussicht stellen können (Kötter & Hampel, 2003). Um dem Phänomen auszuweichen, dass die Patienten dies mit geringfügiger Anerkennung der ärztlichen Heilkunst oder sogar mit einem Arztwechsel quittieren, schrecken viele hausärztlich tätige Mediziner nicht nur vor der Mitteilung der Diagnose zurück, sondern auch davor, sich mit dem Krankheitsbild weiter auseinanderzusetzen und sind somit nicht an weiterführenden Informationen interessiert. Im Gegensatz dazu versprechen somatische Erkrankungen, wie etwa Asthma oder Diabetes, nicht nur mehr therapeutische Einflussnahme, sondern auch ein größeres Maß an patientenseitiger Anerkennung sowie an Selbstwirksamkeitsstabilisierung (d.h. hier kann vermeintlich „richtiges" ärztliches Handeln eher zu „richtigen" Therapieentscheidungen führen und damit zu patientenseitigen Wertschätzungen im Sinne von weiteren Praxisbesuchen, Lob und/ oder Weiterempfehlung). All dies scheint bei der hausärztlichen Behandlung von demenziell Erkrankten weitaus weniger gegeben zu sein (Pentzek & Abholz, 2004).

3.3 Defizite in der pflegerischen Versorgung

In Bezug auf die pflegerische Versorgung demenziell Erkrankter sind eine Reihe struktureller Probleme unverkennbar, die wiederum zu ihrer Unter- bzw. Fehlversorgung beitragen können. So sieht das Pflegeversicherungsgesetz beispielsweise einen demenztypischen Betreuungsbedarf im Sinne von allgemeiner Beaufsichtigung, Anleitung, Kommunikation sowie gezielter psycho-physischer Aktivierung nicht vor, da das Leistungsspektrum primär auf körperbezogene Unterstützungen abzielt. Inzwischen wurde zwar die Möglichkeit implementiert, den zusätzlichen Versorgungsbedarf Demenzkranker mit einem monatlichen Beitrag von bis zu 460 € zu finanzieren. Dies kann jedoch über die tendenzielle Benachteiligung chronisch verwirrter alter Menschen kaum hinwegtäuschen (Sachverständigenrat zur Begutachtung der Entwicklung im Gesundheitswesen, 2005). Des Weiteren zeigt sich, dass die vergleichsweise hohen Versorgungskosten im Falle einer Demenz (durchschnittlich ca. 44.000 € jährlich) zu gut zwei Dritteln (67%) von den Angehörigen getragen werden (müssen) und lediglich zu 30% von der Pflege- und zu 3% von der Krankenversicherung (Hallauer et al., 2002).

In Deutschland leben rund 60% der Betroffenen in Privathaushalten und werden dort von Verwandten und/ oder professionell Pflegenden betreut. Grundsätzlich haben Pflegeeinrichtungen bei einer schwerpunktmäßigen Betreuung Demenzkranker im Rahmen ihres Versorgungsvertrages mit der Pflegeversicherung eine ausreichende Anzahl an gerontopsychiatrisch geschultem Personal sicherzustellen. Allerdings existiert bislang weder ein Gesamtüberblick über die qualitativ sehr unterschiedlichen Bildungsangebote noch über die Zahl der gerontopsychiatrischen Pflegefachkräfte (Winter, 2004). In der Pflegepraxis geht die sozialgesetzgeberische Unterscheidung zwischen so genannter Grund- und Behandlungspflege zudem häufig mit dem Phänomen einher, dass originär pflegerische Aufgaben von Hilfskräften übernommen werden und Fachkräfte sich auf die Mitwirkung bei der medizinischen Behandlung konzentrieren (BMFSFJ, 2002).

Bereits ältere Forschungen belegen für ambulante Pflegedienste, dass die Qualifikation der Beschäftigten für die Ausprägung des Tätigkeitsprofils eine kleinere Rolle spielt als die Trägerschaft des Dienstes, seine Größe und innerbetriebliche Organisation. Folglich werden hier Fachkräfte auch für Arbeiten eingesetzt, für die eine Pflegeausbildung nicht unbedingt erforderlich wäre und umgekehrt gilt, dass von Hilfskräften Arbeiten übernommen werden, die eine Fachausbildung verlangen würden (Polak, Barthelme & Garms-Homolová, 1999). Die tendenzielle Ausgliederung direkter Pflegeleistungen aus dem Aufgabenspektrum des qualifizierten Personals ist pflegefachlich jedoch nicht zu rechtfertigen, weil ihre Vernachlässigung hauptverantwortlich ist für zentrale pflegerische Qualitätsdefizite wie z.B. Fehlernährung (BMFSFJ, 2002). Pflegewissenschaftliche Studien zeigen zudem einen deutlichen Zusammenhang zwischen dem Qualifikationsgrad Pflegender und der Lebensqualität ihrer Klienten. Den Befunden zufolge neigen angelernte oder schlecht ausgebildete Pflegekräfte im Umgang mit Demenzkranken häufiger zu einschränkenden Maßnahmen, weil sie schneller überlastet und weniger in Lage sind, auf spezifische Verhaltensweisen der Betroffenen mit adäquaten Mitteln zu reagieren (Schwerdt & Tschainer, 2002). Darüber hinaus finden sich in internationalen Untersuchungen sogar Belege für eine Korrelation der niedrigen Qualifikation mit der Akzeptanz von Therapie- und Pflegeverzicht sowie der Zustimmung zur aktiven Sterbehilfe. Die Entwicklung einer solchen Haltung wird offensichtlich begünstigt durch berufliche Unzufriedenheit, Burnout, ein junges Alter sowie fehlenden privaten Umgang mit Pflegebedürftigen (Waxmann, Astrom, Norberg & Winblad, 1988).

Im Bereich der stationären Langzeitpflege demenziell Erkrankter gibt es Hinweise darauf, dass Überlastungen des Personals in enger Verbindung stehen zur fragwürdig häufigen Behandlung der Bewohner mit sedierenden Psychopharmaka (Glaeske, 2004). Hierbei scheint wiederum das Qualifikationsniveau eine große Rolle zu spielen, d.h. das zahlenmäßige Verhältnis von examinierten zu nicht examinierten Pflegemitarbeitern, aber auch der Umfang geriatrischer Versorgungsexpertise in den Heimen (Damitz, 1997). Oftmals sind es Pflegende, die die behandelnden Ärzte der Bewohner um die Verordnung dieser Medikamente bitten, wobei nicht auszuschließen ist, dass der Grund dafür auch in einer Überforderung des Personals liegen kann (Grond, 1994). Viele Auffälligkeiten im Verhalten demenziell Erkrankter gehen auf Umwelt- oder Beziehungsfaktoren zurück, so dass zunächst diese Ursachen zu ergründen sind und versucht werden sollte, mittels veränderter Rahmenbedingungen eine Verhaltensänderung der Bewohner zu erzeugen. Der sofortige Einsatz ruhig stellender Arzneimittel widerspricht nicht nur den Prinzipien einer guten Versorgungspraxis, sondern kann zu deutlichen Schädigungen des Betroffenen führen, indem noch vorhandene (kognitive) Fähigkeiten reduziert werden (Hirsch, 2003). Weitere Defizite der stationären Langzeitpflege sind die unzulängliche Umsetzung des Pflegeprozesses sowie eines konzeptionellen Rahmens der Pflege und das Phänomen der passivierenden pflegerischen Versorgung. Darüber hinaus werden immer wieder auch die mangelnde Leitbildorientierung der Pflege und die Behandlung spezifischer Pflegeprobleme (wie z.B. Inkontinenz) kritisiert (Brucker, 2001). Angesichts der vielfältigen Ursachen wird empfohlen, den Qualitätseinbußen mit neuen Konzepten zu begegnen, die neben den Wohnstrukturen ebenso die Personal- und Bildungsstrukturen berücksichtigen (BMFSFJ, 2002).

4. Implikationen für eine Optimierung der Versorgung demenziell Erkrankter

Einerseits ist der Ausbau der Versorgungslandschaft für Demenzkranke in den letzten Jahren weiter vorangeschritten, so dass heute zahlreiche Optionen bestehen, die Versorgung der Betroffenen entlang ihrer individuellen Bedürfnisse in unterschiedlichen Settings zu realisieren (Re & Wilbers, 2004). Insbesondere im Rahmen der pflegerischen Betreuung sind viel versprechende Projekte entstanden, die u.a. verdeutlichen, dass eine ausreichende personelle Ausstattung zusammen mit gezielt angebotener Aktivierung in unterschiedlichen Bereichen beispielsweise die Ressourcen und die Selbstständigkeit der Erkrankten länger erhalten kann, zur Senkung des Arzneimittelverbrauch beiträgt und die Auftrittswahrscheinlichkeit weiterer gesundheitlicher Beeinträchtigungen (wie z.B. Inkontinenz) absenkt (Glaeske, 2004). Andererseits zeigt das Versorgungsangebot nach wie vor große regionale Unterschiede (z.B. in Bezug auf Wohngruppen, Gedächtnissprechstunden oder spezialisierte Heime) und teils deutliche Lücken. Dabei gilt vor allem die bedarfsgerechte gerontopsychiatrische ambulante Pflege bislang als gering ausgeprägt (Klostermann, Steinkamp, Tropberger & Werner, 1998). Darüber hinaus ist die Versorgungsqualität oftmals suboptimal, so dass es zahlreiche Empfehlungen gibt, sie zu verbessern, wobei die medizinische Diagnostik und Behandlung zentrale Grundlage eines jeden Betreuungskonzeptes ist. Dieses sollte wiederum an den spezifischen Belangen des erkrankten Individuums ansetzen und darauf zielen, seine Selbstständigkeit sowie Selbstbestimmung so lange wie möglich zu erhalten und somit einen Beitrag zur Sicherung seiner Lebensqualität und Würde leisten (Re & Wilbers, 2004; Glaeske, 2004). Unabdingbar ist ferner die Formulierung von konkreten und evaluierbaren Betreuungszielen, die nicht zuletzt dazu dienen, die Versorgungsrealität kontinuierlich zu hinterfragen und ggf. zu modifizieren. Da den Angehörigen der Erkrankten vielfach eine zentrale Rolle bei der Betreuung zukommt, ist es notwendig, sie innerhalb des Konzeptes zu berücksichtigen sowie Möglichkeiten zu ihrer Entlastung und Stärkung zu integrieren. In diesem Zusammenhang wird auch auf die Wichtigkeit der Transparenz der durchaus verschiedenen Interessenlagen aller Beteiligten verwiesen sowie darauf, Entscheidungsprozesse bei der Wahl eines Betreuungssettings tabufrei zu erörtern, zumal dabei nicht selten finanzielle Aspekte von Bedeutung sind (Re & Wilbers, 2004).

Besonders interessant erscheinen ferner Überlegungen, die der Relevanz verschiedener Kompetenzbereiche für die adäquate Versorgung demenziell Erkrankter nachgehen (Schwerdt & Tschainer, 2002). Sie sind zwar im Kontext der pflegerischen Betreuung entstanden, können jedoch in weiten Teilen auch auf die Medizin übertragen werden. Grundlegend erscheint zunächst, die oft lang andauernde und Kontinuität benötigende soziale Beziehung zum Erkrankten gestalten zu können (soziale Kompetenz). Dazu bedarf es u.a. der Fähigkeit, die Versorgung aus seiner Perspektive zu betrachten und hierbei die lebensgeschichtlichen Besonderheiten zu berücksichtigen, die sich aus dem hohen Alter der Klienten ergeben. Die oftmals eingeschränkten Kommunikationsmöglichkeiten Demenzkranker machen zudem ein empathisches Gespür für ihr spezifisches Erleben notwendig. Dabei lassen sich, in Abhängigkeit von Krankheitsstadium und Biografie verschiedene Bewältigungsstrategien differenzieren (Bagatellisieren, Kompensation, Fassadenverhalten, Vermeidungstendenzen und Projektion) (Schwerdt & Tschainer, 2002). Eine Anforderung im Sinne der Selbstpflege der Professionellen sowie der Weiterentwicklung der Versorgungspraxis besteht in der kontinuierlichen Reflexion des eigenen Handelns (selbstreflexive Kompetenz). Sie kann vor Überforderung schützen und somit dem Aufkommen damit oft einhergehender Phänomene, wie übermäßige Routine oder Konzentration auf funktionelle Krankheitsaspekte, vorbeugen. Nicht zuletzt aus diesem Grund sollten die Träger von Pflegeeinrichtungen ihre Mitarbeiter in dem Bemühen um Selbstreflexion unterstützen (BMFSFJ, 2002).

Die oftmals beobachtbaren Defizite bei der Realisierung des Pflegeprozesses und seiner Dokumentation (Brucker, 2001) lassen sowohl das pflegerische Assessment (klinische Beurteilungskompetenz) als auch das Spektrum der Pflegemaßnahmen (pflegepraktische Handlungskompetenzen) ausbaufähig erscheinen. Eine differenzierte Beurteilung in Form einer Pflegediagnostik, die neben dem Zustand des Pflegebedürftigen seine soziale Lage sowie die vorhandenen Ressourcen einschließt, stellt die Basis für den gesamten Pflegeprozess dar. Ferner trägt sie dazu bei, häufig unbeachtete interindividuelle Unterschiede im Befinden und Erleben Demenzkranker zu berücksichtigen. In diesem Zusammenhang ist zu betonen, dass die prozesshafte Gestaltung der Pflege und ihre Steuerung als Kernelemente pflegerischen Handelns von Fachkräften zu verantworten sind (Schwerdt & Tschainer, 2002). Dies erfordert, neben umfangreichen

Kenntnissen des Versorgungssystems, wiederum ein hohes Maß an Koordinationsfähigkeiten inklusive einer effektiven Arbeitszeiteinteilung. Von daher sollte bereits in der Ausbildung auf die Ausprägung entsprechender Managementkompetenzen Wert gelegt werden.

Insbesondere im Kontakt zu demenziell Erkrankten entstehen darüber hinaus immer wieder Situationen, in denen zu entscheiden ist, ob ein bestimmtes Verhalten zugelassen werden kann oder eingeschränkt werden muss, weil es z.B. zur Gefährdung des Klienten führt. Hier ist ein ethisches Urteilsvermögen gefragt, das sich bei der Entscheidungsfindung an gesetzlichen Rahmenbedingungen, vor allem aber am Wohlbefinden des Erkrankten und seiner größtmöglichen Selbstständigkeit orientiert. Einen in der Ausbildungspraxis bislang häufig vernachlässigten Anforderungskomplex stellen personengebundene Kompetenzen dar, die lediglich in begrenztem Umfang vermittelt bzw. erlernt werden können. Ausgehend von der spezifischen Bereitschaft, die psychophysische Nähe zu demenziell Erkrankten zuzulassen, zählt hierzu vorrangig die Fähigkeit, ihrem Verhalten ein hohes Maß an Toleranz und Flexibilität entgegenzubringen sowie die Beziehung authentisch und wertschätzend zu gestalten. Im Gegensatz zur Versorgung anderer Personengruppen hat berufliche Distanz hier nur eine geringe kompensatorische Wirkung. Darüber hinaus ist eine personenzentrierte, fördernde Betreuung Demenzkranker eng mit der Kreativität, Fantasie und Experimentierfreudigkeit der professionellen Helfer verknüpft und ihrem Vermögen, assoziativ zu denken (Schwerdt & Tschainer, 2002).

Insgesamt könnte eine stärkere Diskussion individueller Kompetenzen in Medizin und Pflege sowohl bei Ausbildungs- und Versorgungseinrichtungen als auch bei Kostenträgern und verantwortlichen Politikbereichen der Erkenntnis zum Durchbruch verhelfen, dass nicht jede Person für die Betreuung Demenzkranker geeignet ist.

Literatur

Bertelsmann Stiftung/Bundesvereinigung der Deutschen Arbeitgeberverbände (Hrsg.). (2003). *Erfolgreich mit älteren Arbeitnehmern. Strategien und Beispiele für die betriebliche Praxis*. Gütersloh.

Bickel, H. (2002). Stand der Epidemiologie. In: J. F. Hallauer & A. Kurz (Hrsg.), *Weißbuch Demenz. Versorgungssituation relevanter Demenzerkrankungen in Deutschland* (S. 10-14). Stuttgart: Thieme.

Bundesministerium für Familie, Senioren, Frauen und Jugend (BMFSFJ) (Hrsg.). (2001). *Dritter Bericht zur Lage der älteren Generation: Alter und Gesellschaft*. Berlin.

Bundesministerium für Familie, Senioren, Frauen und Jugend (BMFSFJ) (Hrsg.). (2002). *Vierter Bericht zur Lage der älteren Generation in der Bundesrepublik: Risiken,*

Lebensqualität und Versorgung Hochaltriger – unter besonderer Berücksichtigung demenzieller Erkrankungen. Berlin.

Bundesministerium für Gesundheit und Soziale Sicherung (BMGS) (Hrsg.). (2005). *Gutachten zum „Ausstieg aus der kurativen ärztlichen Berufstätigkeit in Deutschland".* Berlin.

Brucker, U. (2001). Qualität in der Pflege: Schwachstelle Management. *Die BKK. Zeitschrift der betrieblichen Krankenversicherung, 1,* 14-19.

Cirkel, M., Hilbert, J., & Schalk, C. (2004). *Produkte und Dienstleistungen für mehr Lebensqualität im Alter. Expertise im Rahmen des fünften Berichtes zur Lage der älteren Generation des BMFSFJ.* Gelsenkirchen: Institut Arbeit und Technik.

Damitz, B. M. (1997). Arzneimittelverbrauch älterer Menschen in Bremer Altenheimen unter besonderer Berücksichtigung von Psychopharmaka. *Das Gesundheitswesen, 59,* 83-86.

Fischer, P. (1997). Morbus Parkinson. In: H. Förstl (Hrsg.), *Lehrbuch Gerontopsychiatrie* (S. 291-302). Stuttgart: Enke.

Frisch, M. (1979). *Tagebuch 1966-1971.* Frankfurt am Main: Suhrkamp.

Glaeske, G. (2004). Vergessen wir die Demenz nicht! Patientenversorgung in Zeiten des demografischen Wandels. In: M. Essers, T. Gerlinger, M. Herrmann, L. Hinricher, U. Lenhardt, A. Seidler, M. Simon & K. Stegmüller (Hrsg.), *Jahrbuch für Kritische Medizin, 40, Demenz als Versorgungsproblem* (S. 83-101). Hamburg: Argument.

Grond, E. (1994). Chemische Fixierung im Heim – Ausdruck der Hilflosigkeit? *Home Care, 4,* 20-21.

Gutmann, H., & Zank, S. (2005). *Demenzielle Erkrankungen. Medizinische und psychosoziale Interventionen. Grundriss Gerontologie* (Bd. 17). Stuttgart: Kohlhammer.

Hallauer, J. F., Berger, K., & Ruckdäschel, S. (2002). Sozio-ökonomische Aspekte: Nationale und internationale Untersuchungsergebnisse. In: J. F. Hallauer & A. Kurz (Hrsg.), *Weißbuch Demenz. Versorgungssituation relevanter Demenzerkrankungen in Deutschland* (S. 20-23). Stuttgart: Thieme.

Hallauer, J. F., & A. Kurz (Hrsg.). (2002). *Weißbuch Demenz. Versorgungssituation relevanter Demenzerkrankungen in Deutschland.* Stuttgart: Thieme.

Hirsch, R. D. (2003). Pharmakotherapie bei Menschen mit Demenzerkrankungen. *Internist, 44,* 1584-1596.

Iliffe, S., Manthorpe, J., & Eden, A. (2003). Sooner or later? Issues in the early diagnosis of dementia in primary care. *Family Practice, 20,* 376-381.

Klie, T. (2002). Wer will eigentlich Qualität in Pflegeheimen? Das Pflegequalitätssicherungsgesetz – zum Scheitern verurteilt? *Dr. med. Mabuse, Zeitschrift im Gesundheitswesen, 27*(139), 58-61.

Klostermann, M., Steinkamp, G., Tropberger, F., & Werner, B. (1998). Gerontopsychiatrische Versorgung durch ambulante Pflegedienste. Ergebnisse einer empirischen Analyse. *Zeitschrift für Gerontologie und Geriatrie, 31,* 426-437.

Kötter, H. U., & Hampel, H. (2003). Mythos Alzheimer-Demenz – ein Krankheitsbegriff im Wandel. In: H. Hampel, F. Padberg & H.-J. Möller (Hrsg.), *Alzheimer-Demenz. Klinische Verläufe, diagnostische Möglichkeiten, moderne Therapiestrategien* (S. 14-27). Stuttgart: Wissenschaftliche Verlagsgesellschaft.

Krämer, G. (1995). *Alzheimer-Kranke betreuen: Praktische Ratschläge für den Alltag.* Stuttgart: Thieme.

Kühl, K.-P., & Hellweg, R. (2004). Demenzen – Pathologie, Diagnostik, Therapieansätze. In: M. Essers, T. Gerlinger, M. Herrmann, L. Hinricher, U. Lenhardt, A. Seidler, M. Simon & K. Stegmüller (Hrsg.), *Jahrbuch für Kritische Medizin, 40. Demenz als Versorgungsproblem* (S. 9-21). Hamburg: Argument.

Kuenheim, H. v. (2004). Wie man in Deutschland alt wird. In: T. Sommer (Hrsg.), *Leben in Deutschland. Anatomie einer Nation* (S. 313-328). Köln: Kiepenheuer & Witsch.

Kurz, A. (2002). Demenzerkrankungen – Ursachen, Symptome, Verlauf. In: J. F. Hallauer & A. Kurz (Hrsg.), *Weißbuch Demenz. Versorgungssituation relevanter Demenzerkrankungen in Deutschland* (S. 3-8). Stuttgart: Thieme.

Kurz, A. (1995). *Alzheimer-Patienten erkennen und behandeln.* Reihe Psychiatrie/Neurologie. Hoechst: Aktuelles Wissen.

Mayer, K. U., & Baltes, P. B. (Hrsg.). (1996). *Die Berliner Altersstudie.* Berlin: Akademie Verlag.

Miegel, M. (2002). *Die deformierte Gesellschaft – Wie die Deutschen ihre Wirklichkeit verdrängen.* München: Ullstein.

Müller-Hergl, C. (2000). Demenz zwischen Angst und Wohlbefinden. In: P. Tackenberg & A. Abt-Zegelin (Hrsg.), *Demenz und Pflege* (S. 248-262). Frankfurt: Mabuse.

Niejahr, E. (2004). *Alt sind nur die anderen. So werden wir leben, lieben und arbeiten.* Berlin: Fischer.

Oeppen, J., & Vaupel, J. (2002). Broken Limits of Life Expectancy. Science, 296, 1029-1031.

Pentzek, M., & Abholz, H.-H. (2004). Das Übersehen von Demenz in der Hausarztpraxis. In: M. Essers, T. Gerlinger, M. Herrmann, L. Hinricher, U. Lenhardt, A. Seidler, M. Simon & K. Stegmüller (Hrsg.), *Jahrbuch für Kritische Medizin, 40, Demenz als Versorgungsproblem* (S. 22-39). Hamburg: Argument.

Polak, U., Bethelme, G., & Garms-Homolová, V. (1999). Qualifikation und Tätigkeitsprofile in der ambulanten Pflege. *Forum Public Health, 7*, 13-14.

Re, S., & Wilbers, J. (2004). Versorgung demenzkranker Menschen. In: A. Kruse & M. Martin (Hrsg.), *Enzyklopädie der Gerontologie. Alternsprozesse in multidisziplinärer Sicht* (S. 506-518). Bern: Hans Huber.

Reisberg, B., Ferris, S. H., Leon, J. J., & Cook, T. (1982). Die allgemeine Krankheitsverlaufsskala für die Einschätzung von primären degenerativen Demenzerkrankungen. *American Journal of Psychiatry* [Online]. Verfügbar unter www.alzheimer.forum.de [20.05.2001].

Robert Koch Institut (Hrsg.). (2002). *Gesundheitsberichterstattung des Bundes, Heft 10: Gesundheit im Alter.* Berlin.

Sachverständigenrat zur Begutachtung der Entwicklung im Gesundheitswesen (2005). *Koordination und Qualität im Gesundheitswesen. Gutachten 2005.* Bonn.

Schäufele, M, Bickel, H., & Weyerer, S. (1999). Predictors of mortality among demented elderly in primary care. *International Journal of Geriatric Psychiatrie, 14*, 18-24.

Schirrmacher, F. (2004). *Das Methusalem-Komplott.* München: Blessing.

Schwartz, F. W., & Walter, U. (1998). Altsein – Kranksein? In: F. W. Schwartz, B. Badura, R. Leidl, H. Raspe & J. Siegrist (Hrsg.), *Das Public Health Buch. Gesundheit und Gesundheitswesen* (S. 124-140). München: Urban und Schwarzenberg.

Schwerdt, R., & Tschainer, S. (2002). Spezifische Anforderungen an die Pflege demenziell erkrankter Menschen. In: Deutsches Zentrum für Altersfragen (Hrsg.), *Expertisen zum Vierten Altenbericht der Bundesregierung. Hochaltrigkeit und Demenz als Herausforderung an die Gesundheits- und Pflegeversorgung* (Bd. III, S. 181-287). Hannover: Vincentz.

Singh, D. (2004). Drug for Alzheimer's disease is of little benefit, study shows. *British Medical Journal, 329*, 9.

Statistisches Bundesamt (Hrsg.). (2004). *Pressemitteilung vom 29. September 2004: Vier von fünf ab 60 fühlen sich gesund.* Wiesbaden.

Steinhagen-Thiessen, E., & Borchelt, M. (1996). Morbidität, Medikation und Funktionalität im Alter. In: K. U. Mayer & P. B. Baltes (Hrsg.), *Die Berliner Altersstudie* (S. 151-183). Berlin: Akademie Verlag.

Vassilas, C. A., & Donaldson, J. (1998). Telling the truth: what do general practitioners say to patients with dementia or terminal cancer? *British Journal of General Practice, 48,* 1081-1082.

Vaupel, J. (2003). Setting the Stage. A Generation of Centenarians? *Washington Quarterly, 23*(3), 197.

Vaupel, J. (2004). Deutschlands größte Herausforderung. Wider die demografische Ignoranz: Unsere Lebensläufe und die unserer Kinder werden sich ändern, weil das Laben länger dauern wird. *Frankfurter Allgemeine Zeitung, Nr. 84,* S. 41.

Wagner, G., & Abholz, H.-H. (2002). Diagnose und Therapiemanagement der Demenz in der Hausarztpraxis. *Zeitschrift für Allgemeinmedizin, 78,* 239-244.

Waxmann, H., Astrom, S., Norberg, A., & Winblad, B. (1988). Conflicting Attitudes toward euthanasia for severely demented patients of health care professionals in Sweden. *Journal of the American Geriatrics Society, 36,* 397-401.

Winter, M. H.-J. (2004). Qualifikationsprofile und -anforderungen im Rahmen der professionellen pflegerischen Versorgung demenziell Erkrankter. In: M. Essers, T. Gerlinger, M. Herrmann, L. Hinricher, U. Lenhardt, A. Seidler, M. Simon & K. Stegmüller (Hrsg.), *Jahrbuch für Kritische Medizin, 40, Demenz als Versorgungsproblem* (S. 120-134). Hamburg: Argument.

Winter, M. H.-J. (2005). *Die ersten Pflegeakademiker in Deutschland. Arbeitsmarktperspektiven und Berufsverbleib in der Altenpflege.* Bern: Hans Huber.

Wolf, R., & Weber, S. (1998). Einflußfaktoren für eine verzögerte Erstdiagnose bei Demenzerkrankungen. *Zeitschrift für Gerontologie und Geriatrie, 31,* 209-221.

Wolter-Henseler, D. (2003). Wo oben und unten ist. Alzheimer und Öffentlichkeit. *Dr. med. Mabuse, Zeitschrift im Gesundheitswesen, 141,* 45-50.

Tabu Tod

Sterben und Tod

Hans Peter Rosemeier

Sprechen über Lebensbedrohung: Ärzte, Ärztinnen und Pflegepersonal müssen ihren Patienten und Patientinnen existenzielle, d.h. „schlechte" Nachrichten vermitteln. Da könnten Kommunikationstechniken helfen, die in den letzten Jahren erheblich verfeinert wurden. Geeignet sind hier *non-direktive Verfahren*, gesprächspsychotherapeutische Mittel, bei denen zum Zwecke der Selbstaktualisierung die Initiative betont bei den Patienten verbleibt. Sie formulieren das Erleben ihrer Situation selbst; Die möglichst empathische ärztliche Reaktion ist meist eine Verbalisierung, eine verbal verstärkende paraphrasierende Spiegelung der Aussagen, Reaktionen und Gefühle der Gesprächspartner. Ein solches Vorgehen zielt auf eine Stärkung der Patientenautonomie und auf eine vertiefende gegenseitige Verständigung. Patienten, denen man die Eröffnung einer infausten Diagnose nicht ersparen kann, werden nicht lediglich auf der Sachebene informiert und so mit der Lebensbedrohung kalt konfrontiert; im non-direktiven Vorgehen werden Gefühle wie Wut oder Verzweiflung zugelassen, müssen aber vom Betreuungspersonal auch ausgehalten werden!

Wenn die Mitteilung eines Rezidives oder ein Diagnoseeröffnungsschock drohen, Todesängste hervorzurufen, sollte möglichst klar und einfach gesprochen werden; es empfiehlt sich, kleinschrittig und extrem langsam sich anzunähern. Die schlechte Nachricht ist zu portionieren: Es kann nicht alles auf einmal mitgeteilt werden, Rückfragen sind zu fördern. Auf Fragen soll geduldig gewartet werden. Individuelle Attributionen (persönliche psychische Zuschreibungen, die sich hinter Metaphern wie „Krebs" oder „Sterben" verbergen) sollte man sich erläutern lassen. Sprachinhalte können bei der Begleitung Schwerkranker die Rolle *verräterischer Metaphern* übernehmen: wenn von „radikalem Eingriff" oder von „Totaloperation", „invasivem Wachstum", „Bösartigkeit" die Rede ist – das ist ein symbolischer Angriff auf die Körperintegrität und wirkt therapeutisch äußerst kontraproduktiv! Wünschenswert dagegen ist, immer Hoffnung bestehen zu lassen und Wahrhaftigkeit walten zu lassen.

Aufklärung bei infauster Diagnose: Fragt man Kliniker und Praktiker nach ihrem Verhalten, so erfährt man von klassischen Reaktionsmöglichkeiten des Arztes. Ältere Ärzte berichten von Klinikstrategien, wo Aufklärung nur nach Rücksprache mit dem ärztlichen Leiter möglich war oder sogar wenn möglich irgendwie umgangen wurde. *Ein Verzicht auf Aufklärung* ignoriert die Erlebensseite des sterbensnahen Patienten. Kommunikativ wird er als nicht aufnahmefähig definiert. Es gibt Motive, eine Aufklärung zu vermeiden: das vorgeschobene Argument einer Nichtbelastbarkeit des Patienten, das Interesse an einem reibungslosen Klinikablauf oder das Motiv einer eigenen Entlastung. In der Fachdiskussion gilt der Verzicht auf Aufklärung als unprofessionell. Macher Arzt begibt sich auf das Gebiet psychologischer Konflikte, weil er *eine ungefährlichere Diagnose vortäuscht*. Motive der Schonung und der Hoffnung, so prinzipiell sie richtig sind, setzten das Argument nicht außer Kraft, dass Hinweise einer MTA oder des Pflegepersonals oder von Angehörigen den Patienten darüber in Kenntnis setzen, dass ihn der Arzt falsch informiert hat. Der Vertrauensverlust hat für die weitere dringliche Kooperation zwischen Arzt und Patient eine zerstörerische Wirkung.

Daher wird eine *rückhaltlose und offene Mitteilung der wahren Diagnose* in der Aufklärungsarbeit gefordert. Aus psychologischer Sicht ist auch diese Haltung nicht ganz unproblematisch: In einer zu schnell erfolgenden Aufklärung als bloße „Erledigung" steckt der dubiose Motivanteil einer eigenen Erleichterung, so dass ein Arzt die Diagnose lieber hart mitteilt als sie gemeinsam aufzuarbeiten, aus Furcht vor dem, was ein längerer Prozess zu werden droht ... Was wäre andererseits, wenn Aufklärung zur Routine würde? Eine rückhaltlose Aufklärung ist immer angezeigt, wenn ein Patient mit vollem Bewusstsein den Arzt seines Vertrauens auffordert, wahrheitsgetreu zur Erkrankung Stellung zu nehmen. In diesem Fall ist es dem Arzt beinahe unmöglich, anders als umgehend zu reagieren und vollständig aufzuklären. Im günstigen Fall kommt es zu einer ernsthaften Zusammenarbeit in der gemeinsamen Konzentration auf das Lebensende.

Der Arzt spricht die ernste Lebensbedrohung schwebend an und thematisiert die *Bedrohlichkeit eher auf der Erlebensseite* und emotional. Er äußert sich nicht zur Prognose. Dies Vorgehen kommt den vielleicht ohnehin befürchteten Erwartungen des Kranken entgegen, lässt aber Hoffnung zunächst bestehen. Die beiden verständigen sich auf indirekter Ebene. Das gemeinsame Wissen über die Ernsthaftigkeit erzeugt Vertrauen. Der Kranke wird sich mit vertiefenden Fragen umgehend dann an diesen Arzt wenden, wenn er in der Lage ist, sich diesen Informationen zu stellen. In dieser Form der Aufklärung kommen im Verlaufe des Gesprächsprozesses alle bedrohlichen Wahrheiten zur Sprache, bei wachsendem Vertrauen und dem gemeinsamen Wissen um die Ernsthaftigkeit kann das Einwilligen gelingen.

Umgang mit der Wahrheit: Viele Stufen von Wahrheit gibt es, die der ärztlichen Aufklärung ein Dosierungsspektrum ermöglichen. Im Aufklärungsprozess stehen dem Arzt selbst nicht wirklich sichere Daten zur Verfügung: sie sind mit Labormessfehlern und Interpretationsspielräumen behaftet, sind abhängig von technischen Untersuchungsprozeduren und deren Gültigkeit; Prognosen sind unkalkulierbare Schätzwerte. Wenn Patienten die volle Wahrheit wissen wollten: Sie sind nicht eindeutig verfügbar. Es gibt im Alltagsleben Unwahrheiten: harmlose Übertreibungen, überhöhte Selbstdarstellungen, freundliche Komplimente, Notlügen und Verschweigen aus Taktgefühl. Problematisch sind das gezielte Weglassen von Information, bewusste Mehrdeutigkeit oder gezieltes Verschweigen. Sich dem Konformitätsdruck einer Standesgruppe oder dem Arbeitsklima einer Klinik zu widersetzen ist schwer. Selbstbetrug ist eine besonders inakzeptable Form von Unwahrheit.

Ist Wahrheit dosierbar? Eine ärztliche Mitteilung soll korrekt sein. *Korrektheit* ist eine auf die Präzision von Daten bezogene formale Richtigkeit. Wenigstens die Zahlen und Fakten müssen also stimmen. Trotz Korrektheit im Detail kann eine Mitteilung im größeren Zusammenhang und ihrer Wirkung nach unwahre Anteile in sich tragen. *Zuverlässigkeit* ist Korrektheit über die Zeit. Sind ärztliche Mitteilungen sowohl korrekt als auch zuverlässig, dann bedürfen sie noch der Überprüfung auf ihre *Gültigkeit*, d.h. man verlangt, dass die Behauptungen einer externen Überprüfung standhalten. Für Patienten wirkt ein Arzt spontan entweder glaubwürdig oder nicht. *Glaubwürdigkeit* ist eine Variable des kommunikativen Selbstdarstellungsgeschehens. Im Extremfall halten wir jemanden für glaubwürdig, obwohl er nicht die Wahrheit sagt; umgekehrt können Patienten eine wahre Aussage ihres Arztes bloß deshalb nicht akzeptieren, weil er zu wenig glaubwürdig wirkt. Ein Arzt wirkt offen, wenn er zuhört, mitschwingt, echtes Interesse an der Verständigung hat. *Offenheit* gilt als professionelle Variable der professionellen Gesprächsführung. Wahrhaftigkeit ist im philosophischen Sinne ein Bemühen um zutreffende Erkenntnis. *Wahrhaftigkeit* ist für den handelnden Arzt das selbstkritische Bewusstsein darüber, auf welcher Erkenntnis- und Wahrheitsstufe einer Aufklärung er sich einordnet.

Existenzielle Nachrichten übermitteln: Im Umgang mit Emotionen bei infauster Prognose und für die Mitteilung belastender Tatsachen gilt: Existenziell bedeutsame Informationen sind sprachlich treffend so abzustufen, dass sie überhaupt akzeptiert werden können. Vorhandene Bewältigungskompetenzen sollen gestärkt werden. Abwehrmechanismen sind nicht gleich aufzubrechen. Sollten Gefühle geweckt werden, wie aufkeimende Hoffnung, sollten sie unterstützt werden. Wenn dagegen Schuldgefühle aufkommen, sollte entlastend reagiert werden. Man kann Patienten darin unterstützen, Trauer ruhig zu antizipieren. Impulse von Hadern dürfen nicht weggeredet werden, sondern sie sollten eher ausgelebt werden. Es ist günstig, wenn Patienten eigene Todeskonzeptionen formulieren, um das Akzeptieren zu fördern. Angebote von Solidarität in der Bearbeitung des Umfeldes (Familie) bieten Vertrauen.

Umgang mit Abwehr: Man soll sie nicht aufbrechen, da sie ein Schutzmechanismus für Patienten ist. Wenn Abwehr den Gesprächsprozess allerdings behindert, durch das „Nichtwahrhabenwollen" im folgenden Fallbeispiel, kommt es auf die verbale Kompetenz und die Empathie des Arztes oder der Ärztin an, inwieweit es gelingt, diese Abwehr sanft aufzuschließen.

Gesprächsausschnitt: Patient nach Mitteilung einer schlechten Nachricht mit unsicherer Stimme: **„So einer wie ich hat in dieser Situation keine Angst!"** Wir spüren, wie es ihm wirklich geht und neigen ungünstigerweise zur Konfrontation: „Das nehme ich Ihnen nicht ab, es wäre doch ganz natürlich in Ihrer Situation, Angst zu haben". Der Patient muss jetzt protestieren, denn er meint ja *keine* Angst zu haben. Eine weitere ungünstige Antwort („Meta-kommunikation"): „Sie behaupten, keine Angst zu haben; aber Sie überspielen Ihre Angst nur!". Das trifft zwar zu, ist aber eine unschöne Vorführung der abgewehrten Ängste des Patienten. Ein Gespräch gilt als kollusionär, wenn der Gesprächspartner allzu sehr in die Abwehr des Anderen hineinschlüpft: „das ist ja schön, dass Sie keine Angst haben, und ich finde Menschen, die keine Angst haben, wirklich glücklicher". Besser sollte man Verständnis signalisieren: „Sie wünschen sich in dieser Notsituation, relativ angstfrei zu sein." Vielleicht gelingt es mit Geduld und mit dem Wort als Medikation, den sterbenskranken Patienten adäquat zu begleiten.

Trauer gilt als ernste, tiefe und schmerzhafte Dysphorie. Trauer und Traurigkeit geht ein konkreter oder subjektiver Verlust voraus, während Depression auch ohne Anlass auftreten kann. Der Außenkontakt geht zurück, Spontaneität und Aktivitäten nehmen ab. Trauer stellt die emotionale Antwort auf die Forderung dar, sich von einem verlorenen Objekt für immer trennen zu müssen. Der Trauerschmerz besteht in der Ambivalenz, den geliebten Menschen tatsächlich aufgeben zu müssen, aber ihn dennoch emotional festhalten zu wollen; denn Bindungen an Liebesobjekte können bzw. dürfen nach dem Abschied nicht völlig aufgegeben werden. Der Trauerprozess beginnt mit Benommenheit, Suchen, Desorganisation, Verzweiflung; erst später mag ein Neuanfang ge-lingen.

Die trauernde Person muss den Tod als Verlust anerkennen und kann versuchen, für diesen Tod einen Sinn zu finden; sie muss den Schmerz der Trennung bewältigen. Sie wird sich grübelnd auf die verlorene Beziehung rückbesinnen (Rando). Das Umfeld wird von der trauernden Person verlangen, die verlorene Bindung nach und nach preiszugeben. Erst wenn sich die Welt der Trauernden neu ordnet – ohne die verlorene Bindung zu vergessen – und neue emotionale Energie investiert wird, kann sich die trauernde Person adaptieren, wahrscheinlich wird sie durch die Trauer reifen. Wenn diese Reorganisation über die Zeitläufe hinaus ausbleibt, ist von pathologischer Trauer auszugehen. Eine ungünstige Trauerprognose besteht bei plötzlichem oder gewaltsamem Tod, beim Verlust eines Kindes, nach langer Leidensperiode oder einem Tod, bei dem der Trauernde ihn hätte aufhalten können.

Befindlichkeit der Angehörigen: in der Konfrontation mit dem zu erwartenden Tod einer geliebten Person stellen sich bei den Nahestehenden eigene existentielle Ängste ein. Es geht um tief verunsichernde Affekte, Gefühle des Ausgeliefertseins und um Phantasien des Ungewissen und um Fragen des „Danach". Angehörige erleben Schuldgefühle, wenn sie wahrnehmen, wie gesund sie leben und dennoch das Leben des Sterbenden nicht verlängern können. Die Angehörigen belastet das Erleben des Verfalls einer Persönlichkeit, die man in ihrer Integrität kannte, respektierte oder liebte. Zwischen Schwerkranken und Angehörigen verschieben sich Merkmale ihrer früheren Beziehung: Stärken und Schwächen, Anerkennung und Abgestoßensein, Attraktivität versus Hinfälligkeit, Geben und Nehmen. In der Familiendynamik kehren sich frühere Schutzfunktionen, eingespielte Unterstützungsnetze und Zuwendungsstrategien um. Ähnlich wie Patienten fühlen sich Angehörige ohne Kontrollmöglichkeiten dem Lauf der Dinge ausgeliefert. Durch den infausten Verlauf ist ihnen die Möglichkeit emotionaler Selbststeuerung weitgehend genommen, die im Wesentlichen auf Kalkulierbarkeit und Dosierbarkeit von Ereignissen beruht, die hier im existentiellen Sinne außer Kraft gesetzt sind. Entweder müssen die Geschehnisse in Demut hingenommen und ertragen werden oder sie können in Trauer und Schmerz ausgelebt werden.

Die Angehörigen verhalten sich in der sich zuspitzenden Situation häufig ambivalent: sie möchten einerseits ihrem Impuls folgen, Hilfe zu spenden, andererseits unterliegen sie eher unbewusst einer Tendenz, sich der symbolischen Bedrohung durch das Sterben einer nahe stehenden Person und der damit verbundenen seelischen Eigenbelastung zu entziehen. Durch angemessene Aufklärung der Angehörigen entsteht ein zusätzliches Vertrauenspotenzial beim Patienten bezüglich der ärztlichen Maßnahmen (Koch, Schmeling). Zur Entlastung benötigen Angehörige wie die Sterbenden selbst das beratende Gespräch. So können sie in der Kotherapeuten-Rolle an der Pflege teilhaben und dem Sterbenden nahe sein. Nur so sind sie ansatzweise in der Lage, eine Sterbebegleitung zu leisten. Hierbei kommt der Vorbereitung auf schwer zu bewältigende Patientenreaktionen wie Wut, Verzweiflung und exzessive Trauerreaktionen große Bedeutung zu.

Letzte Bedürfnisse Sterbender: Die Hoffnung auf *verbleibende Lebensqualität* bleibt trotz eines in der Schwerkrankheit eingeengten und durch die Lebensbedrohung risikoreicher gewordenen Lebens wesentlich. *Schmerzlinderung* ist ein dominierendes Motiv Sterbender. Sterbenskranke, wenn sie an Attraktivität einbüßen und körperliche Behinderungen und Entstellungen erleiden, sind in ihrer *persönlichen Integrität* verletzt. Unter Umständen schämen sie sich wegen der von ihnen selbst ausgehenden abstoßenden Wirkungen (z.B. Gerüchen) oder sie sorgen sich wegen eines möglichen Ekels der Angehörigen. Intimität wird verletzt oder Peinlichkeit ausgelöst. Zentrales Bedürfnis ist hier die Bewahrung von

Würde und der Schutz vor Verletzung von Intimität oder dem Abhanden-
kommen der *Selbstachtung.*

Ein Bedürfnis Sterbender ist der Erhalt oder die *Stärkung des Selbstwertgefühls*
gerade vor dem Hintergrund der Krise. Dahinter stehen die Motive des Selbster-
halts, der Selbstachtung und der Autonomie. Schwerkranke müssen beklommen
erleben, wie die Bedrohung ihres Lebens von der Umgebung intensiv erörtert
wird, noch bevor sie das Geschehen selbst bearbeiten können. Im Sterbeprozess
sollte der Körperkontakt oder symbolische Formen von Nähe erhalten bleiben,
so dass nicht alleine gestorben werden muss. Das wirksamste Mittel ist der
Erhalt von Kommunikation mit Sterbenden. Es sind die unerledigten Dinge, die
besonders drängen, letzte Bedürfnisse zu erfüllen: die Abfassung eines Testa-
mentes, ein letztes Bekenntnis, eine Lebensbeichte, ein Dank, ein Abschied und
schließlich die Sorge um die Hinterbliebenen. *Letzte Erledigungen* zu ermöglichen, kann in einer ritualisierten Sterbebegleitung eine wichtige Voraussetzung
für das Loslassen schaffen. Trotz eines erkennbar nahen Todes ist das *Bestehen-
lassen von Hoffnung* wesentlich – wenigstens die Begrenzung von Hoffnungslosigkeit ist zu versuchen. Das kommt den ambivalenten Bedürfnissen Sterbender entgegen, einem erlösenden Ende zwar näher zu kommen, aber den noch
verbleibenden Weg würdig durchleben zu dürfen.

Erkrankungsphasen: vom Gewahrwerden beunruhigender Symptome bis zum
Erfahren der Diagnose bestehen Risiken von Selbsttäuschung, Aufschub und
Verleugnung (Phase I nach Weisman). Von der Diagnoseeröffnung bis zum Beginn einer terminalen Phase wird das Verhalten durch Sensibilisierung, durch
ungewisse Gewissheit, aber auch schon durch beginnendes Akzeptieren charakterisiert (II). Von der Aufgabe therapeutischer Maßnahmen bis zum Eintritt des
Todes entstehen charakteristischerweise Gefühle wie Erschöpfung, psychophysischer Verfall, und es setzen Autonomie- und Kontrollverluste ein (III).

Sterbephasen: Mehr als die Hälfte der Patienten ist in der letzten halben Stunde
ihres Lebens noch ansprechbar. Die Sterbebegleitung durch Angehörige und
Fachkräfte kann hier hilfreich ansetzen. Dazu werden Kenntnisse über Phasen-
verlauf des Sterbeprozesses benötigt. Der Bewältigungsverlauf bis hin zum Ab-
leben nach Kübler-Ross beschreibt eine stark typisierende Erfahrungskette von
Erlebens- und Verhaltensmustern, die als Handreichung für die Arbeit der
Sterbebegleitung nutzen können. Fünf Phasen beginnen mit Nichtwahrhabenwollen, eine Form der Abwehr (1), sich Aufbäumen mit Zorn und Auflehnung
(2), Verhandeln und Feilschen (3), Trauer bzw. Depression (4) und enden
günstigstenfalls mit Zustimmung oder Einwilligung (5).

Das Sterben selbst bestimmen? In Beschlüssen zum Patientenrecht in Deutschland hat die Gesundheitsministerkonferenz das Recht auf ein selbstbestimmtes

Sterben wie folgt formuliert: „Jeder Patient hat das Recht auf ein menschenwürdiges Leben bis zum Tode. Auch am Ende des Lebens hat der Patient das Recht auf Selbstbestimmung und eine angemessene Versorgung, insbesondere auf schmerzlindernde Behandlung. Jeder Patient, der entscheidungsfähig und über seine Situation aufgeklärt ist, hat das Recht, den Abbruch oder das Unterlassen weiterer lebensverlängernder Maßnahmen zu verlangen, unabhängig davon, ob der Sterbeprozess bereits eingesetzt hat. Der Patient kann für den Fall, dass er nicht mehr entscheidungsfähig sein sollte, durch eine Patientenverfügung auf lebenserhaltende und lebensverlängernde Maßnahmen verzichten. Der Arzt zieht diese Patientenverfügung für die Erforschung des mutmaßlichen Willens des Patienten heran."

Was tun bevor Sterbehilfe relevant wird? Wie soll die Qualität der Arzt-Pflege-Patient-Beziehung beschaffen sein, dass sie den Umgang mit Sterben und Tod, Sterbebegleitung, passiver Sterbehilfe oder gar Euthanasie zu (er-)tragen vermag? Wir gehen davon aus, dass antizipatorische Auseinandersetzungen mit der Problematik von Tod und Sterben lebenslang zur Stärkung ärztlicher affektiver Kompetenz beiträgt und sensibilisiert für eine angemessene Vermittlung belastender Nachrichten. Es bedarf einer entsprechenden Implementierung adäquater Coping-Strategien für Krisen als personale Reifung. Die Aufklärung bei infauster Diagnose muss gelungen sein – ohne Vortäuschungen!

Was unterscheidet „Tötung auf Verlangen" von passiver Sterbehilfe? Die Unterscheidung zwischen „aktiver Sterbehilfe" und „passiver Sterbehilfe" ist deshalb problematisch, weil auch der passiven Sterbehilfe die gleiche Intention einer billigenden Inkaufnahme des Sterbens innewohnt. Die Wirkung der passiven Sterbehilfe ist lediglich verzögert und verlängert daher womöglich noch das beklagte Leiden. Der Arzt allerdings erfährt in der passiven Hilfe subjektiv eine quasi-moralische Entlastung für seine Handlung mit Todesfolge: Eine „Unterlassung" scheint sich eben von einer zielgerichteten „Tat" erheblich zu unterscheiden. Der Arzt schreckt in der Tat vor aktiver Tötung deshalb zurück, weil er allein gelassen wird – insbesondere forensisch. Das Leiden im Sterben wird also verlängert, weil der Arzt sich entlasten muss wegen fehlender Legalisierung der Sterbehilfe. Besonders zu beachten ist darüber hinaus, dass eine große Kluft zwischen öffentlicher Meinung, Betroffenen und Experten in der Akzeptanz der aktiven Sterbehilfe besteht.

Ein Entscheidungs-Dilemma zwischen drei Grundrechten: Die Euthanasie wird durch das Recht auf Selbstbestimmung argumentativ stark unterstützt; durch das Recht auf ein menschenwürdiges Sterben wird das noch weiter unterstrichen. Ein Patient, der sterben muss, kann sich zwar auf diese Rechte jederzeit berufen, allerdings nur mit der Einschränkung, dass ein drittes hier tangiertes Grundrecht, die Verpflichtung des Arztes zur Lebenserhaltung berührt ist. Das allerdings stellt den Arzt unter hohe Strafandrohung, falls er den anderen selbstbestimmenden Rechten des Patienten ohne besonders begründete Umstände folgen sollte. Somit muss ein barmherziger Arzt dieses Risiko zurzeit noch auf seine eigene Verantwortung nehmen, während in der öffentlichen Debatte der Eindruck wächst, dass hier selbstredend ein Patientenrecht einzulösen sei. Wenn ein Arzt also aus Mitleid einem Sterbenden passive Sterbehilfe gewähren würde, ist zu befürchten, dass Angehörige des Verstorbenen die Situation anders auffassen und das Geschehen durchaus mitleidlos als einen Fall von unterlassener Hilfeleistung interpretieren und den Arzt verklagen. Aus solchen Überlegungen heraus umgeht der Arzt jedes Risiko, indem er Eigensicherung betreibt.

Das Recht auf Selbstbestimmung: Die Person hat das Recht auf individuelle Entscheidungsfreiheit. Jede Person kann autonom, und wenn sie dabei uneingeschränkt einsichtsfähig ist, über ihren Tod verfügen. Als allgemeine Einschränkung gilt nur die Sozialverträglichkeit. Die Person darf sich selbst töten oder sich von einer ihr Leiden verlängernden Behandlung befreien. Betont man die Selbstbestimmung, so wird man die Sterbehilfe befürworten und man befördert den Euthanasiegedanken. Betont man die Selbstbestimmung, wie es in der neuen Regelung in den Niederlanden geschieht und wie es die Patientenrechte nach Auffassung der Gesundheitsminister bei uns seit 1999 vorsehen, dann wäre es ein Verstoß gegen den Patientenwillen, wenn ein Arzt etwa eine Patientenverfügung ignorieren würde.

Verpflichtung auf die Menschenwürde: Mit diesem Grundrecht steht uns ein menschenwürdiges Leben zu und es schließt einen Anspruch auf ein menschenwürdiges Sterben ein. Auch dieses Recht, wenn man es betont, verweist auf eine Beförderung von Euthanasie, nämlich insbesondere dann, wenn das Leiden unerträglich wird. Im Falle des Zwangs zu einem unwürdigen Weiterleben wird dieses Grundrecht auf Menschenwürde eindeutig verletzt.

Verpflichtung zur Lebenserhaltung: Angehörige therapeutischer Berufe sind auf lebensverlängernde Hilfeleistung verpflichtet. Unterlassene Hilfeleistung wird strafrechtlich verfolgt. Für manchen Arzt wäre es „Verrat am ärztlichen Auftrag", einen Tod billigend in Kauf zu nehmen. Für den Fall von Euthanasie gilt diese Verpflichtung für den Arzt weiterhin und zwar uneingeschränkt. In der passiven Sterbehilfe wird das rechtliche Dilemma lediglich taktisch umgangen. Not und Leiden ändern nichts an der Bindung des Helferberufe an die Verpflichtung zur Lebenserhaltung – mit der zwiespältigen Folge, auf das verbriefte Recht, selbstbestimmt über den eigenen Tod verfügen zu können und ein menschenwürdiges Sterben erfahren zu dürfen, verzichten zu müssen: schlimmer noch, statt Patientenwille dominiert eine Arztentscheidung, die wahrscheinlich die Grundrechte verletzen wird und muss.

Philosophische Todesauffassungen: Als Lebende vermögen wir den Tod am ehesten zu begreifen, wenn wir von jemandem Abschied nehmen müssen. Schopenhauer sieht den Tod als „das wahre Ziel des Lebens". Er wird von Heidegger bestätigt, der das Leben in seiner Gesamtheit erst mit dem Tode als individuell vollendet ansieht. Das führt zur Frage der Bewältigung von Trauer und Verlust angesichts des Sterbens. Die Auffassungen vom Tod haben sich gewandelt: „der Tod besser als das Leben?" (Sokrates). Im Barock wird der Tod magisch glorifiziert (Aries). Pascal sieht: „Das Beste in diesem Leben (ist) die Hoffnung auf ein künftiges Leben". Leibniz behauptet als Rationalist: Kein Lebewesen gehe gänzlich unter, es verwandele sich nur. In der Romantik finden wir Todessehnsucht oder andernorts eine kulturelle Identifikation: „Es lebe der Tod!"

Todesauffassungen des Kindes: Das Kleinkind erlebt in der Trennung von der Mutter symbolisch den „kleinen Tod"; es hat noch keinen Zeitbegriff, wann die Mutter wiederkommt. Später glaubt das Kind, der Tod sei reversibel: „Die Toten schlafen nur", „die Sarginsassen können wieder herauskriechen" (Habermas, Rosemeier). Später wird der Tod personifiziert z.B. als Sensenmann wahrgenommen. Sterbende Kinder geben ihre Spielsachen den anderen Kindern und verabschieden sich so. Schulkinder sehen die Gefahr im Tode und verbinden Krankheit mit Schuldgefühlen oder Strafe. Jugendliche dagegen können den eigenen Tod instrumentalisieren; sie vermögen es, sich zu opfern für eine ehrenvolle Pflicht, indem sie in den Krieg ziehen um zu sterben.

Individuelle Auffassungen vom Tod: kognitive Todeskonzepte wurden empirisch ermittelt (Potthoff, Wittkowski): In den gebildeten Schichten wird der Tod bevorzugt rational beschrieben, als „das Lebensende und sonst nichts"; der Tod „ist der Moment des Funktionsverlustes des Organismus" und „das Ende des seelischen Erlebens". In resignativer Tönung ist der Tod für eine andere Gruppe „eine fremde schicksalhafte Macht". Der Mensch erreicht sein ihm prädisponiertes Schicksal. Der Tod kann Erlösung bedeuten; er befreit „sowohl von Schmerzen und vom Diesseitigen" und „aus diesem Jammertal", von Elend und Siechtum, „im Jenseits bestehen neue Hoffnungen". Ein Weiterleben wäre eine Qual. Das Erlösungskonzept des Todes wird vorwiegend von gläubigen Menschen vertreten. Der Tod als „schreckliches Ereignis" in der Todesangst betont die Hilflosigkeit und den Verlust über die Kontrolle des Lebens. Menschen, die dem Tod näher begegnet sind (als Pflegekräfte, bei Unfällen, Beerdigungen oder in der Sterbebegleitung), ziehen eher emotionale Kategorien für ihre Sicht vom Tod heran. Solche, die nur theoretisch den Tod reflektieren, neigen zu einer nüchternen und versachlichenden Todesvorstellung.

Öffentliche Bewältigung des Todes: Hier zeigt sich der Tabucharakter des Themas. Mit der *Vermeidungsstrategie* werden Tod, Sterben und Sterbende aus der Öffentlichkeit verdrängt, werden in das „Kachelzimmer" verbannt. Die *Versachlichungsstrategie* spielt in der rational ausgerichteten Medizin eine charakteristische Rolle: Der Tod wird in naturwissenschaftliche Bahnen gelenkt; diese Perspektive lässt die affektive Seite vermissen. Am deutlichsten wird die Versachlichung in der Anatomie. Soziale Sicherungssysteme, Versicherungsangebote können den Tod nicht hindern. Die *Identifikation mit dem Tode* widerspricht unserem Kulturverständnis eher. Aber im ritualisierten Abschiednehmen funktionieren die kollektiv unbewussten Strategien. Diese Konventionen erleichtern das gemeinsame symbolische Trauern am Grab bis hin zum Leichenschmaus.

Ausblick: Tod und Sterben werden nach und nach gesellschaftlich enttabuisiert. Mitte der Achtzigerjahre gab es erste Plädoyers für die Integration von Fragen des Todes und des Sterbens in die ärztliche Aus- und Weiterbildung (Winau, Rosemeier). Sterbebegleitung als Vorgehensweise wurde anerkannt und in Ansätzen etabliert. Der nächste Schritt war die Einführung von Palliativ-Stationen sowie eine höhere Akzeptanz gegenüber der Hospizbewegung. Augenblicklich greift das subjektive Kriterium eines „unerträglichen Leidens" als Maßstab für die aktive Sterbehilfe noch zu kurz. Auch erscheint die ärztliche Mutmaßung über den Patientenwillen bei nicht ansprechbaren Patienten noch als unüberwindliches Hindernis. Das öffentliche Bewusstsein hingegen bewegt sich in Richtung auf eine Akzeptanz des barmherzigen Todes. Das erhöht bis auf weiteres das Konfliktpotenzial der unter Strafandrohung gestellten Ärzte.

Literatur

Aries, P. (1976). *Studien zur Geschichte des Todes im Abendland*. München.
Habermas, T., & Rosemeier, H. P. (1990). Kognitive Entwicklung des Todesbegriffes. In: *Jahrbuch der Medizinischen Psychologie* (Bd. 4, S. 263-279). Heidelberg: Springer.
Kastenbaum, R., & Aisenberg, R. (1972). *The Psychology of Death*. New York: Springer.
Koch, U., & Schmeling, C. (1982). *Betreuung von Schwer- und Todkranken*. München: Urban & Schwarzenberg.
Kübler-Ross, E. (1969). *On Death and Dying*. New York: Macmillan.
Potthoff, P. (1980). *Der Tod im Medizinischen Denken*. Stuttgart: Ferdinand Enke.
Rando, T. (2003). Trauern. Die Anpassung an Verlust. In: J. Wittkowski (Hrsg.), *Sterben, Tod und Trauer* (S. 173-192). Stuttgart: Kohlhammer.
Weisman, A. D. (1972). *On Dying and Denying*. New York: Behavioral Publications.
Wittkowski, J. (1990). *Psychologie des Todes*. Darmstadt: Wiss. Buchgesellschaft.
Wittkowski, J. (Hrsg.). (2003). *Sterben, Tod und Trauer*. Stuttgart: Kohlhammer.
Winau, R., & Rosemeier, H. P. (1984). *Tod und Sterben*. Berlin: Walter de Gruyter.

Behandlungsbegrenzung bei lebensbedrohlich erkrankten Kindern: ein Tabu?

Silvia Hedenigg und Günter Henze

Einleitung

Die Diskussion über Möglichkeiten der Behandlungsbegrenzung erfolgt in der Regel im Zusammenhang mit erwachsenen, meist sogar älteren Patienten, die aus unterschiedlichen Gründen nicht in der Lage sind, selbst eine Entscheidung zu treffen. Daher wird zurzeit von verschiedenen Institutionen dazu geraten, eine Patientenverfügung zu treffen, in der schriftlich festgelegt ist, wie für den Fall der eingeschränkten oder erloschenen Entscheidungsfähigkeit verfahren werden soll.

Weshalb aber stellt sich die Frage der Behandlungsbegrenzung heute in dieser Form – dass es zu deren Regelung sogar juristischer Definitionen und Festlegungen bedarf? Eigentlich müsste die Frage anders gestellt werden: Weshalb stellt sich die Frage der Behandlungsbegrenzung in dieser Form in unserem Kulturkreis? Auch heute noch sterben in manchen Teilen der Erde Menschen an Hunger und Infektionskrankheiten. Dabei handelt es sich um Todesursachen, die in der industrialisierten westlichen Welt angesichts der herrschenden Ernährungsbedingungen und der hoch entwickelten – auch der präventiven – Medizin fast keine Rolle mehr spielen. Gerade diese hoch entwickelte Medizin trägt aber dazu bei, dass sich bei uns die Frage der Behandlungsbegrenzung immer häufiger stellt. Denn der Einsatz von modernen Behandlungsverfahren erlaubt es, Menschen am Leben zu erhalten, wenn dies aus körpereigenen Kräften nicht mehr möglich wäre. Als ein besonderes Beispiel ist in diesem Zusammenhang das Wachkoma oder das apallische Syndrom anzusehen, ein Zustand, in dem zwar die vitalen Funktionen erhalten sind, der Patient sich aber in tiefer Bewusstlosigkeit befindet.

Nun gibt es sehr selten auch bei Kindern, z.B. nach Unfällen, das apallische Syndrom. Hier würde sich die Frage der Behandlungsbegrenzung grundsätzlich in gleicher Weise stellen wie bei Erwachsenen – sie stellt sich aber bei Kindern viel häufiger in ganz anderen Zusammenhängen. Über den Einsatz oder die Fortsetzung von Behandlungsmaßnahmen ist z.B. bei sehr kleinen Frühgeborenen nachzudenken, weil es vielleicht möglich ist, sie am Leben zu erhalten, in der Folge jedoch schwere neurologische Beeinträchtigungen auftreten können. Eine Umfrage unter 122 Neugeborenenabteilungen in verschiedenen europäischen Ländern zur Behandlungsbegrenzung hat ergeben, dass Entscheidungen über

„end-of-life limitation of treatments" in den einzelnen Ländern sehr unterschiedlich getroffen wurden und für die Entscheidung überwiegend kultur- und andere landesspezifische Faktoren maßgeblich waren und weniger Charakteristika einzelner Ärzte oder Behandlungseinheiten (vgl. Cuttini et al. 2000).

Eine weitere Gruppe von Patienten, bei denen sich die Frage der Behandlungsbegrenzung aus dem Bereich der Kinderheilkunde stellt, bilden Kinder mit Krebskrankheiten. Diese Kinder werden in der Regel lediglich aufgrund ihres Alters als nicht oder nur begrenzt entscheidungsfähig betrachtet. – Allgemein wird in Alltagsangelegenheiten natürlich auch Kindern Entscheidungsfähigkeit zugestanden. In Fragen der medizinischen Behandlung entscheiden für das Kind jedoch gewöhnlich seine Eltern. Diese Entscheidungsbefugnis wird durch §1629 BGB geregelt, wonach Eltern als die gesetzlichen Vertreter ihrer minderjährigen Kinder gelten.

In welchen konkreten Situationen sehen sich Eltern und/oder ihre Kinder dazu veranlasst, über eine Behandlungsbegrenzung zu entscheiden? Es gibt Situationen, in denen der Wille des Kindes unter Umständen nicht mit dem Willen der Eltern übereinstimmt und sich Kinder zu einer Entscheidung gedrängt fühlen und unbewusst von den Eltern oder auch dem Team „manipuliert" werden: Sie treffen z.B. aus Rücksicht ihren Eltern gegenüber eine Entscheidung, die sie – könnten sie wirklich „frei" entscheiden – vielleicht anders getroffen hätten. So stimmen sie unter Umständen einer eingreifenden, nebenwirkungsreichen und möglicherweise auch gefährlichen Behandlung zu, denn sie haben nicht den Mut, dem Arzt, der ihnen den Vorschlag macht, eine ablehnende Antwort zu geben. Dies kann u.U. auch im Beisein der Eltern geschehen, die sich davon Heilung erhoffen, die aber in Anbetracht der Gesamtsituation praktisch ausgeschlossen ist.

Mit älteren Kindern kann man über solche Situationen sprechen und versuchen, ihre tatsächliche Einstellung in Erfahrung zu bringen. Jedoch ist es gleichermaßen notwendig, auch bei kleineren und sogar bei Kleinkindern zu ergründen und vielleicht in einem Gespräch mit den Eltern herauszufinden, wie sie über ihre Situation denken, und welche durch Therapien bedingten Leiden und Strapazen sie auf sich zu nehmen gewillt sind – oft nach bereits zahlreichen und schließlich erfolglosen Behandlungsansätzen und -versuchen.

In besonderem Maße stellt sich die Frage der Entscheidungsbefugnis der Eltern somit dann, wenn es um die Ablehnung von Behandlungen geht, wobei die Behandlungsbegrenzung generell in der Regel im Zusammenhang mit der Einwilligung in Behandlungen thematisiert wird. Jedoch treten auch Situationen auf, in denen Eltern eine Behandlung ihrer Kinder verweigern. Inwieweit gilt dann ihre Entscheidungsbefugnis auch? Rechtfertigt das Argument, dass bei dem Kind eine grundsätzlich heilbare Erkrankung vorliegt, dass man sich über den Willen der Eltern, der ja durchaus dem Willen des Kindes entsprechen könnte, hinwegsetzt und einen Amtsvormund bestimmt, um das Kind gegen den Willen der Eltern zu behandeln? Wie groß muss die Chance sein, dass das Kind durch diese Behandlung geheilt werden kann, um sie durchzuführen? Wie klein darf sie sein, um eine Behandlung abzulehnen? Gilt das Recht zur Ablehnung nur dann, wenn bereits erfolglose Behandlungen durchgeführt worden sind, oder gilt es auch, wenn es sich um eine erstmalige Behandlung handelt? All diese Fragen stellen sich bei einem erwachsenen Patienten nur dann, wenn er bewusstlos oder infolge einer mentalen Beeinträchtigung nicht dazu in der Lage ist, für sich zu entscheiden. Das Kind, auch das kleine Kind, kann seinen Willen und seine (ablehnende) Haltung gegenüber Maßnahmen durchaus äußern, aber wenn die Eltern und/oder die Ärzte meinen, dieser Wille sei der „falsche", wird über seine Willensäußerung hinweg anders entschieden. – Anhand der nachfolgenden medizinethischen Überlegungen und anhand eines Fallbeispiels werden die Komplexität und Problematik der „Entscheidungsfähigkeit" rekonstruiert. Gleichzeitig soll Ärzten/Betreuern und Betroffenen aufgezeigt werden, dass Gespräche, Hinwendung und die Bereitschaft zuzuhören durchaus gangbare Alternativen in diesen Situationen bilden können.

Das Machbare und das Endliche

Die Begrenzung medizinischer Behandlung ist nur unter der Berücksichtigung ihrer biomedizinischen, ethischen und juristischen Aspekte, die bestimmte kulturspezifische und gesellschaftspolitische Haltungen und Einstellungen ausdrücken, zu diskutieren. Denn welches Bild der Mensch von sich, seinen Aufgaben und seiner Bedeutung im ‚Kosmos' konstruiert, beeinflusst wesentlich die Frage, welche Möglichkeiten und Grenzen er seinem eigenen Sein und Handeln zuschreibt. – Nur im Bewusstsein dieser übergeordneten Zusammenhänge ist die Aufmerksamkeit und Erregung erklärbar, die die Frage der Behandlungsbegrenzung hervorruft. Denn sie stellt eines der Postulate in Frage, die unsere postmodernen Weltentwürfe charakterisieren: Es handelt sich dabei um die Idee der Machbarkeit und das Erweitern des Möglichen. Sie suggerieren eine Verschiebung der Grenzen ins Unendliche und konstruieren den Menschen mehr und mehr im Kontext seiner ‚Rechte'. In diesem Gesamtbild haben das Scheitern, das Nicht-Mögliche und das Akzeptieren-Müssen von Grenzen ihren Platz verloren. Das Annehmen des Schicksalhaften und Unabänderlichen gerät in diesem Konzept zu einer marginalisierten Randerscheinung. Es gilt als atavistisch, defizitär und wird zu überwinden gesucht.

Nun geht es keineswegs darum, hier eine Kulturkritik zu verfassen. – Da der Mensch jedoch von seiner Endlichkeit bestimmt ist, muss er in seinem Koordinaten- und Wertesystem Möglichkeiten finden, diese auch annehmen zu können.

Nur wenn unser Wertekanon auch diese Optionen zur Verfügung stellt, ist der Verzicht auf unter Umständen unnötige, quälende und nicht zielführende Therapien eine tatsächliche. Diese offen zu lassen oder erneut zu eröffnen, den Blick auf das Individuum zu lenken und ihm auch eine je individuell empfundene, sinnhafte Erfahrung des Lebensendes ermöglichen zu können, sollte ein vorrangiges Ziel der Diskussion um die Frage der Behandlungsbegrenzung in der Medizin darstellen.[3]

,Medical Futility'

Die Möglichkeit der Behandlungsbegrenzung gehört in der Geschichte der Medizin zur logisch mitgedachten Alternative eines jeden Behandlungsversuchs. Der Begriff der „medical futility" tritt in einer reflexiven Auseinandersetzung mit den Möglichkeiten und Grenzen medizinischen Handelns in der Medizinethik, jedoch erstmals vermehrt Ende der 80er Jahre auf und beschreibt „die Einschätzung einer medizinischen Intervention, die aller Voraussicht nach nicht zum Ziel führen wird" (Becker/Blum 2004:1694). Den Kontext, in dem sich die Auseinandersetzung mit der „medical futility" zu intensivieren begann, bilden medizintechnische Entwicklungen und die damit einhergehenden Konstrukte des Machbaren, Erwartbaren und Einzufordernden: So wird das Hauptziel der Futility-Argumentation darin gesehen, „wenig Erfolg versprechende Therapien" zu begrenzen – womit der „Versuch der Einschränkung einer ausufernden Maximaltherapie" (Becker/Blum 2004:1694) gemeint ist. Das Konzept der futility beinhaltet jedoch ein, wenn nicht das Kernproblem medizinischen Handelns, nämlich das Problem der *individuellen Wahrnehmung von Sinnhaftigkeit und Lebensqualität*, die trotz unterschiedlicher Messinstrumente nicht hinreichend erfassbar ist und es erlaubt, diese Fragen allgemein verbindlich zu lösen (vgl. Meran 2003:2). Die bisher überwiegend in den USA geführte Diskussion konnte diesen Dissens nicht auflösen. Nach Becker und Blum (2004:1695) bewegt sich die Debatte in der Folge „mehr hin zu einer Suche nach formalisierten Entscheidungswegen (POLICIES) als Orientierungshilfen bei Entscheidungen über eine Therapiebegrenzung."

Obwohl in Deutschland wie auch in den USA für Ärzte und Angehörige Patientenverfügungen wesentliche Entscheidungshilfen darstellen, sind ihre Gestaltung, Interpretation und Rechtsverbindlichkeit noch nicht wirklich hinreichend definiert. – Ungeachtet der Problematik, die selbst einer schriftlichen Vorsorgeverfügung inhärent ist, deuten sowohl die von Becker/Blum (2004) angestellten Überlegungen als auch eine Studie zu Patientenverfügung mit Tumorpatienten in der Palliativversorgung (van Oorschot et al. 2004) darauf hin, dass ein we-

---

[3] Längst sind derartige Überlegungen in der Palliativversorgung verankert. Sie darin zu festigen und gleichzeitig dem öffentlichen und akutmedizinischen Diskurs zu öffnen, bleibt eine der Aufgaben der gegenwärtigen Diskussion.

sentlicher Faktor für die Erstellung einer Patientenverfügung die (unzureichende) Kommunikation mit den Ärzten ist und weniger Ausdruck einer generellen Kritik am Gesundheitssystem zu sein scheint. Ein wünschenswerter und vielleicht sogar notwendiger Effekt der gegenwärtigen öffentlichen Diskussionen und Kontroversen um Patientenverfügungen etc. ist jedoch der, dass die Frage der Endlichkeit und der Grenzen des Machbaren zurück in unser Denken und unseren Diskurs gelangt.

Patientenverfügung und partielle Autonomie

Die Idee der Vorsorgeverfügung zwingt auf unmissverständliche Art und Weise, dieses Endliche in konkreten Bildern zu denken und sich der eigenen Verletzlichkeit, potenziellen Hilflosigkeit und Sterblichkeit bewusst zu werden (vgl. Bundesministerium der Justiz). Insofern kann das Medium der Patientenverfügung als eine ars morendi, als ein memento mori betrachtet werden, das uns nötigt, inne zu halten. Dabei haben Patientenverfügungen nichts Romantisches an sich: Sie sind per definitionem für Situationen gedacht, in denen es dem Individuum nicht (mehr) möglich ist, seinen eigenen Willen zu bekunden. Wie sehr die deutsche Rechtsprechung damit ringt, dem Einzelnen in einem derartigen Fall seine Persönlichkeitsrechte zu gewährleisten – und damit unter Umständen auch Dilemmata konstruiert, demonstriert die gegenwärtige Debatte um Patientenverfügungen (vgl. Sahm 2004). Dabei gilt es jedoch insbesondere die Voraussetzungen zu definieren, auf deren Grundlage eine Patientenverfügung erstellt werden kann und Rechtsgültigkeit erhält.

Generell ist die Frage der Patientenverfügung, Vorsorgeverfügung etc. im Kontext des paradigmatischen Wandels vom ärztlichen Paternalismus hin zur partizipativen Entscheidung zu sehen, die auf der Grundlage der Patientenautonomie basieren soll. Diese „Autonomie" des Patienten ist jedoch an gewisse Bedingungen geknüpft, die ihn vor etwaigen Übergriffen schützen soll, deren extremstes Beispiel in der Geschichte des Nationalsozialismus stattgefunden hat und in der auch die Idee des informed consent seine Wurzeln hat (Dörner 2001:19). Eine der Voraussetzungen für diese Autonomie des Patienten liegt in seiner personalen Autonomie, an die in der Medizinethik das Konzept der „Einwilligungsfähigkeit" geknüpft ist. Obwohl in den unterschiedlichen Fachdisziplinen die Voraussetzungen für diese Einwilligungsfähigkeit auf Grund der spezifischen Krankheitsbilder, Entwicklungsstände etc. juristisch geregelt sind, scheint es sinnvoll, den davon unabhängigen Überlegungen zur Einwilligungsfähigkeit von Jox (2004:401f.) im Anschluss an Brock zu folgen. Denn sie impliziert nicht nur die Voraussetzungen auf Seiten des Patienten, sondern die Interaktion zwischen Arzt und Patient: Danach basiert die Einwilligungsfähigkeit auf drei Säulen:
(1)   einer kommunikativen Fähigkeit, angebotene Information zu verstehen und eigene Wünsche mitzuteilen,

(2)   einer deliberativen Fähigkeit, Argumente abzuwägen und daraus eine Entscheidung abzuleiten, sowie
(3)   einer normativen Fähigkeit, persönlichen Werten in der Entscheidung Ausdruck zu verleihen und Verantwortung zu übernehmen.

Ähnlich wie Becker und Blum bindet auch Jox seine Ausführungen an die Inter-
dependenz der Prinzipien vom Wohl des Patienten (salus aegroti suprema lex
est) und seinem freien Willen (voluntas aegroti suprema lex est) – womit beide
Ansätze landläufige Meinungen widerlegen, dass sich diese Grundsätze wider-
sprechen würden. Jox argumentiert im Sinne eines Modells der Arzt-Patient-
Beziehung, das der partizipativen Entscheidungsfindung (shared decision
making) am nächsten liegt, indem der Patient als Experte seiner persönlichen
Befindlichkeit, Welt- und Wertanschauung anerkannt und respektiert wird: So
verweist er darauf, dass das Wohlergehen eines Menschen grundsätzlich an die
Möglichkeit der Handlungsfreiheit gebunden ist und er sich als freie Person respektiert weiß. Den Begriff des Wohlergehens setzt Jox (2004:402) deutlich von
dem hedonistisch rezeptiven Begriff ab und versteht ihn als einen aktiven
Begriff, der einen „erfüllten Lebensplan und menschliches Gedeihen (griech.
Eudaimonia) beschreibt".

Neben diesen Verweisen auf die Vielschichtigkeit vom „Wohlergehen" und der
subjektiven Bedeutung von individuellen Lebenskonzepten und Lebensqualität
ist jedoch mit Jox auf einen weiteren wesentlichen Faktor hinzuweisen, der
bisher wenig Beachtung findet: Nämlich, dass eine tatsächlich patientenorien-
tierte Medizin neben den mentalen Voraussetzungen für eine Einwilligungsfähigkeit auch eine partielle Autonomie anerkennt, die es erlaubt, auf den
Willen, das Wohlbefinden und Selbstbestimmungsmöglichkeiten des Patienten
zu schließen: „Allerdings sollte dabei nicht vergessen werden, dass Autonomie
ein liminales Konzept ist, das auf dem Erreichen einer sozial definierten
Schwelle persönlicher Eigenschaften basiert. Unterhalb dieser Schwelle gibt es
gleichwohl noch Elemente von Autonomie – etwa Wünsche, Intentionen,
Lebenspläne, moralische Gefühle" (Jox 2004:404). Die logische Konsequenz
der Anerkennung partieller Autonomie liegt darin, in der Interaktion mit Patienten, deren Autonomie (nur) partiell vorhanden ist, im Sinne des oben beschriebenen „Wohl des Patienten" zu handeln und seine Wünsche und Bedürfnisse zu
ergründen zu suchen: *Auch sehr junge, geistig behinderte oder psychisch
kranke Patienten sollten so weit wie möglich an den Entscheidungsprozessen
beteiligt werden.* Sie sollten ihrem Verständnis entsprechend informiert und
aufgeklärt werden und ihre Wünsche und Gefühle sollten erfragt und, soweit es
ihrem Wohl nicht zuwiderläuft, respektiert werden" (Jox 2004:404).

Behandlungsbegrenzung in der Pädiatrie

Patienten, die über eine „partielle Autonomie" verfügen, spielen zahlenmäßig eine vergleichsweise geringfügige Rolle in der Medizin. Ungeachtet dessen eignet sich die Beschäftigung mit den vielfältigen ethischen, kommunikativen und psychologischen Aspekten, die im Behandlungsprozess zu berücksichtigen sind, um die Problematik aufzuzeigen, die im Fall einer Begrenzung von Behandlungsmaßnahmen auftreten. – Nachfolgend wird jedoch deutlich, dass gerade diese vergleichsweise schwierigen Bedingungen vielfältige bio-psycho-soziale Angebotsstrukturen hervorbrachten und vertrauensvolle und gesprächsintensive Beziehungen zwischen Arzt und Patient voraussetzen. Dies erlaubt es, dass sich in kritischen Entscheidungssituationen ein interdisziplinäres professionelles Betreuungsteam in einem hohen Ausmaß dem Patienten zuwenden kann. Insofern scheint in diesen Situationen auch die Frage der Behandlungsbegrenzung im Entscheidungsprozess und Gesprächsverlauf oftmals eher möglich als allgemein in der ‚Erwachsenenmedizin', die für diesen gemeinsamen Entscheidungsfindungsprozess im Regelfall weniger Ressourcen zur Verfügung hat.

Therapeutische Allianz am Beispiel der Pädiatrischen Onkologie

Auch für die Pädiatrie stellen die Behandlungsbegrenzung und die Einbindung von Eltern und Patienten in diesen Entscheidungsprozess eine brisante Thematik dar. Aus diesem Grund ist es sinnvoll, die spezifischen Merkmale pädiatrisch-onkologischer Behandlungssettings zu beschreiben, die sich zur Veranschaulichung dieser Strukturen in besonderem Maße eignen:

- Es handelt sich um intensivmedizinische Einheiten, die zur Behandlung von Patienten mit überwiegend lebensbedrohlichen Systemkrankheiten umfassender, komplexer und hoch spezialisierter Behandlungsmethoden bedürfen.
- Die überwiegende Mehrzahl der Patienten in pädiatrisch-onkologischen Einrichtungen ist minderjährig und unterliegt juristisch der Entscheidungsgewalt der Erziehungsberechtigten bzw. in Konfliktfällen dem Vormundschaftsgericht (vgl. Dierks/Graf/Baumann/Lenard 1995). Die Altersverteilung ergibt sich aus der Inzidenz der Erkrankungen, wobei die statistisch häufigste Erkrankung, die Leukämie, ihren Altersgipfel bei den unter fünfjährigen hat (vgl. www.kinderkrebsregister.de; Henze 1999). Damit setzt sich diese Patientengruppe nicht nur aus minderjährigen, sondern zu einem hohen Anteil aus Vorschulkindern zusammen.
- Empirische Alltagserfahrungen, psychoonkologische und heilpädagogische Forschungergebnisse führten zu dem fachinternen Konsens, dass die Krankheits- und Hospitalisierungserfahrung bei krebskranken Kindern und Jugendlichen frühzeitige persönlichkeitsbezogene, emotionale und mentale Reifungsprozesse zur Folge haben (vgl. z.B. Masera et al.1999).

- Alltägliche common-sense-Zuschreibungen und Konstruktionen über das Kind sind für diese Patientengruppe daher unzureichend. Insbesondere hinsichtlich der Wahrnehmung und Einschätzung der Ernsthaftigkeit der Erkrankung und der daraus resultierenden Implikationen herrscht in der Pädiatrischen Onkologie Einigkeit darüber, dass Kinder unabhängig von ihrem tatsächlichen Alter über Züge eines „reifen Todeskonzeptes" verfügen, das ihnen Einsicht in die Konsequenzen der Krankheit, einer erfolglosen Behandlung und Therapiekomplikationen gewährt (vgl. z.B.: Hedenigg 2002; Masera et al. 1999; Niethammer 1999; Habermas/ Rosemeier 1990; Iskensius-Emmler 1988; Löbsack 1982; Spinetta/Deasy-Spinetta 1981; Blueband-Langer 1978). Die Überlegung, ob Kinder die Schwere ihrer Erkrankung und deren Konsequenzen einschätzen können, ist hinsichtlich der Frage um die Einbeziehung des Patienten bei der Abwägung einer Behandlungsbegrenzung als ein wesentliches Argument zu betrachten (vgl. Diepold 1995; Ulsenheimer 1995:76). Hierbei ist natürlich zu berücksichtigen, dass dies keine statistisch regelhafte Erscheinung ist, jedoch bei der Frage der Wahrnehmung der partiellen Autonomie eine zentrale Rolle spielt. Ebenso wenig ist es zwingend notwendig, dass dieser Kommunikationsprozess direkt zwischen dem Patienten und dem Arzt erfolgt. Jedoch ist es ein unerlässlicher Aspekt in der Erforschung der partiellen Autonomie, die Eltern bzw. Erziehungsberechtigten hinsichtlich verbal oder nonverbal geäußerter Wünsche, Indikatoren etc. zu fragen und diese Mitteilungen in den Entscheidungsprozess einzubeziehen (Harrisson et al. 1999).
- Daraus ergibt sich eine (zumindest) triadische Konstellation zwischen Ärzten/Betreuern, Patient und Eltern. Um der Komplexität dieser Zusammenhänge gerecht zu werden, verfügen pädiatrisch-onkologische Stationen in der Bundesrepublik über ein umfassendes Angebot in der Regelversorgung, die es einerseits erlaubt, die Behandlung unter kurativen Gesichtspunkten über den erforderlichen langen Zeitraum zu ermöglichen (vgl. Siegrist/Koch 1989; Schreiber-Gollwitzer/Schroeder/Niethammer 2002). Als gleichermaßen hilfreich und notwendig erweist sich dieser interdisziplinäre ganzheitliche Systemansatz auch in Situationen, in denen es sich um infauste Prognosen handelt und palliative Versorgungsmaßnahmen in Betracht zu ziehen sind (vgl. Zernikow 2002).

Die pädiatrische Onkologie blickt auf eine bemerkenswerte Fortschrittsgeschichte in ihren Behandlungserfolgen zurück, die es heute ermöglicht, rund drei Viertel der erkrankten Kinder und Jugendlichen zu heilen (www.kinderkrebsregister.de). Dies bedeutete u.a. für das behandelnde Team, insbesondere aber für die in Klinik und Forschung tätigen Ärzte und Mediziner eine gravierende Veränderung ihres professionellen Selbstverständnisses (vgl. Niethammer 1999). Es bewegte sich von der historisch bedingten Haltung des Akzeptierens der Grenzen der eigenen Möglichkeiten hin zu einem immer wie-

teren Verschieben dieser Grenzen, um neue und wirksamere Behandlungsmethoden zu entwickeln. Das erklärte Ziel der Kinderonkologie liegt daher
darin, auch für jenen Teil der Kinder, Perspektiven auf Heilung zu entwickeln,
die gegenwärtig noch akzeptieren müssen, dass es für sie keine Heilung gibt und
sie an der Erkrankung sterben.

- Ein aktuell kontrovers diskutierter Punkt in der Pädiatrischen Onkologie ist
  in diesem Zusammenhang der Einsatz von Stammzelltransplantationen.
  Eine Stammzelltransplantation ist eine potenziell kurative Behandlungs-
  maßnahme, die allerdings mit gravierenden, sogar lebensbedrohenden akuten Nebenwirkungen und erheblichen unerwünschten Spätfolgen behaftet
  ist. Abhängig von der Spenderwahl sind diese negativen Auswirkungen
  mehr oder weniger gut beherrschbar. Bei manchen Formen der Stammzelltransplantation liegt das Risiko, an ihren Folgen – also nicht an der Grund-
  krankheit – zu sterben, in der Größenordnung von 30%. Darf eine solche
  Behandlung ohne die erklärte Einwilligung des zuvor ausführlich und offen
  informierten Patienten angeboten und/oder durchgeführt werden, und
  dürfen die Eltern auch in solch einer Frage die Entscheidung anstelle ihres
  formal nicht einwilligungsfähigen Kindes treffen? In dieser Frage mani-
  festiert sich ein charakteristisches Phänomen der Medizinentwicklung: Sie
  stößt an ihre ethischen Grenzen. So stellt sich die Frage des Experiments
  einer bestimmten Form der Stammzelltransplantation auf Grund der gravierenden Nebenwirkungen nur als ultima ratio, wenn herkömmliche The-
  rapieversuche nicht zu dem gewünschten Erfolg führen.
- Die Komplexität und Reichweite dieser ethischen Entscheidungen ist trotz
  aller Bemühungen formaljuristisch nicht in einer Form zu lösen, wie dies
  dem Bedürfnis des gesellschaftlichen, aber teilweise auch fachspezifischen
  Diskurses entspricht. Die Lösung, die für dieses Problem in der Pädiatrischen Onkologie sowohl international als auch interdisziplinär angestrebt
  wird, ist eine unspektakuläre: das Gespräch mit dem Patienten und seiner
  Familie. Am Beispiel der Pädiatrischen Onkologie findet die bereits vorge-
  stellte Studie zur Motivation von Patientenverfügungen eine Bestätigung:
  Am Ende umfassender biomedizinischer Behandlungsversuche bedarf der
  Patient, der „Leidende", der Gewissheit, in seinen Bedürfnissen, Ängsten
  und Wünschen Gehör zu finden und – nicht weniger – aber anders versorgt
  und betreut zu werden.

Entscheidungsfindung unter Bedingungen partieller Autonomie

Ein im Zusammenhang mit der Frage nach der Behandlungsbegrenzung relevanter Themenkomplex betrifft Entscheidungsfindungsprozesse. Von besonderem Interesse ist dabei die Berücksichtigung der Patientenmeinung in schwer-
wiegenden medizinischen Entscheidungssituationen (ultima ratio Entscheidungen). So wurden in einer amerikanischen Studie zum Entscheidungsverhalten von Eltern und Ärzten (vgl. Hinds et al. 1997) die meisten von den Eltern

als schwierig und belastend empfundenen Entscheidungen im späten Verlauf der Erkrankung getroffen: Darin wurden folgende Entscheidungen nach Häufigkeit genannt: 1) an der Phase I einer pharmakologischen Studie teilzunehmen oder die Behandlung abzubrechen, 2) die Aufrechterhaltung oder den Abbruch von lebenserhaltenden Maßnahmen und 3) eine weitere Chemotherapie durchzuführen oder die Behandlung abzubrechen.

Bezogen auf den späteren Verlauf der Erkrankung im Übergang von der kurativen zur palliativen Phase ergab die mit Eltern und Ärzten durchgeführte Befragung, dass in dem Entscheidungsprozess von Seiten der Eltern der Rat der behandelnden Ärzte als die wichtigste Entscheidungsgrundlage galt (vgl. auch Truog 1999; Kirkpatrick/Hoffman/Futterman 1974). Umgekehrt wurde von den Ärzten die Diskussion mit den Familien der Patienten als wichtigster Faktor in ihrem Entscheidungsverhalten angeführt sowie die Gewissheit, dass für den Patienten keine Besserung zu erwarten ist. Als weiteres Ergebnis dieser Untersuchung ist festzuhalten, dass die Eltern sich tendenziell gegen eine weitere Behandlung entscheiden, wenn sie zu dem Schluss gekommen sind, dass es für das Kind keine Chance auf Heilung gibt.

Einbeziehung von Patienten in den Entscheidungsprozess

Aktuell beginnt sich ein breites Forschungsfeld mit der Frage der Einbeziehung von Patienten in schwerwiegende medizinische Situationen zu beschäftigen: Das Schwergewicht von Untersuchungen über Entscheidungsprozesse in der Pädiatrie liegt, wie bereits ersichtlich wurde, nach wie vor bei den Eltern und betrifft vorwiegend biomedizinische Maßnahmen. Entscheidungen in lebensbedrohlichen Situationen werden für Akutbereiche wie die Neonatologie bzw. Intensiveinheiten untersucht (vgl. z.B. Brinchmann et al. 2002; Streiner et al. 2001; van der Heide et al. 1998; Pinch/Spielman 1996; Overday 1996). – Vermehrt beschäftigen sich in den letzten Jahren theoretische und anwendungsbezogene Abhandlungen in der Bioethik jedoch auch mit der Frage der Patienteneinwilligung in Forschungsprojekte (vgl. Hirschfeld: http://www.kks-ms.de/dateien/hirschfeld-kksopen.pdf; Lohaus/Albrecht/Seyberth 2002; Miller/Kenny 2002; Kenny/Miller 2000; Baylis/Downie/Kenny 1999; Downie 1999; American Academy of Pediatrics 1995)[4].

Einbeziehung von Patienten in ultima ratio-Entscheidungen

Bei ihren Darlegungen zur Einbeziehung der Patienten rekurriert Levetown (1996:37) auf Erfahrungswerte von Pädiatern (vgl. dazu Leikin 1993;

---

[4] So ist beispielsweise nach dem neuen AMG nicht nur eigennützige, sondern auch gruppennützige Forschung an Kindern erlaubt, wobei früher alle Maßnahmen für den Patienten selbst potenziell nützlich sein mussten, was jetzt nicht mehr unbedingt als Voraussetzung gesehen wird.

Bartholome 1989; King/Cross 1989), die auch von Bioethikern und offiziellen Einrichtungen in dieser Hinsicht unterstützt werden. Sie vertreten die Meinung, dass sich die Bemühungen der Betreuer darauf richten sollen, die Sicht des Kindes zu vertreten und danach zu handeln – auch wenn es sich um Situationen handelt, in denen zwischen Leben und Tod entschieden werden muss.
Daran schließt sich die komplexe Frage der Einwilligungsfähigkeit an. Den Ausgangspunkt der Überlegungen bildet die allgemeine Beobachtung, dass chronisch kranke Kinder bezogen auf ihre Krankheit eine erfahrungsbasierte Reife besitzen, auch wenn diese nicht mit ihrem generellen Entwicklungsniveau in anderen Aspekten korreliert (vgl. z.B. Masera et al. 1999).

Einwilligungsfähigkeit

In Deutschland werden Kinder und Jugendliche mit Krebskrankheiten im Sinne evidenzbasierter Medizin im Rahmen von Therapieoptimierungsstudien behandelt (vgl. Göbel 1995:10). Daher wird auch in Deutschland die Frage der Patienteneinwilligung und Patientenbeteiligung an Therapieentscheidungen aus medizinrechtlicher und bioethischer Sicht diskutiert (vgl. Maio 2000, 2001a,b; Dierks/Graf-Baumann/Lenard 1995): Obwohl einerseits die Bedeutung der Krankheitserfahrung und Adaptionsfähigkeit von betroffenen Kindern betont wird (vgl. Diepold 1995:43f.), legen medizinrechtliche und entwicklungspsychologische Definitionen von "Einwilligungsfähigkeit" die Altersgrenze auf frühestens 14 Jahre fest (Ulsenheimer 1995:76), als vetofähig gelten Patienten bereits mit zehn Jahren.
Der Altersgipfel der häufigsten Krebserkrankungen liegt jedoch im frühen Kindesalter (vgl. z.B. Gutjahr 1999, http://www.kinderkrebsregister.de/). Aus diesem Grund kann die formal-juristische Patienteneinwilligung nur auf einen geringen Teil der betroffenen Patienten angewendet werden. Die Patienteneinwilligung im Fall "leichterer Eingriffe" (Ulsenheimer 1995:77), die aus juristischer und ethischer Sicht zunehmend empfohlen und von Ethikkommissionen eingefordert wird, drückt das gegenwärtige Dilemma um Patientenautonomie und Bemühungen um den Schutz des Patienten aus.

Beteiligung an pharmakologischen Studien

Daran schließt sich die Diskussion um die Beteiligung an pharmakologischen Studien an. Levetown (1996:37) skizziert die Alternativen, die in ultima ratio-Situationen zur Verfügung stehen, folgendermaßen: „Thus we continue to use unproven but widely accepted „therapies" which often stand between a low technology peaceful death and the high-technology, no-holds-barred death". Obwohl hier die Problematik äußerst holzschnittartig dargestellt wird, trifft sie eine der ethischen Grundprobleme, die sich im Zusammenhang mit der Weiterentwicklung von Therapien und Behandlungsmaßnahmen stellen. – Levetown betont kritisch, dass es sich häufig um ultima ratio-Versuche handelt, die ohne Einwilligung der Patienten vorgenommen werden. Der implizite Vorwurf richtet sich dabei an die daran anschließenden Konsequenzen für das betroffene Kind. Denn damit wird ihm die Möglichkeit genommen, persönliche Ziele und Belange zu erledigen. Es wird gezwungen, an schmerzhaften und aufreibenden Protokollstudien teilzunehmen.

So belegen Berichte einer Klinik, die sich entschieden hatte, die Patienten über ihre Situation zu informieren und ihre Entscheidung zu respektieren, dass sich zwei Drittel der Patienten für Palliation entschieden, vier gegen den Wunsch der Eltern (vgl. Nitschke et al. 1982).

Obwohl die Pädiatrische Onkologie ihre programmatische, ethische, kommunikative und interaktive Haltung zum Patienten und seiner Familie definiert hat, gibt es keine systematischen Untersuchungen zur praktischen Umsetzung dieser Leitlinien. Zwar wird die Tendenz, Patienten in prekäre Entscheidungen mit einzubeziehen, von klinischer Seite respektiert und unterstützt: „Children with a chronic or terminal illness may have experiences that endow them with insight and maturity beyond their years. Families often encourage children to participate in decision making" (Harrison et al. 1999:827). Dennoch gibt es nur geringes Wissen darüber, wie diese Entscheidungen gefällt werden. Ebenso wenig ist bisher über Kommunikationsinhalte bekannt und in welcher Form diese in der Familie und im Systemkontext der Klinik verhandelt werden.

Patientenwunsch

Der einzige Aufschluss, den die Literatur zur Haltung von Patienten gibt, findet sich in einer Studie von Ellis und Leventhal (1993), die am Johns Hopkins Hospital zu Beginn der 90er Jahre durchgeführt wurde. Von den 50 acht- bis siebzehnjährigen Patienten sprachen sich die Patienten generell dafür aus, über alle Aspekte ihrer Erkrankung und Behandlung informiert zu werden, insbesondere über die Prognose. Davon wollten 76% der Patienten eine Information zur Prognose in Prozentangaben, 95% der Patienten wollten über eine infauste Prognose informiert werden.

Bezogen auf die Entscheidungskompetenz der Patienten gingen ausführliche Information mit erhöhter Entscheidungsfähigkeit einher: 62% der Patienten, die in der Lage waren, ihre formale Diagnose zu nennen und Einwilligungsformulare zu lesen, nahmen eine aktive Rolle bei Entscheidungen ein als Patienten mit eingeschränktem Verständnis über ihre Erkrankung. Im Vergleich zu 44% der Eltern, die das Gefühl hatten, selbst an Behandlungsentscheidungen beteiligt zu sein, empfanden dies nur 10% der Patienten. Der Großteil der Eltern hatte den Eindruck, dass Behandlungsentscheidungen durch die Ärzte gefällt wurden.

Obwohl 96% der Patienten keine Entscheidungen zu kurativen Behandlungsfragen machen wollten, hatten sich 63% der Jugendlichen über 13 Jahre dafür ausgesprochen, Entscheidungen zu palliativen Behandlungen fällen zu wollen. Von den unter 13-Jährigen waren dies hingegen nur 28%. Bezogen auf die Einschätzung zu Entscheidungsfähigkeit von Patienten generell hatten die Patienten die Altersgrenze zur eigenverantwortlichen Entscheidung über die Beteiligung an medizinischer Forschung bei 14 Jahren angesetzt, über die Entscheidungsbeteiligung an geringfügigeren Behandlungsmaßnahmen bei 16 Jahren. 80% aller Eltern und 72% aller Patienten hatten sich dafür ausge-sprochen, dass grundsätzlich das Recht zur Verweigerung potenzieller Therapien bei Tumorerkrankungen gegeben sein sollte.

Zusammenfassend bestätigt diese Studie die Erfahrung, dass Patienten eine vollständige Aufklärung über ihre Erkrankung wünschen, Eltern hingegen die Kinder vor negativen Mitteilungen schützen möchten. Kinder wollen in der Regel keine Entscheidungen treffen, die kurative Ersttherapien betreffen, ein Großteil möchte jedoch über Palliation entscheiden.

Trotz der aufschlussreichen Ergebnisse dieser Untersuchung ist auch hier der Fokus auf die Altersgruppe der 8- bis 17-Jährigen gelegt und erteilt keine Auskunft, in welcher Form jüngere Patienten in Entscheidungsprozesse einbezogen werden.

Tina: Ein Fallbeispiel[5]

Zur Veranschaulichung, unter welchen Bedingungen und mit welchen kommunikativen Möglichkeiten auch Kinder im Vorschulalter in Entscheidungsprozesse eingebunden werden können, soll das folgende Beispiel dienen: Tina, die zum Zeitpunkt ihrer Diagnose mit einer akuten myeloischen Leukämie zweieinhalb Jahre und zum Zeitpunkt ihres Todes noch nicht ganz 5 Jahre alt war.[6]

---

[5] Interviewauszüge aus dem Datenmaterial für die Habilitationsschrift „Der Umgang mit dem Tod lebensbedrohlich erkrankter Kinder im familialen Diskurs – eine explorative Studie zum Interaktions- und Kommunikationsverhalten von Tumorpatienten" einzureichen von Silvia Hedenigg, Dr. phil. am Zentrum für Human und Gesundheitswissenschaften der Charité – Universitätsmedizin Berlin)

[6] Die Familie – Familie Taal – stammt aus dem süddeutschen ländlichen Raum. Beide Eltern haben Ausbildungsberufe erlernt. Zum Zeitpunkt der Diagnose ist die Tochter 2½ Jahre alt. Ihr Bruder, Martin, ist 4 Jahre älter. Drei Wochen vor Tinas Rückfall erfährt die Mutter, dass sie erneut schwanger ist. Maurice ist 4 Monate alt, als Tina verstirbt. Familie Taal ist protestantisch und bezeichnet sich als sehr religiös. Tina selbst ist religiösen Themen gegenüber aufgeschlossen und besucht regelmäßig den Kindergottesdienst und die Sonntagsschule. Die Eltern beschreiben Tina als „kein einfaches Kind". Vor ihrer Erkrankung war sie lebhaft, willensstark und versuchte häufig, ihre Grenzen zu erproben.

Therapeutische Allianz

Die Familie führt im Laufe der zweijährigen Erkrankung der Tochter einen intensiven Diskurs mit dem medizinisch-pflegerischen und psychosozialen Betreuungsteam sowie mit gleich betroffenen Eltern. Für den Vater entsteht beispielsweise durch konkrete Informationsvermittlung und das aktive Einbezogensein in den Therapieprozess Sicherheit: „Und man hat schon gemeint, dass man da wirklich zusammenarbeitet und nicht die Ärzte da irgendwo alleine irgendwie was machen und man guckt da nur zu, oder so. Wir sind da voll mit eingebunden gewesen und das hat mir auch, muss ich sagen, die Sicherheit gegeben." Auch die Mutter empfindet die aktive Beteiligung am Betreuungsprozess als eine Möglichkeit, die Situation mit kontrollieren zu können: „Und was halt so gut war, dass einem das Kind nicht so weggenommen wird. Also es war wirklich so, dass von den Ärzten auch da überhaupt keine Hierarchie aufgebaut wurde. Absolut nicht."

Die Kommunikation in der Familie

Die Kommunikation in der Familie wird von den Eltern – unabhängig von der Erkrankung – als sehr offen beschrieben. In diesem Sinne entscheiden sich die Eltern bewusst zu demselben Umgang mit ihren Kindern auch nach der Diagnose. Konkret definieren sie diese Offenheit als ein „Reden darüber ohne Tabus". Mit Tina selbst hatten die Eltern sehr früh über die Ernsthaftigkeit ihrer Erkrankung gesprochen. Sie bemühen sich, die Erkrankung und den Behandlungsverlauf sachgerecht und kindgerecht zu vermitteln: „Das waren böse Zellen, die in ihrem Blut waren. Und die haben wir mit jeder Chemo abgeschossen." Vater: „So haben wir das gesagt. So haben wir es erklärt." Mutter: „Und dann hat sie auch gewusst, was passiert, wenn die Zellen wiederkommen. Und sie wusste auch, sie hat eine Krankheit, an der sie sterben kann. Sterben heißt, nicht mehr bei uns zu sein, also, das war schon klar."
Die intensive Beschäftigung der Patientin mit der Möglichkeit des eigenen Todes spiegelt sich in folgendem Gespräch mit der Mutter wider, das sie abends während des Spülens geführt hatten. Es gelingt ihr nicht nur, den Kausalzusammenhang zwischen Krankheit und Tod herzustellen, sondern im Umkehrschluss Therapieergebnisse und deren Implikationen für das weitere Überleben zu erfassen: „Na, Mama, wenn die Zellen weg sind, dann muss ich nicht mehr sterben." Und da hab ich zu ihr gesagt: „Doch, dann musst du trotzdem sterben. Wir müssen alle sterben. Du wirst dann nicht an der Leukämie sterben, aber du wirst sterben. Weil, auch ich werde sterben. Und selbst das Baby, was bei mir im Bauch ist, was noch gar nicht geboren ist, wird eines Tages sterben."
Neben einer auch vorhandenen metaphorischen, emotionalen Empfindungsebene sind die Eltern immer bestrebt, im Umgang mit den Kindern und insbesondere mit Tina nach wohl überlegten und rational geprägten Gesichtspunkten zu handeln. Gemäß der Entscheidung, Tinas Erkrankung und ihre infauste Pro-

gnose nach dem Rückfall „ohne Tabus" zu besprechen, versuchen die Eltern einerseits ihrem Verständnis nach situativ adäquat zu reagieren und andererseits von sich aus Tina auf Behandlungsmaßnahmen bzw. ihr Sterben vorzubereiten.

Einbezug der Patientin in Entscheidungssituationen

Tina kann die Implikationen einschätzen, als sie während eines Reha-Aufenthaltes erste Anzeichen für einen Rückfall entwickelt und sich dieser in den Kontrolluntersuchungen der Heimatklinik bestätigt: Die unmittelbare Mitteilung des Befundes braucht nicht verbal zu erfolgen. Ein stillschweigendes Einvernehmen herrscht aufgrund der gemeinsamen Erlebnisschichtung durch die Krebserkrankung und durch den Erfahrungsraum der Kinderkrebsstation vor. Das nonverbale, geteilte und stillschweigende Wissen dieses konjunktiven Erfahrungsraums schließt auch den behandelnden Arzt und das Pflegepersonal ein: „Es war wie ein furchtbar böser Traum. Der Dr. Y hat mich dann begrüßt und hat gefragt: Na, Frau Taal, wie haben Sie geschlafen? Der hat selber furchtbar geschlafen. Der wusste genau, so was ... punktieren ... ich muss den Eltern sagen, ihre Tochter wird sterben. Und dann ist Tina nach oben gegangen, auf Station. Also erst ist sie punktiert worden. (...) Die Schwester, sie hatte glasige Augen. Und ... das war ganz schlimm ... Das war furchtbar. (...) Das war ... das war eine mörderische Stimmung. Und dann hat man gewartet. Und Tina hat sich zurückgezogen, sie ist oben auf Station gewesen, bei ihrer Lieblingsschwester, Schwester Kathrin. Da ist sie die ganze Zeit geblieben. Und wir mussten eine halbe Stunde warten. Und das war die Hölle. Das war die Hölle. Zumal: wir haben es gewusst. Wir wussten es! ((zitternde Stimme)). (...) Und ich wollte es nicht wahrhaben. Und da kam der Dr. Y rein und ...". Vater: „Der brauchte gar nichts sagen." Mutter: „Ja. Der hatte selber Tränen in den Augen. Da waren wir ... da war der Boden unter uns weg. Der war echt weg. Und dann kam Tina nachher zu uns rein. Sie hat kein Wort gesagt. Sie wusste das. Das brauchte man dann nicht sagen. Wir haben nicht darüber gesprochen, dass sie einen Rückfall hatte. Weil es gar keine Worte gebraucht hat. Dann sind wir nach Hause gefahren. (…) Und dann ist sie die Treppe so runtergegangen und sie lief so vor mir die Treppe runter, und dann guckt sie ... während des Laufens bleibt sie auf einmal stehen, guckt zurück und meint: „Sind Zellen da?" Meinte ich: „Ja." Und dann ist sie weiter gegangen. Mehr nicht."

Behandlungsbegrenzung

Das gegenseitige Wissen um die Bedeutung dieses Befundes drückt sich auch darin aus, dass Tina auf eine nochmalige Transplantation verzichtet. Die Mutter erzählt: „Sie hatte von einem anderen Mädchen mitbekommen, das zum zweiten Mal transplantiert wurde. (...) Und da haben wir sie gefragt: Möchtest du noch mal transplantiert werden? Es war eine Frage, die in Erwägung zu ziehen wäre, wenn sie das gewollt hätte. Und sie hat sofort gesagt: „Nein." Nein, sie will's nicht."

Eine infauste Prognose stellt an die Familien unterschiedliche Anforderungen. Wesentliche medizinische Entscheidungen betreffen Reanimationsmaßnahmen, Schmerztherapie und den Zeitpunkt, zu dem auf Transfusionen verzichtet wird. Auch Tina musste unmittelbar nach dem zweiten Rückfall Bluttransfusionen bekommen, die sie ambulant in der Klinik erhält: Für die Eltern war es eine große Sorge, den richtigen Zeitpunkt des Loslassens zu finden. Sie hatten von anderen Eltern gehört, wie wichtig das wäre: „Wir wollten nicht, dass sie für uns einen Tag länger lebt. Wir wollten, dass sie den Zeitpunkt selber bestimmt, wann sie gehen will. Wir wussten aber aus der Klinik, dass Kinder ihren Eltern zuliebe das alles mitmachen. Wie sollten wir das rausfinden?" Aus diesem Grund hatten sie einen Arzt gefragt, der ihnen folgende Antwort gegeben hatte: "Frau Taal, Ihre Tochter sagt Ihnen, wenn es nicht mehr geht."

In der Tat hatte sich Tina eines Tages entschieden, nicht mehr in die Klinik zu gehen und dies ihrem Vater mitgeteilt. – Häufig spielt der Wunsch, bestimmte biografische oder festliche Ereignisse noch erleben zu wollen, bei der Bereitschaft zu sterben eine wichtige Rolle. In Tinas Fall kam ihrem (fünften) Geburtstag diese Bedeutung zu. Neun Tage vor ihrem Geburtstag sagte sie zu ihrem Vater, sie wolle nicht mehr in die Klinik. Die Mutter hat sie darauf angesprochen: „Papa hat gesagt, du möchtest nicht in die Klinik gehen." Meint sie: „Ne, ich will nicht mehr." Meinte ich, „o.k., dann feierst du halt deinen Geburtstag im Himmel, o.k.". Und dann hat sie gestutzt, dieser Zwiespalt. Geburtstag feiern möchte sie eigentlich lieber hier und nicht im Himmel. Und irgendwie kann sie nicht mehr hier bleiben. Das hat sie dann gemerkt. Und dann sagte sie nachher unter Tränen: „O.k. dann geh ich halt wieder ins Krankenhaus." „Hat sie aber bei geweint." Die Mutter interpretiert Tinas Dilemma: „Das ist ihr nicht leicht gefallen, weil sie ... Sie hat gemerkt, eigentlich tu ich da was, was ich nicht tun sollte. Aber den Geburtstag wollte sie eigentlich schon noch feiern. Und dann sind wir wieder ins Krankenhaus."

In der Folge wird der Geburtstag, den die Mutter als eine Art Zäsur einführt, zur Metapher von Leben und Tod. Über den Geburtstag zu reden wird gleichbedeutend damit, über ihren Tod zu reden: Das Bild des Geburtstagfeierns erleichtert die Kommunikation über das Sterben. Mutter „Und dann fing es an, dass ihr Körper gekippt ist. (...) Und dann bin ich mit ihr ins Schlafzimmer gegangen und dann hab ich zu ihr gesagt: Tina, wenn du deinen Geburtstag nicht hier feiern willst, du brauchst es nicht. Du kannst auch gern im Himmel feiern, du musst nicht hier bleiben, wenn du nicht möchtest. Aber du kannst gerne, wenn du willst. Was möchtest du?" Und dann hat sie gesagt: „Ich will zu Jesus."

Aufgrund der sichtlichen körperlichen und psychisch belastenden Verschlechterung ihres Allgemeinzustandes möchte die Mutter Tina signalisieren, dass sie sie nicht halten möchte, wenn für sie der Zeitpunkt des Sterbens gekommen sei. Andererseits wird ihr die Bedeutung dieses Gesprächs bewusst und sie erschrickt über das Ausmaß und die Implikationen ihrer eigenen Frage. Zweifel und Schuldgefühle, Tina zu ihrer Aussage möglicherweise gedrängt zu haben, veranlassen sie, ihren Mann hinzuzuholen. Tina wiederholt jedoch ihren Wunsch: „Und dann bin ich raus und hab Peter gleich geholt und mir ist der Boden weg ... Susana, was machst du da? Was machst du da? Du kannst sie doch nicht fragen! Und jetzt hast du sie gedrängt. Was hast du da gemacht? Ist es richtig? Ist es nicht richtig? Und dann hab ich Peter gleich geholt und dann hat sie gleich zu ihm gesagt, dass sie in den Himmel will. Dass sie nicht mehr ins Krankenhaus will."

Im Anschluss an dieses Gespräch entscheiden sie, den Infusionszugang zu entfernen. Mit dieser symbolischen Handlung wird der Entschluss Tinas akzeptiert und läutet für alle sichtbar und bewusst die Sterbewoche ein: „Dann sind wir halt hin und haben dann die Nadel raus gemacht, zu dritt, und haben auch alle drei dabei geweint. Also es war nicht irgendwie so was, was man so macht so. Das tut man halt. Sondern wir wussten genau, was wir da taten."

Todes- und Jenseitskonstrukte

Die Familie ist tief im christlichen Glauben verwurzelt und konstruiert Bilder, die dem Ideal persönlich-verinnerlichter Frömmigkeit des süddeutschen Pietismus entsprechen. Ein Leben nach dem Tod ist für sie „real existent": „Wir sind sehr gläubig, wir glauben an ein Leben nach dem Tod". In diesem Sinne hatte die Mutter Tina auf den Tod vorbereitet. Die für Tina vertraute Figur Jesu wird als Gegenüber und gleichzeitig als Vermittler der Todesnachricht eingeführt: „Tina, eines Tages wird Jesus zu dir sagen, dass du zu ihm in den Himmel kommen sollst." Die Vertrautheit der Beziehung zwischen Tina und Jesus wird dadurch unterstrichen, dass die Verständigung als eine ausschließliche beschrieben wird. Tina kommt die Aufgabe zu, den Eltern dies weiterzugeben und somit den Kommunikationskreis zu schließen: „Und das sagt er aber nur dir, das sagt er mir nicht, das musst du mir sagen. Und dann kannst du gehen. – Da war sie hochzufrieden."

Todeskonzept

Die Frage, inwieweit ein Kind in Tinas Alter diese Dimensionen tatsächlich erfasst, beschäftigt auch die Eltern. Die Familie widerspricht heftig, dass Kinder nicht wüssten, was Sterben und Tod bedeuten. Ein Bekannter der Familie sagte, sie habe geglaubt, was man ihr erzählt hat. Für die Eltern „ist sie weit darüber hinausgegangen". Die Eigenständigkeit ihrer religiösen Gedanken finden sich ihres Erachtens in folgendem Gespräch wieder, das sich zwischen Tina und der Klinikpfarrerin ereignet hatte: Nach dem ersten Rückfall war Tina mit der Pfarrerin allein und hat sie gefragt: „Hast du Angst?" Pfarrerin: „Ja, manchmal habe ich Angst." Tina: „Glaubst du auch, dass Gott Angst hat?" Pfarrerin: „Ich glaube schon, dass er manchmal Angst hat um seine Menschen hier auf der Erde." Tina:

„Gott sieht auch das Andere". Die Pfarrerin hat dies bei der Trauerrede auf der Beerdigung folgendermaßen interpretiert: „Sie wusste, dass Gott noch eine andere Dimension sieht." Mutter: „Das kam von ihr, das haben wir nicht in sie reinprojiziert." Vater: „Das sind Dinge, die hat Tina mit ihren vier Jahren gerafft, dass Gott das Andere sieht".

„Reife Todeskonzepte" werden im Allgemeinen an den naturwissenschaftlich fundierten Kategorien von Universalität, Irreversibilität und Non-Funktionalität gemessen. Metaphysische Vorstellungen werden nicht erhoben. In Tinas Fall einer betroffenen Patientin können Universalität, Reflexion der eigenen Betroffenheit und Kausalzusammenhänge mit der vorangegangenen Krankheit anhand der bereits dargestellten Gesprächssituationen nachgezeichnet werden. Trotz der starken Orientierung an transzendenten Dimensionen ist für sie aber auch die eigene, körperliche, irdische Endgültigkeit kognitiv erfassbar und in zeitlichen Dimensionen zu verorten: Als die Mutter den kleinen Bruder gewickelt hatte, sagte Tina: „Wenn Maurice groß ist, bin ich schon lange tot."

Der körperliche Funktionsverlust ist ihr am Tod einer ihrer besten Freundinnen in der Klinik deutlich geworden. – Die Eltern haben Tina über deren Tod informiert: „Tina wollte alles ganz genau wissen." Am Tag darauf sagte sie: „Auf die Beerdigung dürfen ja nur Erwachsene hingehen". Mutter: „Nee, da dürfen auch Kinder hingehen. Dann sagte sie: „Und warum durfte ich gestern dann nicht mitkommen?" Dann meinte ich: „Hättest du denn mitkommen wollen auf die Beerdigung?" Tina: „Ja, da hätte ich mitkommen wollen." Mutter: „Ja, wenn du gern zu dem Grab möchtest, dann können wir da auch hinfahren". Tina: „Ja, das will sie". „Und wir sind sonntags drauf dann wirklich nach X gefahren und haben das Grab von N. besucht. Also, es war wirklich ... sie war informiert. – Wir haben sie den Weg gehen lassen. Wir haben nicht gesagt, jetzt guck dir an, wo du mal hinkommst, sondern sie wollte da hin. Sie wollte das sehen. Und das hat uns natürlich ... heute weiß ich gar nicht, wie wir das ausgehalten haben." Die Mutter kommentiert Tinas Interesse daran folgendermaßen: „Daran kann man merken, dass Tina wusste, worum´s ging. Dass das für sie kein Kinderspiel war. Oder das sagen ja auch so viele: Ach, die Kinder wissen ja gar nicht, worum´s geht. – Auf der Fahrt nach Hause sagte sie: „Na, Papa, bald bin ich auch im Grab."

Gemeinsame Entscheidung: Behandlungsabbruch

Im Rekurs auf die oben angeführten Merkmale des bio-psycho-sozialen Behandlungsansatzes in der Pädiatrischen Onkologie kann die Entscheidung für einen weiteren Behandlungsverzicht in Form einer wiederholten Stammzelltransplantation folgendermaßen interpretiert werden:

Die besondere Konstellation Patient-(Kind/Jugendlicher)-Eltern-Arzt führt zu dichten Kommunikationsstrukturen, die sowohl kurative als auch palliative Behandlungsmaßnahmen ermöglichen bzw. erleichtern sollen. Diese Kommunikation erfolgt unter medizinischen, psychologischen und sozialen Gesichtspunkten und ist eingebettet in ein dichtes Netz medizinischer und psychosozialer Versorgungsangebote. Aufgrund der langen Behandlungsdauer und Dichte der Beziehung nehmen Eltern auch in Situationen der Unsicherheit den behandelnden Arzt als eine Orientierungsfigur wahr. An diesem Beispiel ist insbesondere interessant, dass der Arzt bezüglich der Frage, wann der „richtige Zeitpunkt" der Einstellung von Bluttransfusionen, das „Loslassen" gekommen wäre, die Entscheidungskompetenz der noch nicht 5-jährigen Patientin zuschreibt: Sie ist diejenige, die die Signale sendet. Die Aufgabe der Eltern besteht darin, diese wahr- und ernst zu nehmen – und zu respektieren: „Frau Taal, Ihre Tochter sagt Ihnen, wenn es nicht mehr geht". Obwohl dieser Rat in Kenntnis der Familien- und Kommunikationsstruktur passiert und vermutlich nicht bei jeder Familie in der gleichen Form ausgesprochen worden wäre, verweist dieses Beispiel auf den Respekt des Arztes vor der Wahrnehmung der Autonomie der Patientin und ihrer je individuellen Einschätzung dessen, was für sie noch ertragbar ist.

Ein weiteres charakteristisches Element in diesem Entscheidungsprozess, auf eine nochmalige Stammzelltransplantation zu verzichten und damit den Tod zu akzeptieren, ist das familientypische Kommunikationsmuster. Da die Kommunikationsform offen und aufgrund der religiösen Orientierungsmuster wahrhaftigkeitsorientiert ist, erfolgt die Aufklärung und Information des Kindes „ohne Tabus". Die Familie verfügt aufgrund dieses Habitus über kindgerechte Kommunikationsmöglichkeiten, die jedoch an dem faktischen Aussagegehalt keine Veränderung vornehmen. Obwohl damit, ohne den Anspruch der Wahrhaftigkeit verletzen zu müssen, selbst erhoffte Antworten (wenn die Zellen weg sind, muss ich nicht sterben) verweigert werden, erlaubt dieses Kommunikationsmuster in der Vorbereitung der Familie auf den Tod ein Teilen der vorhandenen Ängste und Unsicherheiten.

Das heißt, bei der Frage nach der Behandlungsbegrenzung und der Einbeziehung der Patienten in diesen Entscheidungsprozess spielt eine Vielzahl von Faktoren eine Rolle. Als wesentliche institutionelle Voraussetzung ist die interdisziplinäre bio-psychosoziale Versorgungsstruktur seitens der Klinik zu betrachten. Ob und wie diese angenommen werden kann, hängt davon ab, ob das „System Familie" für diese Umwelt und ihre Angebotsstrukturen Anschlussmöglichkeiten aufweist.

In dem Versuch, das Kind auf seinen Tod vorzubereiten, setzt sich die Familie mit metaphysischen Dimensionen auseinander und versucht, gemeinsame Interpretationsmuster und Bilder für ein „Danach" zu finden und darüber auch zu sprechen. Die Auseinandersetzung mit der Frage, die sich der Mensch spätestens im Angesicht seines Todes stellt – nämlich woher er kommt und wohin er geht, fällt Familien, die eine Kommunikationspraxis über transzendente Dimensionen besitzen, leichter.

Behandlungsbegrenzung – ein Tabu?

Wie die gegenwärtige Rechtsprechung und die „Grundsätze der Bundesärztekammer zur ärztlichen Sterbebegleitung" (2004) festlegen, ist der Wille des Patienten, wenn er in Form einer schriftlichen Verfügung dargelegt ist, grundsätzlich bindend. Damit sind für einen Großteil der Patienten, die für diesen Fall Vorsorgeverfügungen treffen, formal-juristisch und medizinisch alle Bedingungen geschaffen, um den persönlichen Willen der Gestaltung am Lebensende gewährleistet zu wissen. Patienten, denen die Rechtssprechung und medizinethischen Grundsätze in dieser Form noch nicht gerecht werden, sind u.a. Personen, die aus unterschiedlichen Gründen eines besonderen Schutzes bedürfen. Das gesellschaftliche Bemühen, diesem Schutz des Lebens und der Persönlichkeitsrechte gleichermaßen gerecht zu werden, soll weiterhin aufrechterhalten und im Zuge der gegenwärtigen Diskussionen auch noch intensiver in die gegenwärtigen Debatten um die Entwicklungen in der Medizin, den demographischen Wandel und den Ausbau der Sozialsysteme eingebettet werden.

Das Studium der aktuellen medizinrechtlichen und medizinethischen Fachliteratur sowie die Bemühungen um politische Lösungen für die gegenwärtigen Probleme lässt erkennen, dass sich dafür aktuell keine allgemein gültigen Lösungen abzeichnen. Unter Umständen liegt die Lösung jedoch gerade in der Unlösbarkeit. Vielleicht liegt sie tatsächlich darin, akzeptieren zu müssen, dass sich der Tod „dem Allgemeinen" entzieht, dass das Ringen um Patientenverfügung und Respekt vor der je individuellen und persönlichen Umgehensweise mit dem letzten Stück des Weges Ausdruck des Menschen bleibt, sich dieses Mysterium erhalten zu wollen. Der Tod ist das Liminale. Ihn in der Schwebe zu halten, dazwischen zu belassen, mag der Umgang unserer Zeit damit sein.

Dafür haben auch spezielle Bereiche wie die Pädiatrische Onkologie keine Alternativlösungen. Sie veranschaulichen aber, dass es möglich ist, hinzuhören, zu ergründen und zu erspüren, was der Patient will. Unsere Aufgabe sollte vermutlich darin liegen, durch eine aufmerksame, intensive und einfühlsame Kommunikation mit den Betroffenen – also z.B. bei Kindern auch mit ihren Eltern – zu erforschen, wie über Sterben und Tod gesprochen werden kann, wie Menschen in dieser Phase begleitet werden können – und nicht lediglich danach zu suchen, wie der Tod mit allen Mitteln und vielleicht unter unsagbaren Qualen zu bekämpfen sei. Jeder Mensch hat ein feines Gespür, wann der Kampf verloren ist. – Vermitteln soll dies abschließend ein Gedicht einer Leukämie-Patientin, die ihren Wunsch für *den* Tag, *eines Tages*, beschreibt:

Eines Tages ...

Eines Tages werden die Ärzte mir sagen,
daß sie nichts mehr für mich tun können.

Eines Tages wird der Krebs in meinem Körper
so weit fortgeschritten sein, daß es kein Zurück mehr gibt.

Eines Tages werde ich spüren, daß mir das Leben
langsam entgleitet und meine Krankheit den Kampf
gegen mich gewonnen hat.

Ihr werdet dann sagen: „Gib nicht auf" und „Du musst weiterkämpfen."

Aber eines Tages werde auch ich nicht mehr
stark sein und ein Kampf ohne Waffen ist aussichtslos.

Bitte zwingt mich dann nicht zu wieder
neuen Therapien und Behandlungen.
Genießt und lebt mit mir den Rest meines Lebens
und haltet mich nicht zurück, wenn ich gehe.

Dann, wenn ich für immer meine Augen schließe,
verzweifelt nicht an meinem Tod
und vergrabt Euch nicht in Eurer Trauer.

Ich wünsche mir,

daß ihr dann nicht nur traurig seid, mich verloren,
sondern auch froh seid, mich gekannt zu haben.
Erinnert´ Euch daran,
wie glücklich ich oft war, trotz meiner Krankheit
und wie oft ich gelacht habe.

Laßt mich los, aber vergesst mich nicht
Und ich werde in Euren Herzen weiterleben.

(Sabine Häußer, 7. August 1993)

287

Literatur

American Academy of Pediatrics (1995). Informed consent, parental permission, and assent in pediatric practice. *Pediatrics, 95*(2), 314-317.

Bartholome, W. G. (1989). A new understanding of consent in pediatric practice: consent, parental permission and assent. *Ped Annals, 18*(4), 262-265.

Baylis, F., Downie, J., & Kenny, N. (1999). Children and decision making in health research. *IRB, 21*(4), 5-10.

Becker, G., & Blum, H. E. (2004). „Medical futility": Der Arzt im Spannungsfeld von Behandlungsauftrag und Behandlungsbegrenzung. *Dtsch Med Wochenschr, 129*, 1694-1697.

Bluebond-Langner, M. (1978). *The private world of dying children.* Princton.

Brinchmann, B. S., Forde, R., & Nortvedt, P. (2002). What matters to the parents? A qualitative study of parents` experiences with life-and-death decisions concerning their premature infants. *Nurse Ethics, 9*(4), 388-404.

Bundesärztekammer (2004). *Grundsätze der Bundesärztekammer zur ärztlichen Sterbebegleitung.* Statement des Präsidenten der Bundesärztekammer, Prof. Dr. Jörg-Dientrich Hoppe, zur Pressekonferenz am 02. Mai 2004 in Berlin [Online]. Verfügbar unter www.bundesaerztekammer.de/30/Ethik/50Sterben/40SterbebegleitungHoppehtm

Cuttini, M., Nadai, M., Kaminski, M., Hansen, G., de Leeuw, R., Lenoir, S., Persson, J., Rebagliato, M.; Reid, M., de Vonderweid, U., Lenard, H. G., Orzalesi, M., & Saracci, R. (2000). End-of-life decisions in neonatal intensive care: physicians` self-reported practices in seven European countries. EURONIC Study Group. *Lancet 17, 355*(9221), 2112-2118.

Diederichsen, U. (1995). Zustimmungsersetzung bei der Behandlung bösartiger Erkrankungen von Kindern und Jugendlichen. In: C. Dierks, T. Graf-Baumann & H.-G. Lenard (Hrsg.), *Therapieverweigerung bei Kindern und Jugendlichen. Medizinrechtliche Aspekte*, 6. Einbecker Workshop der Deutschen Gesellschaft für Medizinrecht in Zusammenarbeit mit der Deutschen Gesellschaft für Kinderheilkunde, 24.-26. März 1995 (S. 97-118). Berlin.

Diepold, B. (1995). Einsicht und Urteilsfähigkeit von Kindern. In: C. Dierks, T. Graf-Baumann & H.-G. Lenard (Hrsg.), *Therapieverweigerung bei Kindern und Jugendlichen. Medizinrechtliche Aspekte*, 6. Einbecker Workshop der Deutschen Gesellschaft für Medizinrecht in Zusammenarbeit mit der Deutschen Gesellschaft für Kinderheilkunde, 24.-26. März 1995 (S. 39-48). Berlin.

Dierks, C., Graf-Baumann, T., & Lenard, H.-G. (Hrsg.). (1995). *Therapieverweigerung bei Kindern und Jugendlichen. Medizinrechtliche Aspekte*, 6. Einbecker Workshop der Deutschen Gesellschaft für Medizinrecht in Zusammenarbeit mit der Deutschen Gesellschaft für Kinderheilkunde, 24.-26. März 1995. Berlin.

Dörner, K. (2001). *Der Gute Arzt. Lehrbuch der ärztlichen Grundhaltung.* Stuttgart.

Ellis, R., & Leventhal, B. (1993). Information needs and decision-making preferences of children with cancer. *Proceedings of the American Society of Clinical Oncology, 12*, 433.

Göbel, U. (1995). Risiken und Abwägungsvorgänge bei der Therapie onkologischer Erkrankungen. In: C. Dierks, T. Graf-Baumann & H.-G. Lenard (Hrsg.), *Therapieverweigerung bei Kindern und Jugendlichen. Medizinrechtliche Aspekte*, 6. Einbecker Workshop der Deutschen Gesellschaft für Medizinrecht in Zusammenarbeit mit der Deutschen Gesellschaft für Kinderheilkunde, 24.-26. März 1995. (S. 7-14). Berlin.

Habermas, T., & Rosemeier, H. P. (1990). Kognitive Entwicklung und Todesbegriff. In: I. Seiffge-Krenke (Hrsg.), *Krankheitsverarbeitung bei Kindern und Jugendlichen.* Jahrbuch der medizinischen Psychologie. 4. (S. 263-279). Berlin.

Häußer, S. (1996). *Eines Tages ....* Weinstadt.

Harrisson, C., Kenny, N. P., Sidarous, M., & Rowell, M. (1997). Bioethics for clinicians: involving children in medical decisions. *Can Med Assoc J, 156*(6), 825-828.

Hedenigg, S. (2002). Tabuisierung des Todes in der Kommunikation mit lebensbedrohlich erkrankten Kindern. In: M. Rothe & H. Schröder (Hrsg.), *Ritualisierte Tabuverletzung, Lachkultur und das Karnevaleske* (S. 425-440). Frankfurt am Main.

Heide van der, A., van der Maas P. J., van der Wal, G., Kollee, L. A., de Leeuw, R., & Holl, R. A. (1998). The role of parents in end-of-life decisions in neonatology: physicians' views and practices. *Pediatrics, 101*(3), 413-418.

Henze, G. (1999). Leukämien. In: P. Gutjahr (Hrsg.), *Krebs bei Kindern und Jugendlichen. Klinik und Praxis der pädiatrischen Onkologie* (S. 240-274). Köln.

Hinds, P. S., Oakes, L., Furman, W., Foppiano, P., Olson, M. S., Quargnenti, A., Gattuso, J., Powell, B., Srivastava, D. K., Jayawardene, D., Sandlund, J. T., & Strong, C. (1997). Decision making by parents and healthcare professionals when considering continued care for pediatric patients with cancer. *Oncology Nursing Forum, 24*(9), 1523-1528.

Hirschfeld, S. *Arzneimittel für alle Patienten! Erfahrungen der FDA und aktuelle regulatorische Entwicklungen* [Online]. Verfügbar unter http://www.kks-ms.de/dateien/hirschfeld-kksopen.pdf

Iskensius-Emmler, H. (1988). *Psychologische Aspekte von Tod und Trauer bei Kindern und Jugendlichen.* Frankfurt am Main.

Jox, R. J. (2004). Bewusstlos, aber autonom? Ethische Analyse stellvertretender Entscheidung für einwilligungsunfähige Patienten. *Ethik Med, 16,* 401-414.

Kenny, N., & Miller, P. (2000). Comment: research involving children: clarifying roles and authority. *The Journal of Clinical Ethics, 11*(2), 151-156.

King, N. M. P., & Cross, A. W. (1989). Children as decision-maker: guidelines for pediatricians. *J Peds, 115*(1), 10-16.

Kirkpatrick, J., Hoffman, I., & Futterman, E. H. (1974). Dilemma of trust: Relationship between medical care givers and parents of fatally ill children. *Pediatrics, 54*(2), 169-175.

Leikin, S. L. (1981). An ethical issue in pediatric cancer care: nondisclosure of a fatal prognosis. *Pediatric Annals, 10,* 401-407.

Lenard, H.-G. (1997). *Kinderheilkunde. Wissenschaftliche Forschung mit Kindern. Arbeitspapier: Forschung mit einwilligungsunfähigen Personen.* Stellungnahme zur Diskussion über das Menschenrechtsübereinkommen zur Biomedizin des Europarates. Bereich Forschung und Beratung der Politischen Akademie. Sankt Augustin.

Levetown, M. (1996). Ethical aspects in pediatric palliative care. *Journal of Palliative Care, 12*(3), 35-39.

Löbsack, H. (1984). *Das Todesbewußtsein des Kindes. Eine heilpädagogische Studie.* Gießen.

Lohaus, A., Albrecht, R., & Seyberth, H. W. (2002). Einwilligungsfähigkeit bei Kindern. Ergebnisse einer empirischen Studie und zukünftige Forschungsergebnisse. *Monatsschrift Kinderheilkunde, 12,* 1502-1507.

Maio, G. (2001a). Zur Begründung einer Ethik in der Forschung an nicht einwilligungsfähigen Patienten. *Zeitschrift für Evangelische Ethik, 45*(2), 135-148.

Maio, G. (2001b). Zur Ethik der fremdnützigen Forschung an Kindern. *Zeitschrift für medizinische Ethik, 47*(2), 173-178.

Masera, G., Spinetta, J. J., Jankovic, M., Ablin A. R., D`Angio, G. J., van Dogen-Melman, J., Eden-Martins, A. G., Mulhern, R. K., Oppenheim, D., Topf, R., & Chesler, M. A.

(1999). Guidelines for assistance to terminally ill children with cancer: A report of the SIOP working committee on psychological issues in pediatric oncology. *Medical and Pediatric Oncology, 32*, 44-48.

Miller, P., & Kenny, N. P. (2002). Walking the moral tightrope: Respecting and protecting children in health-related research. *Cambridge Quarterly of Healthcare Ethics, 11*, 217-229.

Niethammer, D. (1999). Kinder im Angesicht ihres Todes. In: *Neue Sammlung* (S. 179-195).

Oorschot, van B. et al. (2004). Patientenverfügung aus Patientensicht. Ergebnisse einer Befragung von palliativ behandelten Tumorpatienten. *Ethik med, 16*, 112-122.

Overday, J. D. (1996). Parental participation in treatment decisions for pediatric oncology ICU patients. *Dimens Crit Care Nurs, 15*(1), 16-24.

Pinch, W. J., & Spielman, M. L. (1996). Ethics in the neonatal intensive care unit: Parental perceptions at four years postdischarge. *ANS Adv Nurs Sci, 19*(1), 72-85.

Sahm, S. (2004). Selbstbestimmung am Lebensende im Spannungsfeld zwischen Medizin, Ethik, Recht. Eine medizinethische Analyse der jüngsten höchstrichterlichen Rechtssprechung und ihrer akademischen Kritik. *Ethik Med, 16*, 133-147.

Schreiber-Gollwitzer, B. M., Schröder, H. M., & Niethammer, D. (2002). Psychosoziale Begleitung von Kindern und Jugendlichen mit malignen Erkrankungen. *Monatsschrift Kinderheilkunde, 150*(8), 954-965.

Siegrist, B., & Koch, U. (1989). Das psychosoziale Betreuungsangebot in der pädiatrischen Onkologie. In: R. Verres & M. Hasenbring (Hrsg.), *Jahrbuch der medizinischen Psychologie* (S. 224-240) Berlin.

Spinetta, J., & Deasy-Spinetta, P. (1981). Talking with children who have a life-threatening illness. In: J. J. Spinetta, & P. Deasy-Spinetta (Hrsg.), *Living with childhood cancer* (S. 234-252). St. Louis.

Streiner, D. L., Saigal, S., Burrows, E., Stoskopf, B., & Rosenbaum, P. (2001). Attitudes of Parents and Health Care Professionals Toward Active Treatment of Extremely Premature Infants. *Pediatrics, 108*(1), 152-157.

Truog, R. D. (1999). Commentary: „Doctor, if this would be your child, what would you do?" *Pediatrics, 103*(1), 153-155.

Ulsenheimer, K. (1995). Therapieverweigerung bei Kindern – strafrechtliche Aspekte. In: C. Dierks, T. Graf-Baumann & H.-G. Lenard (Hrsg.), *Therapieverweigerung bei Kindern und Jugendlichen. Medizinrechtliche Aspekte*, 6. Einbecker Workshop der Deutschen Gesellschaft für Medizinrecht in Zusammenarbeit mit der Deutschen Gesellschaft für Kinderheilkunde, 24.-26. März 1995. Berlin.

Zernikow, B., Friedrichsdorf, S., Wamsler, C., & Michel, E. (2002). Vorwort zur deutschen Ausgabe der WHO-Empfehlungen „Cancer Pain and Palliative Care in Children". In: Vestische Kinderklinik Datteln – Universität Witten/Herdecke (Hrsg.), *Schmerztherapie und palliative Versorgung krebskranker Kinder*. Datteln.

Endlich Sterben. Suizide alter und hochaltriger Menschen

Peter Klostermann

Der Suizid eines alten Menschen nimmt im Gegensatz zum Suizid junger Menschen in der öffentlichen Diskussion nur wenig Raum ein. Auch, dass die Zahl der Selbsttötungen älterer Menschen gestiegen ist, ist einer breiten Öffentlichkeit weitgehend unbekannt, ebenso die nicht wenigen Selbsttötungen älterer Menschen, die als solche nicht erkannt werden, da andere Ursachen auf Grund des hohen Alters und der Vorgeschichte eher plausibel erscheinen. Dass Selbsttötungen älterer Menschen außerhalb forensischer Betrachtung kein Randthema bleiben werden, zeigt allein der Verlauf der demographischen Bevölkerungsentwicklung in den nächsten Jahren und Jahrzehnten.

Wird dieser näher betrachtet, zeigt sich, dass bei rückläufiger Bevölkerung und bei anhaltend niedriger Geburtenrate die Bevölkerungszahl von derzeit insgesamt 82 Mio. auf ca. 70 Mio. sinken wird. Dies hat zur Folge, dass auch bei Berücksichtigung der geburtenstarken Jahrgänge 1960 bis 1965 der Anteil älterer Menschen deutlich steigen wird. Bestätigen sich die Hochrechnungen, werden in Deutschland in den nächsten 50 Jahren ca. 36% der deutschen Bevölkerung 60 Jahre und älter sein. Ebenso wird in den nächsten Jahrzehnten die Anzahl hochaltriger Menschen steigen. Im Jahr 2000 wiesen 2,9 Mio. (3,6%) der Bevölkerung ein Lebensalter von 80 Jahren und älter auf. In 20 Jahren wird dieser Anteil nach Berechnungen des Statistischen Bundesamtes auf 5,1 Mio. steigen und in weiteren 30 Jahren (2050) ca. 8 Mio. hochaltrige Menschen umfassen. Der Anteil der 90-Jährigen und Älteren, bezogen auf den Zeitraum 2000 bis 2050, wird von 771.200 auf 1.482.600 ansteigen.

Wesentliche Ursachen dieser Entwicklung liegen zum einen in dem drastischen Rückgang der Geburtenzahlen und zum anderen in dem Anstieg der Lebenserwartung. Die gestiegene Lebenserwartung und die Lebenszeitverlängerung hochbetagter Menschen führen dazu, dass erstmals in der Geschichte „die familiale Unterstützung hochaltriger Menschen keine Ausnahme mehr darstellt", sondern „zu einem Regelfall des Familienzyklus geworden ist". Die Zahl alter pflegebedürftiger Menschen, die alleine leben und in gesundheitskritischen Phasen auf sich selbst gestellt sind, wird zunehmen, unabhängig von der Verfügbarkeit familialer Ressourcen, was die Anzahl an Kindern und Enkelkindern als „potentielle Helfer und Helferinnen" betrifft (Eisen/Mager, 1999).

Mittelfristig scheint die Verfügbarkeit familialer Ressourcen für die Übernahme pflegerischer Leistungen nicht gefährdet zu sein. Langfristig jedoch „könnte es aufgrund sich verändernder Familienkonstellationen zu einer Minderung des familialen Pflegepotentials kommen". Insbesondere vor dem Hintergrund der deutlichen Zunahme an Einpersonenhaushalten und dem kontinuierlichen Rückgang an Haushalten mit drei und mehr Personen, der u.a. verstärkt dazu beitragen wird, dass die jetzt noch greifbare Pflegereserve deutlich abnehmen wird. Dies wiederum könnte das nach Mahr definierte „gemeinschaftliche Versicherungsverhältnis" nachhaltig schwächen.

Isolation, Einsamkeit und belastende Lebensereignisse sowie die Zunahme körperlicher und psychischer Erkrankungen können u.a. bei älteren Menschen, wie zahlreiche Untersuchungen zeigen, zu einem erhöhten Suizidrisiko führen. Einen tieferen Einblick hinsichtlich der Motive und Einstellung zum Suizid konnten wir erstmals im deutschsprachigen Raum anhand von 60 Männern und 70 Frauen, die im Zeitraum 1995-2003 durch Suizid verstarben und im Institut für Rechtsmedizin der Charité – Universitätsmedizin Berlin, Campus Benjamin Franklin, obduziert wurden, gewinnen. Neben den polizeilichen Ermittlungsakten sowie den Ergebnissen der Obduktion standen uns 30 Abschiedsbriefe zur Verfügung. Die Ergebnisse und Schlussfolgerungen aus dieser Untersuchung wurde erstmals 2004 auf dem Symposium der Gerontologica Wiesbaden unter dem Titel „So ist kein Leben. Suizide alter und hochaltriger Menschen" vorgestellt.[7] Die im Diskussionsteil aufgeworfenen Bedenken, dass nicht wenige der in dieser Untersuchung verstorbenen alten Menschen den Suizid einem ungewissen Sterben in einem Alten- oder Pflegheim vorziehen, hat bundesweit eine Diskussion über das Sterben alter Menschen in unserer heutigen Zeit ausgelöst. Die nachfolgenden Ausführungen beziehen sich im Wesentlichen auf diesen Aspekt.

„So ist so kein Leben", schrieb ein 80 Jahre alter Mann auf einem Abschiedszettel, bevor er durch eigene Hand seinem Leben ein Ende setzte. Abgeschoben als „dying patient", ausdiagnostiziert, auf der Suche nach einem Sterben, das dem Leben am Ende nicht die Würde nimmt, auf der Suche nach einem Ort, der das Erinnern an die Freude des Lebens leicht macht, fand er keine Zuversicht und Hoffnung auf ein besseres Leben und Sterben. „So ist so kein Sterben" hätte es eigentlich heißen müssen. „Wie gnadenlos müssen die Stürme sein", so Honoré de Balzac, „die einen Menschen dahin tragen, wo er den Frieden seiner Seele in der Mündung einer Pistole sehen muss" (Balzac, 1977).

Diese Ungewissheit, was das Leben und Sterben im Alter anbetrifft, zählt heute und morgen, insbesondere unter dem Aspekt der demographischen Verwerfungen, zu den drängendsten Fragen gesellschaftlicher Auseinandersetzung.

---

[7] Die Untersuchung wurde in der Zeitschrift: Suizidprophylaxe 31 (2004), Heft 2, 35-40 veröffentlicht.

Für die 130 alten Menschen, die wir im Rahmen unserer Studie untersucht haben, erschien diese Ungewissheit so unerträglich, dass sie sich durch eigene Hand das Leben nahmen. Obwohl, davon sind wir fest überzeugt, der Suizid bei einem Großteil dieser alten Menschen zu verhindern gewesen wäre, hätten sich diese frühzeitig für ein Alten-, Pflegeheim oder Hospiz entschieden. Die Analyse der uns zur Verfügung stehenden Abschiedsbriefe sowie die Gespräche mit Angehörigen gibt uns auf die Frage, warum sie sich nicht zu so einem Schritt entschließen konnten, nur begrenzt Antworten. Gleichwohl waren wir über die deutliche Ablehnung überrascht, die diese alten Menschen gegenüber Alten- und Pflegeheimen einnahmen. Was bewog diese alten Menschen, einen zum Teil unwürdigen und qualvollen Tod dem Tod in einem Alten- Pflegeheim oder Hospiz vorzuziehen?

Ein 68-jähriger Mann, der seiner Ehefrau, die Darmkrebs im Endstadium hatte, bei der Durchführung des Suizids mittels eines „Exit Bags" half, schrieb seiner Tochter in seinem Abschiedsbrief: *„Der Todeskampf dauerte insgesamt eine Stunde, wovon ein halbe erschütternd qualvoll für sie war, da sie nicht ausreichend sediert werden konnte".* Wenige Minuten nach dem Tod seiner Frau ging er den gleichen Weg in den Tod: *„Sie fehlt mir so sehr, dass mein einziger Trost ihre Erlösung und mein Vorhaben ist, ihr auf diesem letzten Weg zu folgen".*

Um auf die Frage, warum sich diese alten Menschen keinem Arzt, keinem Pflegeheim oder Hospiz anvertrauten und einen wie hier beschriebenen qualvollen Tod in Kauf nahmen, eine Antwort zu finden, erscheint es notwendig, unsere Einstellungen zum Leben und dessen Erhaltung sowie unsere Einstellung zum Tod insgesamt näher in den Mittelpunkt zu stellen und zu hinterfragen. Ansonsten laufen wir Gefahr, den Dialog über das Leben und Sterben im Alter nur den Institutionen, wie Alten-, Pflegeheimen und Hospizen, zu überlassen bzw. das Sterben im Alter an sie zu delegieren.

Führen wir uns die heutige demographische Entwicklung des Alterns vor Augen, wird deutlich, dass der Bedarf an adäquater Pflege und einem Sterben in Würde durch die jetzigen konzeptionellen Rahmenbedingungen der Pflegepraxis und finanziellen Transfermittel der Pflegeversicherung für die Mehrzahl der alten Menschen nicht erfüllt werden kann. Dieses Scheitern darf und kann daher nicht dem Pflegepersonal angerechnet werden, denn nicht diese Menschen entscheiden darüber, wie wir leben und sterben im Alter, sondern wir, das „kollektive Unbewusstsein", wie es Ariès definiert, unsere Einstellungen zum Tod und Sterben, die Politik, die Verantwortlichen in den Institutionen bestimmen, wie wir im Alter leben und ob wir in Würde sterben (Ariès, 1976).

Um ein besseres Verständnis über das Sterben im Alter zu gewinnen, den Umgang mit dem Tod im Alter, insbesondere vor der Perspektive einer im Vergleich zu früheren Zeiträumen längeren Lebenserwartung aufgrund verbesserter Lebens- und Arbeitsbedingungen sowie einer beachtenswerten Entwicklung medizinischer Heilkunst, ist ein kurzer Rückblick auf das Sterben und das Verhältnis des Menschen zum Tod, der weit bis in die „traditionellen Gesellschaften" zurückreicht, unvermeidlich. Ich denke, dieses Vorgehen ist geboten, zum einen, weil das Sterben heute, ohne Beziehung zur Geschichte des Todes, das Schweigen darüber im Alltagsleben nicht auflösen kann, und zum anderen, weil wir Gefahr laufen, die heutige Sterbekultur aufgrund der demographischen Entwicklung nur noch unter institutionellen Gesichtspunkten zu diskutieren.

Bis weit in das 18. Jahrhundert war das Verhältnis der Menschen zum Tod von einer „Vertrautheit mit dem Tod" geprägt. „Das „spontane Erkennen" der Zeichen des herannahenden Todes, Don Quichottes „ich fühle mich dem Tode nahe" oder Tolstois „der Tod ist da", die Sorge, diese Zeichen nicht rechtzeitig wahrzunehmen, machte den Menschen in den „traditionellen Gesellschaften zum Beobachter und den Tod zur Angelegenheit dessen, der von ihm bedroht war". Der Mensch dieser Zeit, nahm ungeachtet seines Standes „den Tod einfach hin", war mit ihm vertraut, „er verstand sich als Toter auf Abruf" (Ariès, 1976).

Bereits Seneca, römischer Philosoph, Staatsmann und Dichter, der 65 n. Chr. gemeinsam mit seiner Frau Pompeia Pauline auf Anordnung Neros Suizid beging, wies auf die Allgegenwärtigkeit des Todes hin. In einem Brief an seinen Freund Lucilius schrieb er: „Man rechnet nicht nach Jahren", denn „es ist ungewiss, wo der Tod dich erwartet, darum erwarte du ihn allenthalben" (Sen.epist.26). Sich einzustellen auf den Tod, auf ihn vorbereitet zu sein, ihm nicht die Hand zu verweigern, prägte das Todesgefühl des Menschen der Antike, wie auch das der traditionellen Gesellschaften des Mittelalters (Ariès, 1976).

Eine in damaliger Zeit übliche Darstellung, die die Beziehung zwischen Tod und Mensch treffend charakterisierte, waren die so genannten Totentänze, die auf der Innenseite von Friedhofsmauern, Kapellen oder Beinhäusern angebracht wurden. Beispiele hierfür sind u.a. der „Grossbasler Prediger Totentanz", der um 1440 oder der um 1600 entstandene „Füssener Totentanz". Die Berührung des Menschen durch den Tod deutet in den Abbildungen auf eine fast sanfte Beziehung hin, die der Mensch der damaligen Zeit zum Tod innehatte.

Ab der zweiten Hälfte des 18. Jahrhunderts jedoch änderte sich im Abendland diese Einstellung zum Tod. Bestimmten in den damaligen Testamenten noch fromme Formeln das Reglement der Bittmessen und Stiftungszuwendungen maßgeblich den Inhalt der testamentarischen Verfügungen, löste sich mit dem

Eintreten der Familie in den Sterbeprozess der dominierende religiöse Aspekt der damaligen Sterbekultur auf und an dessen Stelle trat die Verweltlichung des Todes und des Sterbens im Alltagsleben. Nicht mehr der eigene Tod, sondern der Tod des Anderen, stellte sich in den Vordergrund (Vovelle, 1978).

Diesen Kommunikationsbruch hat Tolstoi in seiner berühmten Erzählung „Der Tod des Ivan Iljitsch" eindrucksvoll verdeutlicht. Eines Tages wird Ivan Iljitsch Zeuge eines Gesprächs zwischen seiner Frau und seinem Schwager. „Siehst du nicht, dass er so gut wie tot ist", sagte sein Schwager. Ivan Iljitsch wird jetzt klar, „dass das Übel, das ihn auslaugt, nicht die Krankheit der Ärzte, sondern der Tod ist. Wozu sich betrügen? Ist es nicht allen, auch mir, klar, dass ich im Sterben bin?" Das, was alle wussten, aber sich keiner eingestehen wollte, diese Lüge, an die er geglaubt hatte, „dass er nur krank sei, keineswegs aber sterben müsse", die ihn „zum Sterbenden machte, der nicht Bescheid wissen darf" (Tolstoi, 1956), war sein größter Schmerz. Er spürte, dass die Krankheit und nicht er als Kranker Gegenstand von Diagnostik und Therapie war. Die Verdrängung des Kranken aus seiner Krankheitsgeschichte, seine Aufteilung in den kranken und gesunden Menschen, von dem permanente Gesundheit erwartet wird, provoziert das Leugnen von Krankheit.

In August Strindbergs Drama der „Totentanz" fragt erstaunt der Kapitän Alice. „Die Krankheit? Ich bin niemals krank gewesen, nur einmal unwohl ... „Der Arzt", entgegnet ihm Alice, „war anderer Meinung ... Ja, wer könnte sonst", so Alice zum Kapitän, „etwas Genaueres wissen von einer Krankheit" als der Arzt (Strindberg, 1963). In diesen literarischen Zeugnissen deutet sich bereits die wachsende Abneigung einer Gesellschaft an, sich den nahen Tod einzugestehen – den eigenen und den des Anderen. In den Vordergrund trat dagegen eine „medizinische Verwissenschaftlichung des Todesgefühls, mit der Vorstellung, die man sich vom Leben macht, d.h. mit der Invasion von lebenserhaltenden und lebensverlängernden Techniken". Damit war die Notwendigkeit gegeben, durch die systematische Erfassung möglichst aller Sterbefälle und Krankheitserscheinungen eine Topographie der Medizin anzulegen, die im Zuge der Medizin des 19. Jahrhunderts im weiteren Verlauf sich zu einer diagnostizierenden Gesellschaft entwickelte, die die Achse zwischen Lebenserhaltung und Lebensverlängerung immer weiter ausdehnte (Vovelle, 1978). „Die Kunst, das menschliche Leben zu verlängern", bekräftigt seit Wilhelm Hufelands Erstveröffentlichung im Jahre 1796 die bis heute gültige allgemeine Auffassung, dass es nicht mehr darum geht, dem Leben Jahre hinzuzufügen, sondern den Jahren Leben (Hufeland, 1797).

Ein 70 Jahre alter Mann in unserer Studie, der an der unheilbaren amyotrophischen Lateralsklerose litt, und von einem Medikament erfuhr, das noch in der Erprobungsphase war, schrieb an einen Medikamentenhersteller: *„Da ich* *von der Schulmedizin nichts mehr zu erwarten habe, würde ich mich gerne zu Testzwecken des zu entwickelnden Medikamentes zur Verfügung stellen, mit der stillen Hoffnung, mein Leben vielleicht verlängern zu können".* Dieser alte Mann, der nach den Krankenunterlagen noch über eine geschätzte Lebenszeit von nur zwei Jahren verfügte, erhängte sich kurze Zeit später, nachdem er als Testperson abgelehnt wurde. Dem Tod in einem Pflegeheim oder Hospiz entgegenzusehen, kam für ihn nicht in Frage.

Welche Pflege hätte Sigmund Freud wohl davon abhalten können, den Tod zu wählen, als ihm sein Gaumenkrebs unerträglich wurde? Auch die beste Pflege kann m.E. nicht verhindern, dass ein alter, auf den Tod liegender Mensch unter seiner Krankheit und der damit verbundenen Ohnmacht so sehr leidet, dass er den dringenden Wunsch verspürt, seiner u.U. schon lange andauernden Abhängigkeit von fremder Hilfe zu entkommen. Warum muss ein Leben, das keine Zukunft mehr hat, zu Ende erlitten werden? Wenn ein Mensch, besonders ein alter, unheilbar Kranker, der seine Möglichkeiten ausgeschöpft hat, seinem Leben in (noch) freier Entscheidung selbst ein Ende setzt, so verdient er das Mitleid bzw. „Mitleiden" unserer Gesellschaft, aber auch unser Verständnis und unseren Respekt.

Etwa vierzig Jahre vor seinem Tod schrieb Sigmund Freund seinem Freund Oskar Pfister: „Darum habe ich bei aller Ergebenheit in das Schicksal, die einem ehrlichen Menschen geziemt, doch eine ganz heimliche Bitte; nur kein Siechtum, keine Lähmung der Leistungsfähigkeit durch körperliches Elend". Als Freud am 21. September 1939 von seinem Arzt Schur 30 mg Morphin verabreicht bekam, 10 mg mehr als die normale Dosis, konnte er sich auf einen lange vorher abgeschlossenen Vertrag berufen: „Sie erinnern sich an unseren Vertrag, mich nicht im Stich zu lassen, wenn die Zeit gekommen ist", ermahnte Freud seinen Arzt (Gay, 1989).

Diese Form der Sterbehilfe, die Freud erfuhr, nennen wir heute die „indirekte Sterbehilfe", die den Arzt aufgrund seiner Garantenstellung seinem Patienten gegenüber verpflichtet, auch dann eine Schmerztherapie durchzuführen, wenn nicht auszuschließen ist, dass durch eben diese Behandlung eine unvermeidliche medikamentöse Nebenwirkung den Eintritt des Todes beschleunigt. Warum einer Vielzahl der alten Menschen in unserer Studie dieser Weg versperrt war, kann nur vermutet werden. Ein wesentlicher Grund dürfte darin liegen, dass nicht wenige Ärzte für die Möglichkeiten der indirekten sowie der passiven Sterbehilfe ein nur diffuses Verständnis aufbringen.

Wo bleibt der erlittene Tod, wie vollzieht er sich? Er hat sich in die Krankenhäuser, Alten- und Pflegeheime und Hospize zurückgezogen, verbannt in die Institutionen, weggeschlossen, Orte, an denen nicht der Körper alleine ist, sondern die Seele. Dort besiegelt das „hand over" und „take over" das Scheitern einer medikamentisierten Gesellschaft, die dem Anspruch des Sterbens in Würde scheinbar hilflos gegenübersteht, geschweige denn, gerecht wird.

In seinem Buch „Das Methusalemkomplott", es müsste eher heißen der Methusalemkomplex einer Gesellschaft, zitiert Frank Schirrmacher einen amerikanischen Gesundheitsminister, der feststellt, dass die Kosten der Gesundheitsfürsorgegelder von 70 bis zu 90 Prozent auf die letzten Monate des Lebens verwendet werden (Schirrmacher, 2004). Dieser merkantile Blick auf den kranken alten Menschen, das Sterben und seine Kosten, erklärt den Tod zum Geächteten des Lebens, der nicht vorkommen darf; er verhöhnt den Tod, weil er meint, vor ihm sicher zu sein und betrügt das Leben, weil er ihm den Tod vorenthält.

Den Tod sprachlos machen, ihn verstummen lassen wie die Sprache der Krankheit, reduziert uns, werden wir selber krank, zu stummen Zeugen diagnostischer Kompetenz (Golz, 1969). Die Analyse der uns zur Verfügung stehenden Abschiedsbriefe alter Menschen, die einen Suizid begangen haben, spiegelt diese Sprachlosigkeit der Krankheit wider: *„Meine Beine stehen nicht mehr und meine Arme werden lahm, wegen Übelkeit und starker Schmerzen des Lebens müde, weil ich es nicht mehr aushalte ohne Luft, die Schmerzgrenze ist erreicht"* oder, *„fast zwei Monate ohne feste Ernährung".*

Äußerungen wie diese projizieren auf den Betrachter das Bild des Fehlens von Unabhängigkeit, über die diese alten Menschen scheinbar nicht mehr verfügten. In den Vordergrund drängt sich dagegen, statisch und unbeweglich, die Abhängigkeit. Dieser Eindruck der Inkompetenz wird nicht selten auch von denen übernommen, die sich um das physische und psychische Wohlbefinden des alten kranken Menschen sorgen. Er wird nahezu erwartet und mit der Festschreibung im Behandlungsprotokoll, *„nicht mehr in der Lage, sich ihr Essen selbst zuzuführen, kann ohne fremde Hilfe nicht das WC aufsuchen"*, verblasst der Gedanke an Unabhängigkeit und Hoffnung auf Besserung. Das Pflegepersonal nimmt daher hinsichtlich der Generierung von Hoffnung und Hoffnungslosigkeit, insbesondere bei unheilbar Erkrankten eine Schlüsselstellung ein. Jo Hockley weist in seinem „concept of hope and the will to live" darauf hin, dass Hoffnung kein passiver, sondern ein aktiver integraler Bestandteil der Krisenintervention sei, damit der Kranke besser mit seiner Erkrankung umgehen lernt, um eben Krankheit so weit wie möglich bewältigen zu können (Hockley, 1993).

„Es ist an der Zeit", fordert Audry Miller in ihren Untersuchungen der Beziehung des Pflegenden zum abhängigen Patienten, „damit aufzuhören, den Anstieg der Abhängigkeit des alten Menschen zu beklagen" (Baltes et al., 1986; Flanagan, 1999; Miller, 1985). Viel wichtiger und bedeutsamer wäre, sich das eigene Pflegeverhalten vor Augen zu führen und dabei zu bedenken, was gegen diesen Anstieg von Abhängigkeit unternommen werden kann, um eben einer

Zunahme von Abhängigkeit vorzubeugen. Ebenso stellt sich die Frage, was Pflegepraxis und Pflegeverhalten dazu beitragen könnten, das Ausmaß von Abhängigkeit zurückzunehmen.

Wahl und Baltes sehen hier einen Entscheidungskonflikt, sowohl bei professionellen Pflegekräften als auch bei Pflegepersonen innerhalb der Familie, „ob sie auf selbstständiges Eigenpflegeverhalten des alten Menschen" mit selbständigkeitsunterstützendem Verhalten oder mit unselbstständigkeitsunterstützendem Verhalten reagieren sollen. Unabhängig von Alter, Geschlecht und Rüstigkeit entschieden sich im Ergebnis beide Untersuchungsgruppen in der Mehrzahl für das Letztere (Wahl/Baltes, 1990).

Die bisher vorhandenen Studien zum Interaktionsmuster professioneller und nichtprofessioneller Pflegekräfte verdichten den Eindruck, dass die derzeitige Pflegepraxis, den Umgang mit dem alten kranken Menschen im jetzigen Betreuungssystem, seine Abhängigkeit eher verstärkt bzw. zementiert. Dies stimmt bedenklich, da die enge Verbindung zwischen Abhängigkeit und Mortalität im Alter unbestritten ist. „Pushing patients into dependency" kann daher auch bedeuten „pushing patients into earlier graves" oder im umgekehrten Sinn, gute Pflege ist solche, die verhindert, dass der alte Mensch sich wünscht, früher zu sterben (Flanagan, 1999).

Es wäre sicherlich interessant zu erfahren, inwieweit sich das Interaktionsmuster ärztlichen Handelns, insbesondere das des niedergelassenen Arztes, vom Interaktionsmuster professioneller und nichtprofessioneller Pflegekräfte unterscheidet. Immerhin entscheidet seine diagnostische Feststellung, damals wie heute, über eine auch weiterhin erfreuende Unabhängigkeit im Alltagsleben oder die zu erwartende Einschränkung derselben, im Fall z.B. einer infausten Prognose. „Wir Kranke", fragt Ivan Iljitsch seinen Arzt, „pflegen Ihnen gewiss häufig unangebrachte Fragen zu stellen. Unter uns, ist die Krankheit gefährlich oder nicht?"

Für Ivan Iljitsch ging es um „Leben und Tod", für uns heute aber hat diese Bedeutung einen erweiterten Sinn bekommen, nämlich die gelebte, bisher erfahrene Unabhängigkeit gegen ein Leben in Krankheit und Abhängigkeit einzutauschen. Für die 130 alten Menschen in unserer Untersuchungsgruppe scheint diese Frage und die darauf fehlenden Antworten von größerer Bedeutung gewesen zu sein als die Frage „Leben oder Tod". Denn sie wussten bereits lange vorher, welche Lebenserwartung ihnen noch blieb. Die Vorstellung dagegen, im Verlauf ihrer schweren Erkrankungen zunehmend abhängig von anderen zu werden, wurde für sie zur ultima ratio ihrer Entscheidung, sich vorzeitig das Leben zu nehmen. *„Die Waffe habe ich mir genau für diesen Zweck, den ich kommen* *sah, vor zwei Jahren am Bahnhof Zoo gekauft"*, schrieb ein 78 Jahre alter Mann in seinem Abschiedsbrief.

Die scheinbar spontane Gedankenlosigkeit des jugendlichen Suizidenten können wir also dem älteren Suizidenten nicht unterstellen. Für ihn bedeutete der Tod „Erlösung". „*Seht – so wie ich – meinen Abgang als Erlösung von unerträglicher Qual an"*, schrieb ein 77 Jahre alter Mann seinen Angehörigen. Fehlte ihm und den anderen das Vertrauen in das Betreuungssystem und die Gewissheit, dass das Betreuungssystem stark und flexibel und emphatisch genug ist, um mit ihren gesundheitlichen Belastungen und ihrer Hilflosigkeit fertig zu werden? Auf ihre menschlichen Bedürfnisse so Rücksicht zu nehmen, dass ihre Würde nicht beschädigt wird: „*... ein Pflegefall"*, schrieb ein 77 Jahre alter Mann, „*möchte ich nicht werden, da man im Pflegeheim nur notwendig versorgt wird"*.

„Dieses Betreuungssystem" fasst Anne-Marie Guillemard zusammen, „basiert nicht mehr darauf, dass es sich vorrangig des alten Menschen und seines Bedarfs an bestimmten Pflege- und Sozialleistungen annimmt. Es ist vielmehr so, dass das Betreuungssystem sich an den Leistungskriterien der Institution, nach Verrichtungsvorschriften, orientiert" (Guillemard, 1992).

„Diese Form der Alterspolitik führt zwangsläufig zu einem Weniger an Autonomie und Wahlfreiheit für die alten Menschen", zu einer sich festschreibenden Abhängigkeit des alten Menschen vom Betreuungssystem. Dieses System den wirklichen Bedürfnissen alter Menschen anzupassen, erfordert daher eine Umverteilung der Mittel und bessere Nutzung vorhandener Ressourcen, der Orientierung und Koordinierung, eine Defragmentierung der Leistungen, hin zu einer an dem Einzelfall orientierten Behandlung und Betreuung des alten Menschen im Versorgungssystem, z.B. wie in Dänemark, das 1988 per Gesetz den Bau von Pflegeheimen untersagte und dem betreuten Wohnen und Sterben im Alter den Vorzug gab (Eisen/Mager, 1999).

Wir werden dafür viel Geduld aufbringen müssen, die den alten Menschen in unserer Studie aufgrund der ihnen noch verbliebenen kurzen Lebenserwartung fehlte. Sie suchten den vorzeitigen, eigenhändigen Tod oder das Leben. „Wenn der Tod kommt, beginnt vielleicht das Leben", lässt Strindberg den Kapitän im Totentanz zu Alice sagen. An dieses Leben müssen diese alten Menschen gedacht, darauf gehofft haben, bevor sie sich durch eigene Hand das Leben nahmen. Ihre Abschiedsgrüße an ihre Freunde und Angehörigen lassen diesen Eindruck empfinden. „*Dir und allen deinen Lieben wünsche ich alles Gute. Ich wünsche euch ein glückliches Leben. Vielen Dank! Es grüßt dich und alle Angehörigen herzlichst. Und alles Gute!"*

Dieser Effekt, den Angehörigen von quälenden Schuldvorwürfen zu entlasten, *„dich trifft keine Schuld, es ist mein freier Wille"*, schrieb eine 82-jährige Frau ihrer Tochter, die sie bis zu ihrem Tod gepflegt hatte, ist bei denjenigen, die bereit waren, mit uns über den Suizid ihres Angehörigen zu sprechen, nicht eingetreten. Das Gegenteil trifft zu. Von den Angehörigen erfuhren wir, wie dauerhaft belastend der Suizid für sie war und noch ist. Mit den Fragen: *„Hätte ich das verhindern können?"* oder aber *„Warum habe ich die Andeutungen auf den Suizid nicht ernst genug genommen?"* bleiben Angehörige in der Regel sich selbst überlassen. Nicht nur, dass sie bereits im Vorfeld des Suizids durch die Erkrankung ihres Angehörigen emotional belastet waren, unter ihrer Hilflosigkeit litten, mehr oder weniger zusehen mussten, mit der subjektiven Aussichtslosigkeit alleine fertig zu werden, sondern sie blieben auch nach einem Suizid ihres Angehörigen in der Regel mit diesen Erfahrungen alleine.

Der Suizid ist ein Tod ohne Abschied, der Angehörige in die Anonymität drängt. In der Regel war das Gespräch für die Angehörigen die erste Gelegenheit, sich zu öffnen und sich mit dem Suizid ihres Angehörigen auseinander zu setzen. Scham, ebenso Schuldvorwürfe, verhindern einen offenen Trauerdialog innerhalb sowie außerhalb der Familie. Die Folge ist ein Rückzug in die Anonymität, die der Tote bereits zu Lebenszeiten gewünscht und festgelegt hatte: *„Ich möchte unbedingt anonym und ohne Trauerfeier beigesetzt werden"*, schrieben nicht wenige der von uns untersuchten alten Menschen in ihrem Abschiedsbrief.

Es wird an uns liegen, den alten, kranken, sterbenden Menschen aus dieser für uns und für ihn beschämenden Anonymität herauszuholen, ihm die Würde zu vermitteln, die ihm zusteht, uns seinem Sterben nicht in den Weg zu stellen, sondern sein „Sterben zuzulassen", wie Ernst Ankermann, ehemals Richter am Bundesgerichtshof, in seinem gleichnamigen Buch einfordert (Ankermann, 2004). Dies setzt allerdings voraus, dass wir einerseits uns der Bedeutung bewusst werden, dass wir alle sterben, und andererseits, wie wir sterben nicht jenen überantworten, die uns ein Altern ohne Todesgefühl versprechen.

In seinem vielbeachteten Aufsatz „Die Pornographie des Todes" fordert Goffrey Gorer, dem natürlichen Tod seine Pracht zurückzugeben und der Trauer wieder zu ihrem Recht zu verhelfen, den Tod nicht aus der Gesellschaft auszuschließen (Gorer, 1965). Derzeit bewegen wir uns auf das Gegenteil zu. Der gewaltsame Tod auf der Straße, in den Medien scheint uns weitaus vertrauter als der natürliche Tod, der sich außerhalb der familialen Umgebung im Krankenhaus, in Pflegeheimen und Hospizen vollzieht. Eine Gesellschaft, die das Sterben verlernt hat, bleibt dem Leben und seinem Ende gegenüber sprachlos, macht den Tod, das Sterben, zu einem ungewöhnlichen Ereignis. Diese Sprache wiederzufinden, bleibt und ist Aufgabe unserer Gesellschaft, um jedem ein Sterben in Würde zu ermöglichen. Damit dies gelingt, werden wir sterben neu lernen müssen, auch wenn viele dies für überflüssig halten, weil man es nur einmal gebrauchen kann. „Man muss das immer lernen, wovon", so Seneca, „man zuvor nicht die Erfahrung machen kann, ob wir es auch verstehen." Inwieweit am Ende dann ein guter Tod gelingt, bleibt fraglich und wie immer schon ungewiss, denn nur wenigen Menschen ist ein guter Tod beschieden. Auch bei den von uns untersuchten 130 durch eigene Hand verstorbenen Menschen trifft dies bei der Mehrzahl der Altersuizide zu. Ihr Sterben war, wie in der eingangs beschriebenen Selbsttötung, nicht selten ein qualvoller, mühsamer und einsamer Kampf. Ihr Sterben unterscheidet sich nicht sonderlich von dem Sterben heute im Krankenhaus, in Alten- oder Pflegeheimen.

„Niemals zuvor in der Geschichte der Menschheit", schrieb Norbert Elias über die Einsamkeit der Sterbenden in unseren Tagen, „wurden Sterbende so hygienisch aus der Sicht der Lebenden hinter die Kulissen des gesellschaftlichen Lebens davongeschafft", eine Gesellschaft, „in der es Pflicht zu sein scheint glücklich zu sein", die dem Schmerz, dem Leiden und schließlich dem Tod aus dem Wege geht (Elias, 1979; Kromka, 2004). Die Aufforderung, das Sterben zu lernen, bezieht sich demnach nicht auf den einzelnen Betroffenen, dessen Tod unausweichlich ist, sondern sie richtet sich an uns alle. Wir alle sollten herausfinden, was wir tun können oder unterlassen sollten, um dem Menschen ein leichtes und friedliches Sterben in Würde zu ermöglichen.

Literatur

Ankermann, E. (2004). *Sterben zulassen. Selbstbestimmung und ärztliche Hilfe am Ende des Lebens*. München: Ernst Reinhardt.

Ariès, P. (1976). *Studien zur Geschichte des Todes im Abendland*. München: Carl Hanser.

Baltes, M. M., Kindermann, T., & Reisenzein, R. (1986). Die Beobachtung von unselbständigem und selbständigem Verhalten in einem deutschen Altersheim: Die soziale Umwelt als Einflussgröße. *Z Gerontol, 19,* 14-24.

Balzac, H. de. (1977). *Die tödlichen Wünsche*. Zürich: Diogenes.

Eisen, R., & Mager, H.-C. (Hrsg.). (1999). *Pflegebedürftigkeit und Pflegeversicherung in ausgewählten Ländern*. Opladen: Leske und Budrich.

Elias, N. (1979). Über die Einsamkeit der Sterbenden in unseren Tagen. In: Wiss. Buchgesellschaft für den Deutschen Werkbund (Hrsg.), *Werk und Zeit. Beiträge zur Zukunft der Moderne* (28. Jg., Nr. 3, S. 4-16). Darmstadt.

Flanagan, J. (1999). Facing the issue of dependence: Some implications from the literature for the hospice and hospice nurses. *Journal of Advanced Nursing, 29*(3), 592-599.

Gay, P. (1989). *Freud – Eine Biographie für unsere Zeit* (S. 731-733). Frankfurt am Main: Fischer.

Golz, D. (1969). Krankheit und Sprache. *Sudhoffs Archiv, 53,* 225-269.

Gorer, G. (1965). The Pornography of Death. In: G. Gorer (Hrsg.), *Death, Grief, and Mourning in Contemporary Britain* (S. 169-175). London: The Cresset Press.

Guillemand, A.-M. (1992). Europäische Perspektiven der Alternspolitik. In: P. B. Baltes, & Mittelstraß (Hrsg.), *Zukunft des Alterns und gesellschaftliche Entwicklung* (S. 614-639). Berlin: Walter de Gruyter.

Hockley, J. (1993). The concept of hope and the will to live. *Palliative Medicine, 7*, 181-186.

Hufeland, C. W. (1797). *Die Kunst das menschliche Leben zu verlängern.*

Kromka, F. (2004). Euthanasie und utilitaristische Gesinnung – eine unheilvolle Allianz. In: Hanns-Seidel-Stiftung e.V. (Hrsg.), *Politische Studien 395* (S. 61-70). München.

Miller, A. (1985). Nurse/patient dependency – is it iatrogenetic? *Journal of Advanced Nursing, 10*, 63-69.

Murray Parkes, C. (1972). *Bereavement. Studies of Grief in Adult Life.* (Hrsg.) The Tavistock Institute of Human Relations. Haverhill.

Schirrmacher, F. (Hrsg.). (2004). *Das Methusalem-Komplott.* München: Blessing Verlag.

Strindberg, A. (1963). *Totentanz.* Stuttgart: Philipp Reclam jun.

Tolstoi, L. N. (1956). *Der Tod des Iwan Iljitsch.* Erzählung. ins Deutsche übertragen von Rudolf Kassner. Wiesbaden.

Vovelle, M. (1978). Die Einstellung zum Tode: Methodenprobleme, Ansätze, unterschiedliche Interpretationen. In: A. E. Imhof. Biologie des Menschen in der Geschichte. Beiträge zur Sozialgeschichte der Neuzeit aus Frankreich und Skandinavien. In: R. v. Dülmen (Hrsg.), (S. 174-197). Stuttgart: Friedrich Frommann.

Wahl, H.-W., & Baltes, M. M. (1990). Die soziale Umwelt alter Menschen: Entwicklungsanregende oder -hemmende Pflegeinteraktionen. *Zeitschrift f. Entwicklungspsychologie u. Pädagogische Psychologie, 4(*XXII*)*, 266-283.

Jan C. Joerden / Josef N. Neumann (Hrsg.)

Medizinethik 5

Frankfurt am Main, Berlin, Bern, Bruxelles, New York, Oxford, Wien, 2005.
194 S., zahlr. Abb.
Studien zur Ethik in Ostmitteleuropa. Herausgegeben von Jan C. Joerden. Bd. 8
ISBN 3-631-53846-4 · br. € 39.–*

Der Band enthält Beiträge aus den Fachgebieten Medizin, Philosophie, Psychologie, Rechts-, Sozial- und Wirtschaftswissenschaften von Autorinnen und Autoren unterschiedlicher Nationalität zu Themen des Medizinrechts und der Medizinethik. Diese Beiträge sind im Rahmen des *Arbeitskreises für Ethik und Wissenschaftstheorie der Medizin in Ostmitteleuropa* entstanden, der auf einer Kooperationsvereinbarung des Interdisziplinären Zentrums für Ethik der Europa-Universität Viadrina Frankfurt (Oder) und des Instituts für Geschichte und Ethik der Medizin der Martin-Luther-Universität Halle-Wittenberg beruht. Sie befassen sich u.a. mit der Verteilungsgerechtigkeit im Gesundheitswesen, der Präimplantationsdiagnostik, der künstlichen Befruchtung, der genetischen Diversitätsforschung an Menschen, der Verabreichung von Placebos, den Elternrechten bei der Trennung siamesischer Zwillinge, den Aufklärungspflichten des Arztes und der Problematik der Organentnahme.

Aus dem Inhalt: J. *Hołówka*: Limited Funds for Health Care · J. N. *Neumann*: Die Frage nach der Möglichkeit einer moralisch gerechtfertigten Mittelverteilung und -begrenzung im Gesundheitswesen · K. *Weber* / S. *Haug*: Demographische Entwicklung, Rationierung und (intergenerationelle) Gerechtigkeit – ein Problembündel der Gesundheitsversorgung · G. *Lohmann*: Zum Verhältnis von moralischen, rechtlichen und ethischen Begründungen der Präimplantationsdiagnostik (PID) · K. *de Lazari-Radek*: In Vitro-Discussion in Poland · A. *Wasserloos*: Die genetische Diversität des Menschen in der Forschung – Ein Fall für gruppenbezogene ethische Standards? · B. *Dolińska* / D. *Doliński*: On Ethical Aspects of Placebo · J. C. *Joerden*: Placebo-Verabreichung aus der Perspektive des Strafrechts · T. *Crofts*: Do Parents Know Best? · F. *Bolle*: The Doctor's Dilemma · A. *Aichele*: Was ist eine Leiche? Aristotelische Überlegungen zum Problem der Organentnahme

Frankfurt am Main · Berlin · Bern · Bruxelles · New York · Oxford · Wien
Auslieferung: Verlag Peter Lang AG
Moosstr. 1, CH-2542 Pieterlen
Telefax 00 41 (0) 32 / 376 17 27

*inklusive der in Deutschland gültigen Mehrwertsteuer
Preisänderungen vorbehalten
Homepage http://www.peterlang.de